Ellen Vora

Woher kommt meine Angst?

Ellen Vora

WOHER KOMMT MEINE ANGST?

Echte Angstreaktionen von biologischen Mustern des Körpers unterscheiden und überwinden

Aus dem Englischen übersetzt von Imke Brodersen

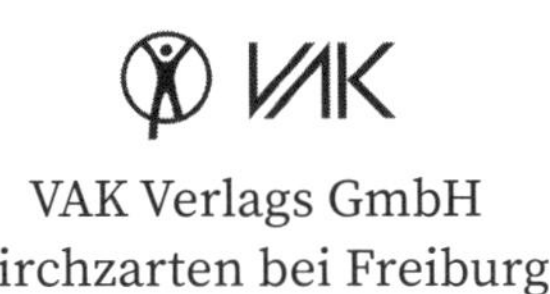

VAK Verlags GmbH
Kirchzarten bei Freiburg

Titel der Originalausgabe: *The Anatomy of Anxiety*,
erschienen bei Harper Wave, an Imprint of Harper Collins Publishers
ISBN der Originalausgabe: 978-0-06307509-2

Hinweise des Verlags
Verlag und Übersetzerin haben sich um eine geschlechtergerechte Sprache bemüht. Die englische Sprache kennt keine weiblichen und männlichen Formen von Substantiven, für den deutschen Text mussten daher Anpassungen vorgenommen werden.
Dieses Buch dient der Information über Möglichkeiten der Gesundheitsvorsorge. Wer sie anwendet, tut dies in eigener Verantwortung. Autorin und Verlag beabsichtigen nicht, Diagnosen zu stellen oder Therapieempfehlungen zu geben. Die hier vorgestellten Vorgehensweisen sind nicht als Ersatz für professionelle Behandlung bei ernsthaften Beschwerden zu verstehen.

Bibliografische Information der Deutschen Nationalbibliothek
Die Deutsche Nationalbibliothek verzeichnet diese Publikation in der Deutschen Nationalbibliografie; detaillierte bibliografische Daten sind im Internet abrufbar über: http://dnb.d-nb.de

VAK Verlags GmbH
Eschbachstraße 5
79199 Kirchzarten
Deutschland
www.vakverlag.de

Übersetzung: Imke Brodersen
Lektorat: Nadine Britsch
Layout: Richard Kiefer
Umschlag: Kathrin Steigerwald, Hamburg, unter Verwendung
eines Motivs von © aqib / Adobe Stock
Satz & Druck: Friedrich Pustet GmbH & Co. KG, Regensburg
Printed in Germany
ISBN: 978-3-86731-236-3

Für meine Mutter

Inhaltsverzeichnis

Einleitung

Wir stehen an einem entscheidenden Wendepunkt zu Fragen der psychischen Gesundheit. In den letzten Jahrzehnten haben neue Fachrichtungen – wie integrative Medizin, Funktionsmedizin und Ernährungspsychiatrie – und selbst psychedelisch wirkende Therapeutika neue Wege zu besserer psychischer Gesundheit erschlossen. Diese Disziplinen belegen, dass Schwierigkeiten, die lange als rein psychiatrisch galten, eher als Ergebnis eines komplexen, aber sehr folgenreichen Wechselspiels zwischen Körper, Geist und Psyche zu werten sind.

Als Psychiaterin mit ganzheitlichem Ansatz beziehe ich *alle* Aspekte des Lebens meiner Patienten mit ein, von Ernährung und Schlaf über die Beziehungsqualität bis hin zu persönlichen Zielen, Sinnfragen und Zufluchtsmöglichkeiten. Dabei habe ich festgestellt, dass die Angst, die so vielen Menschen zu schaffen macht, zunehmend durch die Gewohnheiten des modernen Lebens erzeugt wird – chronischer Schlafmangel, Fehlernährung oder abendliches Doomscrolling negativer Schlagzeilen in den sozialen Medien. Spontan mögen solche Elemente zu harmlos erscheinen, um der Psyche nachhaltig zu schaden. Allerdings sind sie in der Lage, im *Körper* eine Stressreaktion auszulösen, die zur Freisetzung von Kortisol und Adrenalin führt. Dies wiederum versetzt das Gehirn in erhöhte Alarmbereitschaft, und prompt verspüren wir Angst. Mit anderen Worten: körperliche Gesundheit *ist* psychische Gesundheit. Und Angst – jenes Gefühl der Hypervigilanz, das uns prompt den Eindruck von Katastrophe und Verhängnis vermittelt – ist im Körper ebenso verankert wie in unserer Psyche.

Dieser Paradigmenwechsel ist meiner Ansicht nach so revolutionär wie die Zulassung der selektiven Serotonin-Wideraufnahmehemmer (SSRI; eine Wirkstoffgruppe der Antidepressiva) vor einigen Jahrzehnten. Als diese Mittel zur Standardbehandlung von Depressionen und Ängsten avancierten, präsentierte man zugleich ein klares medizinisches Modell für psychiatrische Erkrankungen, was in der Öffentlichkeit das Bewusstsein für psychische Gesundheit erhöhte. Nach jahrhundertelanger Stigmatisierung und Scham war die Erleichterung enorm, denn nun zeigte sich, dass unser Ringen um psychische Gesundheit nicht auf persönliches Versagen zurückgeht, sondern in hohem Maße auf chemischen Prozessen im Gehirn basiert. Doch je mehr wir über die engen Verflechtungen von Gehirn und Körper herausfinden, desto mehr Wege zur Erhaltung und Wiederherstellung der psychischen Gesundheit tun sich auch abseits von Medikamenten auf. Und seit wir wissen, dass unsere Stimmungslage nicht nur vom Gehirn, sondern auch vom Körper beeinflusst wird, wird auch zunehmend klarer, dass wir unserer Angst weitaus besser *vorbeugen* können, als man früher dachte. Schon durch relativ einfache Anpassungen von Ernährung und Lebensstil lassen sich unnötige Stressreaktionen verhindern, was der Angst frühzeitig den Wind aus den Segeln nimmt.

Darüber hinaus existiert natürlich auch eine tiefersitzende Angst jenseits der physiologischen Reaktion, und dieses Gefühl der Unsicherheit und Unruhe ist weniger leicht zugänglich. Allerdings habe ich festgestellt, dass dieses weitreichendere Problem besser behandelbar ist, wenn ich mit meinen Patientinnen und Patienten zunächst an der „obersten" Schicht der körperlichen Angstreaktion arbeite. Sobald sie in der Lage sind, die Botschaft dieser tiefsitzenden Angst zu erkennen, stellen sie vielfach fest, dass ihre innere Weisheit ihnen einen deutlichen Hinweis gibt, dass etwas in ihrem Leben nicht passt – seien es ihre Beziehungen oder die Arbeitsstelle oder die Welt als solche. Mal geht es um Entfremdung von den Menschen um uns herum oder von der Natur, mal eher um mangelnde

Selbstakzeptanz oder ein schmerzhaftes Bewusstwerden der massiven Ungerechtigkeiten in unserem Umfeld. Dieser Angst nachzugehen, gestattet uns, unseren ganz persönlichen Wahrheiten ins Auge zu blicken. Und sehr häufig steckt in solchen Erkenntnissen sowohl eine Handlungsaufforderung als auch die Chance, ein Gefühl nagender Unruhe in etwas Sinnvolles zu verwandeln.

Ob es also um eine Folge unserer Gewohnheiten oder um ein Signal aus den Tiefen unserer Psyche geht – die Angst ist damit nicht die eigentliche Diagnose, sondern vielmehr der Beginn unseres Nachforschens. Nicht die Angst ist das, was mit Ihnen nicht stimmt – es geht darum, dass Körper und Geist Ihnen mit Nachdruck mitteilen, dass *etwas anderes* falsch läuft. Die Angst zeigt, dass etwas in Ihrem Körper, Ihrem Denken und Fühlen, Ihrem Leben oder Ihrer Umgebung aus dem Gleichgewicht geraten ist. Mit Neugier und Experimentieren können Sie daran arbeiten, diese Elemente wieder in Einklang zu bringen. Dieser Weg beginnt mit der Identifizierung der eigentlichen Ursache, ob diese nun auf einer reinen Gewohnheit beruhen mag oder auf tiefer Unruhe oder beidem.

Diese Erkenntnis habe ich mir hart erarbeitet. Meine Studienjahre an der Columbia University und meine spätere Facharztweiterbildung am Mount Sinai Hospital waren kein Zuckerschlecken, denn neben der anstrengenden Ausbildung hatte ich eigene gesundheitliche Probleme zu bewältigen. Neben der Psyche machten mir auch die Verdauung, Hormone und eine Entzündungsneigung zu schaffen, lauter Schwachpunkte, bei denen die klassische Medizin mit ihren Methoden schwer weiterkommt.

Es hat Jahre gedauert, bis ich körperlich wieder im Gleichgewicht war und mein Leben im Lot. Im letzten Jahr meiner Ausbildung zur Psychiaterin begann ich schließlich, mich neben meinen Diensten in der Klinik mit alternativen Ansätzen zu beschäftigen, weil ich meiner Arbeit mehr Sinn geben und auch endlich mich selbst heilen wollte. Wenn ich nicht gerade Nachtdienst hatte, besuchte ich Akupunkturkurse und behandelte Suchtkranke in einer Fachklinik in der Bronx. Die Wahlpflichtabschnitte nutzte ich für eine Zusatzausbildung in Integrativer Medizin am Andrew Weil's Center der

University of Arizona und fand dann in New York ein Mentoringprogramm für Integrative Psychiatrie. Ich erlernte die Grundlagen der Hypnotherapie und unterzog mich einer intensiven Ausbildung für Yogalehrer in Bali, wo ich auch mit Ayurveda in Berührung kam. All dies führte dazu, dass ich mich schließlich mit funktioneller Medizin sowie psychedelisch wirkenden Therapeutika auseinandersetzte und deren möglicher Bedeutung für Patientinnen und Patienten in psychiatrischer Behandlung.

Hätte ich mir nicht diesen einzigartigen Weg erkämpft, so hätte ich von all diesen Heilmethoden nie erfahren. In den neun Jahren meines Medizinstudiums samt Forschungstätigkeit und Facharztausbildung wurden die Modalitäten anderer Kulturen und Traditionen in keiner einzigen Vorlesung aufgegriffen. Als ich mich jedoch auf meine alternativen Ausbildungen einließ, hatte ich das Gefühl, meine medizinische Perspektive auf entscheidende Weise zu erweitern. Nachdem ich diese Praktiken in mein eigenes Leben integriert hatte, sah ich einen Weg, um meinen Patienten zu einem besseren Leben zu verhelfen, war aber auch körperlich gesünder als in meinem ganzen vorherigen Erwachsenenleben. Diese Fortschritte schienen alle Verbesserungen, die eine Vielzahl konventioneller Verfahren mit sich gebracht hatten, zu übertreffen. Am Ende verschmolzen sie zu dem facettenreichen, ganzheitlichen Weg zu besserer psychischer Gesundheit, den ich in meiner Praxis anbiete und der in diesem Buch auf jeder Seite durchschimmert.

In den letzten zehn Jahren habe ich Patientinnen und Patienten aus ganz unterschiedlichen Lebenssituationen und mit verschiedenen Graden an Angst behandelt. Die meisten konnten ihre Psyche erfolgreich stabilisieren, indem sie zunächst ihre Gewohnheiten unter die Lupe nahmen, um sich dann bei Bedarf gründlicher mit ihren Emotionen auseinanderzusetzen. Mit einigen von ihnen habe ich nur kurz gearbeitet. Ein Beispiel war eine 25-jährige Angstpatientin, die auch unter Verdauungsproblemen und einem rätselhaften Ausschlag litt. Wir gingen ihre Ernährung durch und strichen bestimmte entzündungsfördernde Speisen von ihrem Speiseplan. Innerhalb von nur einem Monat war ihre Verdauung wieder hergestellt, der Ausschlag verschwunden, und die Angst war abgeklungen. Am anderen Ende des Spektrums steht eine Frau, die ich hier Janelle nennen möchte und mit der ich mehrere Jahre arbeitete. Zu Beginn der Behandlung war sie Mitte Dreißig und hatte einen unfreiwilligen Klinikaufenthalt wegen einer manischen Episode hinter sich. Wegen der bei ihr diagnostizierten bipolaren Störung nahm sie starke Medikamente. Janelle und ich fanden heraus, dass bei ihr eine Hashimoto-Thyreoiditis vorlag, bei der das Immunsystem die eigene Schilddrüse angreift. Ein Wechsel zwischen Depression und aktivierter Angst kann Teil des Krankheitsbildes sein, das dann einer bipolaren Störung ähnelt. Wir erarbeiteten gemeinsam eine Umstellung von Ernährung und Lebensstil, um nicht nur ihr Schilddrüsenproblem zu lösen, sondern sie auch allmählich von ihren stimmungsstabilisierenden Arzneimitteln zu entwöhnen. Janelles Angst ist deutlich zurückgegangen, und sie hatte seither keine einzige manische Episode mehr. Ich behandele auch einen jungen Mann, der in der Therapie ursprünglich traumatische Kindheitserfahrungen aufarbeiten wollte. Dabei entdeckten wir allerdings auch sein großes Einfühlungsvermögen, und inzwischen hat er sich beruflich umorientiert und hilft anderen, ihre Traumata zu verarbeiten. Wenn meine Patienten lernen, zwischen der Angst körperlichen Ursprungs und der Angst, die uns zum Leitstern wird, zu unterscheiden, können sie sich weiterentwickeln und mehr aus ihrem Leben machen.

Dieses Buch stellt praktische, umsetzbare Schritte vor, um Ängste zu entschärfen. Angesichts des schwierigen und kostspieligen Zugangs zur psychologischen oder psychiatrischen Gesundheitsversorgung gebe ich mir große Mühe, realistische Möglichkeiten aufzuzeigen. Auch wenn ich unbedingt dazu rate, sich bei ernsten psychischen Erkrankungen ärztliche Unterstützung zu sichern, lassen sich viele der von mir hier geschilderten Ansätze kostengünstig und eigenständig umsetzen – bei Bedarf natürlich stets mit fachlicher Begleitung. Dass es so viele Dinge gibt, die Sie tun *können,* bedeutet dabei nicht, dass Sie all dies auch tun *müssen*. Ich stelle Methoden vor, die sich in meiner Praxis als besonders wirksam und nachhaltig erwiesen haben. Dabei sollten Sie die Strategien wählen, die sich für Sie persönlich richtig anfühlen. Was erscheint Ihnen machbar und entspricht Ihren Bedürfnissen? Wenn Ihnen ein Abschnitt zu anstrengend erscheint, können Sie ihn gern überspringen. Vielleicht möchten Sie später noch darauf zurückkommen. Beginnen Sie mit etwas, dass vielleicht nicht leicht, aber zumindest machbar klingt. Mit jeder Veränderung, die Sie umsetzen, wird sich die Angst ein kleines Stückchen legen, womit die nächste Anpassung leichter fällt. Ich lade Sie ein, dieses Buch als Buffet zu betrachten: Wählen Sie das, was Sie anspricht. Damit machen Sie nichts falsch.

In erster Linie möchte ich Sie dazu ermuntern, Angst als eine Einladung zu betrachten, um herauszufinden, was in Ihrem Körper und in Ihrem Leben aus dem Gleichgewicht geraten sein mag. Meine Hoffnung ist, dass dieses Buch dazu beiträgt, dass Sie besser wahrnehmen können, was Ihre Angst Ihnen zu sagen versucht. Ich behaupte nicht, dass dies einfach wird. Körper und Leben sind komplex und Veränderungen mitunter schwierig. Aber es gibt heute mehr Möglichkeiten denn je, psychische Gesundheitsprobleme zu lindern, und ich hoffe, dass auch für Sie eine Methode dabei ist, mit der es Ihnen besser und irgendwann auch wieder gut geht.

TEIL 1

Das ist *nicht* alles Einbildung

KAPITEL 1

Das Zeitalter der Angst

Bei Problemen, die ständig ungelöst bleiben, sollte man immer den Verdacht haben, dass die Frage falsch gestellt worden ist.

Alan Watts: Die Illusion des Ich

Was die psychische Gesundheit betrifft, befinden wir uns in einer nie dagewesenen globalen Krise. Schätzungen zufolge ist jeder neunte Mensch psychisch krank – das wären weltweit 800 Millionen Menschen –, und das häufigste Problem ist Angst. Weltweit haben knapp 300 Millionen Menschen mit einer Angststörung zu kämpfen.[1] Und die Vereinigten Staaten zählen zu den ängstlichsten Ländern überhaupt: Im Laufe ihres Lebens sind bis zu 33,7 Prozent der US-Bürger von einer Angststörung betroffen.[2] Die Fallzahl der amerikanischen Betroffenen ist von 2008 bis 2018 um 30 Prozent angestiegen, unter den 18- bis 25-Jährigen sogar um unfassbare 84 Prozent.[3] In jüngster Zeit hat die COVID-19-Pandemie diese ohnehin erschütternde Situation noch einmal deutlich verschärft. Eine wissenschaftliche Untersuchung der Kaiser Family Foundation kam zu dem Ergebnis, dass die Anzahl derer, die Symptome von Angst oder Depression angaben, im Vergleich der Jahre 2019 und 2021 um 270 Prozent in die Höhe schnellte.[4]

Einerseits malen diese Statistiken ein düsteres Bild, andererseits geben sie Anlass zur Hoffnung. Diese Zahlen wären nicht so massiv angestiegen, wenn solche Erkrankungen in erster Linie genetisch bedingt wären – was in den letzten Jahrzehnten die vorherrschende Meinung war. Unsere Gene können sich nicht schnell genug verändern, um uns derart in die Angst zu katapultieren. Damit drängt sich die Überlegung auf, dass der zunehmende Druck und die Anforderungen des modernen Lebens uns immer ängstlicher machen – Dauerstress, Entzündungen und soziale Isolation. So merkwürdig es auch klingt: Diese aktuelle Zuspitzung ist in Wahrheit eine *gute* Nachricht. Denn sie bedeutet, dass einige Veränderungen, die wir vornehmen können, auf der Hand liegen: Ernährungsumstellung, andere Schlafgewohnheiten, veränderter Umgang mit dem Smartphone. Das hätte großen Einfluss auf die kollektive Stimmungslage. Wenn wir unseren Blick nicht nur auf die Aspekte der Angst richten, die im Gehirn wurzeln, sondern sie um andere Aspekte erweitern, die ihren Ursprung im Körper haben, können wir der enormen psychischen Belastung der Gegenwart wirkungsvoller entgegentreten.

„Angst" – was ist das eigentlich?

Der Begriff der Angst war schon im Jahr 45 vor Beginn unserer Zeitrechnung bekannt, als der römische Philosoph Marcus Tullius Cicero seine *Tusculanae Disputationes* verfasste. Dort schrieb er sinngemäß: „Wahnsinn, Kummer und Angst werden als Krankheiten bezeichnet, weil ein verwirrter Geist ebenso wenig gesund ist wie ein kranker Körper."[5] Es ist interessant, dass Cicero den Körper erwähnte, wurde doch die Angst im Verlauf der Geschichte später vornehmlich als geistig-seelisches Problem verstanden. Erst jetzt, 20 Jahrhunderte später, kehren wir zu der Auffassung zurück, dass der Körper für die psychische Gesundheit eine entscheidende Rolle spielt. Das Wort Angst beruht auf dem lateinischen Wort *angor*. Das zugehörige Verb *angere* bedeutet unter anderem „würgen". Schon in der Bibel klagt Hiob „Ich will reden in der Angst meines Herzens" (Hiob 7:11). Mit der Zeit verstand man unter Angst zunehmend das Gefühl eines bevorstehenden Verhängnisses oder, wie der französische Psychiater Joseph Lévy-Valensi es beschrieb, „ein düsteres und beunruhigendes Gefühl der Erwartung."[6] Diese Definition blieb in der neueren Geschichte weitgehend unverändert, wobei die Beschreibung immer klinischer wurde, nachdem die Störung in das 1952 erstveröffentlichte amerikanische Standardwerk DSM-1 (*Diagnostic and Statistical Manual of Mental Disorders*) aufgenommen wurde. In seiner neuesten Fassung, dem DSM-5, wird Angst weiterhin als „Erwartung künftiger Bedrohung" definiert, aber zugleich unterteilt in Klassifizierungen wie Generalisierte Angststörung, Soziale Phobie und Posttraumatische Belastungsstörung (PTBS).[7] Die moderne Psychiatrie setzt diese Gruppen zur Therapiesteuerung ein.

In meiner Praxis nutze ich solche konkreten Kategorien nicht, um die Ängste meiner Patienten zu benennen. Obwohl es mitunter heißt, dass das Konzept „Angst" verwässert oder zu allumfassend ausgelegt wurde – in dem Sinne, dass es fast jegliches unangenehme Gefühl einbezieht –, bin ich der Ansicht, dass eine zu breite Verwendung *nicht* möglich ist. Falls Sie sich also fragen: „Habe ich Angst im klinischen Sinne?", gehe ich davon aus, dass Sie unter entsprechendem Leidensdruck stehen. Mir ist es wichtiger, dass Sie Ihrer subjektiven Erfahrung der Beunruhigung trauen, ohne sich Gedanken darüber zu machen, ob Ihr Befinden für eine Diagnose taugt oder nicht. Über die Jahre hinweg habe ich bei den von mir Behandelten unzählige Ausdrucksformen der Angst erlebt. Deshalb akzeptiere ich, dass Angst mit einer breiten Palette an Symptomen einhergehen kann, die beständig im Wandel sind. Manche Patienten sagen mir, dass ihr Leben eigentlich gut ist. Sie sind glücklich und gesund und haben lebendige Beziehungen, die ihnen Rückhalt geben. Dennoch fühlen sie sich wie gelähmt, wenn sie beruflich unter Druck geraten. Für sie ist Angst – ob sie sich nun als Hochstapler-Syndrom bemerkbar macht oder als sich überschlagende Gedanken – ein Hindernis, sich konzentriert an die Arbeit zu machen. Andere erleben Angst ausschließlich im sozialen Kontext, wieder andere kennen keine Entspannung, sondern sind unablässig am Grübeln. Es gibt Menschen, die aus heiterem Himmel Panikattacken erleiden, und Menschen, die nur die körperlichen Symptome wahrnehmen, zum Beispiel Schwindel, Verwirrtheit, ein Engegefühl in der Brust oder erhöhte Muskelspannung. All diese Gefühle zählen zu den Ausdrucksformen von Angst.

Es gibt jedoch noch einen weiteren wichtigen Grund, weshalb ich bei meiner Arbeit nicht die Diagnose in den Vordergrund stelle. Ich habe nämlich festgestellt, dass das Etikett einer Diagnose zwar spontan Erleichterung verschafft, weil man einen ziemlich unangenehmen Zustand endlich einordnen kann, sich aber schnell als Zwangsjacke entpuppt, die Menschen zu eingeschränkt definiert und starken Einfluss auf ihr Lebensnarrativ hat. Mitunter passen Patienten ihre Geschichte der Diagnose an und machen sich damit kleiner, anstatt sich den Lebensmöglichkeiten zu öffnen, die sich ihnen bieten. Im Endeffekt ist es mir also weniger wichtig, ob eine Person eine *Panikstörung mit Agoraphobie* oder eine *Zwangsstörung* oder eine *Generalisierte Angststörung* hat. Mich interessiert das Ausloten des individuellen Lebens und der Gewohnheiten, um von diesem Punkt aus einen Weg zur Besserung einzuleiten.

Ist das wirklich Angst?

Eine Unterscheidung möchte ich beim Thema Angst *dennoch* machen, die zur Klärung beiträgt, ob das, was Ihr Körper Ihnen mitteilt, gerade *echte* oder *unechte* Angst ist. Dabei handelt es sich nicht um eine Diagnose, sondern eher um eine Form der Interpretation, die meinen Patienten erfahrungsgemäß hilft, den Ursprung ihrer Unruhe zu erkennen und schneller die nötigen Schritte zu mehr Glück und Ausgeglichenheit zu ergreifen. Ein Augenöffner hierzu war für mich das Buch *Was die Seele essen will: Die Mood Cure* von Julia Ross, einer Pionierin auf dem Gebiet der Ernährungstherapie. Ross ist der Auffassung, dass wir „echte" und „unechte" Emotionen haben können. Echte Emotionen treten auf, wenn etwas geschieht, das erhebliche Auswirkungen auf uns hat: Der Tod eines Familienangehörigen und die damit verbundene Trauer, Kündigung und Jobverlust samt dem entsprechenden Stress oder eine Trennung einschließlich

Liebeskummer. „Diese echten, authentischen Reaktionen auf reale Schwierigkeiten, mit denen wir im Leben konfrontiert werden, sind bisweilen nur schwer auszuhalten", schreibt Ross. „Diese Emotionen können jedoch auch enorm wichtig sein."[8] Eine unechte Emotion hingegen gleicht eher einem „emotionalen Betrüger", wie Ross es ausdrückt, weil wir eher mit dem falschen Bein aufgestanden sind oder scheinbar aus dem Nichts reizbar, traurig, wütend oder ängstlich auf Dinge reagieren, mit denen wir normalerweise gut fertig werden würden. In solchen Fällen ist unser Gehirn dankbar für jede Erklärung. Also funkt es: „Vielleicht habe ich Angst, weil die distanzierte E-Mail meiner Chefin den Eindruck erweckt, ich würde mein Arbeitssoll nicht erfüllen", oder „Irgendetwas an der SMS von meinem alten Kumpel passt nicht richtig." Das menschliche Gehirn sucht nach einer Bedeutung. Ein Bild mit zwei Punkten und einem Strich deutet es als Gesicht. Mit einem Kater und kaltem Kaffee statt Frühstück befürchten wir, es gäbe Ärger auf der Arbeit, die Beziehung wäre am Bröckeln oder die Welt stünde kurz vor dem Untergang. Denn der Verstand erzählt gerne Geschichten, die körperliche Empfindungen erklären. Vieles von all dem, was uns Sorgen macht, ist exakt das: Der Verstand versucht, eine Stressreaktion des Körpers nachträglich zu legitimieren.

Auch auf Angst lässt sich das Konzept von Ross perfekt übertragen. Unechte Angst liegt vor, wenn der Körper ein physiologisches Ungleichgewicht meldet, das für gewöhnlich auf einer Stressreaktion beruht. Echte Angst hingegen besteht, wenn der Körper eine sehr wichtige Botschaft über unser Leben kommuniziert. Bei unechter Angst vermittelt die Stressreaktion dem Gehirn Signale mit der Aussage: „Etwas ist verkehrt." Und unser Gehirn bietet prompt eine Erklärung an, warum wir uns unwohl fühlen. Es behauptet, unsere Angst beruhe auf unserer Arbeit, unserer Gesundheit oder dem Zustand der Welt. Tatsächlich allerdings gibt es *immer* etwas, das ein ungutes Gefühl erzeugen kann. Und der Grund dafür, dass wir gerade in diesem Moment Angst empfinden, hat in Wahrheit nichts mit dem Arbeitsplatz zu tun, sondern ausschließlich mit einem physiologischen Ungleichgewicht im Körper – es kann einfach ein rasanter

Blutzuckerabfall dahinterstecken oder aber ein akut entzündeter Darm. Insofern hat unsere Angst vielfach überhaupt nichts mit den Ursachen zu tun, die wir diesem Gefühl zuschreiben.

Eines möchte ich dabei ausdrücklich klarstellen: Dass ich diese Empfindungen als „unechte Angst“ bezeichne, bedeutet *nicht,* dass die Schmerzen und das Leiden weniger real wären. Auch eine Emotion, die unmittelbar auf eine physiologische, also gerade im Körper ablaufende Stressreaktion zurückgeht, kann höllisch weh tun. Der Begriff soll das persönliche Erleben dieser Emotion nicht abwerten. Ich halte es jedoch für wichtig, derartige Emotionen als „unecht“ zu benennen, weil diese Unterscheidung einen unmittelbaren, klaren Ausweg ermöglicht. Solche Erscheinungsformen der Angst vermitteln einem Menschen nichts Bedeutsames über das wahre Selbst, sondern sind eine wichtige Botschaft zum körperlichen Befinden. Und wenn wir erkennen, dass wir Angst empfinden, kurz nachdem eine physiologische Stressreaktion aufgetreten ist, können wir das Problem auf körperlicher Ebene lösen – indem wir uns anders ernähren, mehr Sonnenlicht tanken oder unseren Schlafrhythmus anpassen. Zusammengefasst: Unechte Angst ist verbreitet, sie erzeugt enormen Leidensdruck, und sie ist größtenteils vermeidbar.

Sobald wir in der Lage sind, solche physiologischen Ursachen unseres Empfindens gezielt anzugehen, können wir uns besser unseren tiefer verwurzelten Ängsten widmen – der echten Angst –, die entstehen, wenn jemand sich von einem wesentlichen Gefühl für den Sinn und Zweck des Lebens entfernt. Diese Angst hängt eng damit zusammen, was uns als Menschen ausmacht: Dem Wissen, dass wir auf unserem Lebensweg verwundbar sind, dass wir Menschen, die wir lieben, verlieren können, und dass auch wir eines Tages sterben. Der dänische Existenzphilosoph und Theologe Søren Kierkegaard bezeichnete dies im 19. Jahrhundert als „Schwindel der Freiheit“. Gleichzeitig gewährleistet die Angst in gewissem Sinne auch unsere Sicherheit. Immerhin sind wir alle hier, weil unsere Vorfahren wachsam genug waren, um zu überleben. Diese Form der Angst ist Antrieb, sich selbst zu schützen und im Leben in

Bewegung zu bleiben. Häufig geht sie jedoch auch mit einer Botschaft einher, die einer Intuition und Weisheit aus unserem tiefsten Inneren entstammt und uns mitteilt, was wir tun müssen, um unser Leben besser auf unsere individuellen Fähigkeiten und Vorstellungen abzustimmen. Damit ist sie im Grunde eine Leitschnur, wie wir das Leben so vollständig wie nur möglich gestalten können.

KAPITEL 2

Vermeidbare Angst

Die Frage, ob Verzweiflung mitunter nicht nur niedriger Blutzucker und Erschöpfung ist, ist kein mangelnder Respekt vor der Komplexität unseres Daseins.

Alain de Botton

Wenn wir Angst haben, fühlt es sich manchmal so an, als hätte sich alles gegen uns verschworen: Die Beziehung ist kompliziert, die Arbeit ist Druck und Ansporn zugleich, die ganze Welt scheint unaufhaltsam auf die sichere Katastrophe zuzusteuern. Aber viele der schrecklichen Gedanken und Gefühle, die wir als Angst bezeichnen, sind lediglich eine Interpretation des Gehirns für den relativ geradlinigen, physiologischen Prozess der Stressreaktion. Dennoch lernen Psychiater in ihrer Ausbildung, psychische Probleme in erster Linie im Gehirn zu verorten, um sie dann mit Arzneimitteln zur Veränderung der Hirnchemie zu behandeln und Denk- und Verhaltensmuster therapeutisch anzugehen. Implizit lernen Psychiater dabei auch, nicht die Grenzen ihres Fachs zu überschreiten und den Rest des Körpers auszublenden. Meiner Ansicht nach schränkt dieser Ansatz meine Fachrichtung und die psychiatrischen Behandlungsoptionen unnötig ein. Dabei gibt es so viele Möglichkeiten, Geist und Psyche über den Körper zu behandeln.

Mit dem Aufkommen von Integrativer und Funktionsmedizin (und dem neuerschlossenen Gebiet der ganzheitlichen Psychiatrie) wächst ein neues Verständnis für psychische Erkrankungen. Neben wachsender Nachfrage durch Patientinnen und Patienten gibt es zunehmend Studien, die für eine ganzheitlichere Sicht auf die psychische Gesundheit sprechen. Ein Beispiel hierfür ist die SMILES-Studie aus dem Jahr 2017. SMILES ist ein Akronym für *Supporting the Modification of Lifestyle In Lowered Emotional States* („Unterstützung von Lebensstilanpassungen bei gedrückter Stimmungslage"). Geleitet wurde diese Studie von Felice Jacka, Professorin für Ernährungspsychiatrie und epidemiologische Psychiatrie an der Deakin University in Australien. Die SMILES-Studie verglich die Wirkung einer verbesserten Ernährung mit der Wirkung von sozialer Unterstützung bei Menschen mit mittelgradigen bis schweren Depressionen, deren Ernährung durchweg vornehmlich aus industriell gefertigten Lebensmitteln bestand. Dabei stellte sich heraus, dass 32 Prozent derer, die eine Ernährungsunterstützung erhielten, eine Remission erlebten – im Gegensatz zu nur acht Prozent jener, die soziale Unterstützung bekamen.[1] Ähnliche Ergebnisse erbrachten verschiedene Studien zum Einsatz des Gewürzes Kurkuma, das in der ayurvedischen Medizin, dem alten Heilsystem des indischen Subkontinents, seit Jahrhunderten genutzt wird. Kurkuma erwies sich als entzündungshemmend und konnte somit die Konzentration von Neurotransmittern modulieren, die an der Pathophysiologie von Depressionen und Angst beteiligt sind.[2] (Entzündungen treten auf, wenn das Immunsystem „anspringt", um eine Gefahr zu beseitigen, zum Beispiel bei einer Verletzung oder einer Infektion, und sie können das Signal auslösen, dass der Körper sich gerade wehren muss – und das erzeugt Angst.) Während Gehirnchemie und Denkmuster bei Angst also durchaus eine Rolle spielen, möchte ich festhalten, dass vielfach auch das Gegenteil der Fall ist: Häufig verändert sich die Gehirnchemie *infolge* eines Ungleichgewichts im Körper. Unechte Angst beruht somit in Wahrheit auf einem körperlichen Problem und sollte auf dieser Ebene behandelt werden.

Unechte Angst aus wissenschaftlicher Sicht

In der Psychiatrie herrscht vielfach die Vorstellung, dass Angst in erster Linie durch ein genetisch bedingtes chemisches Ungleichgewicht im Gehirn entsteht. Allerdings besteht abgesehen von der Fokussierung auf den Neurotransmitter Serotonin kein Konsens darüber, welche Mechanismen Angst *erzeugen*. Dabei gibt es einen zweiten Neurotransmitter, GABA (Gamma-Aminobuttersäure), der als primär inhibitorischer Botenstoff des zentralen Nervensystems dient und bei der Besänftigung der Nerven ebenfalls eine wichtige Rolle spielt. Meiner Ansicht nach wird GABA unterbewertet, zumindest was den öffentlichen Diskurs angeht. Dabei ist es im Kampf gegen die Angst ein wichtiges natürliches Mittel. Dieser Neurotransmitter erzeugt in uns ein Gefühl der Gelassenheit und Ruhe, und damit ist er in der Lage, eine Angstspirale zu hemmen. Sobald wir anfangen, uns all die Schreckensszenarien auszumalen, die uns zustoßen könnten, kann GABA uns zuflüstern: „Schsch, ganz ruhig, das ist unwahrscheinlich. Wird schon alles gut gehen." Die klassische Psychiatrie geht bei Patienten mit Angstproblematik daher gerne davon aus, dass entweder die Serotonin- oder die GABA-Signalkette nicht richtig funktioniert und von diesen Neurotransmittern somit zu wenig Sicherheitssignale gefunkt werden. Ich hingegen glaube, dass unechte Angst weniger genetisch bedingt ist, sondern eher auf Elementen unserer modernen Lebensweise berührt – von Antibiotikabehandlungen bis hin zum gnadenlosen Dauerstress, dem so viele Menschen heute ausgesetzt sind. Diese ständigen Attacken auf den Körper lassen die GABA-Produktion zurückgehen (darauf komme ich später genauer zu sprechen), doch es gibt noch weitere Signalwege, über die der Körper dem Gehirn mitteilt, dass etwas nicht stimmt. Zu den zwei wichtigsten physiologischen Prozessen, die Angst auslösen, zählen die Stressreaktion (die Reaktion des Nervensystems auf eine wahrgenommene Bedrohung) und systemische Entzündungen, die vom Darm ausgehen.

Die Stressreaktion

Unter einer Stressreaktion verstehen wir normalerweise eine automatische Reaktion auf Geschehnisse im Außen – schlechte Nachrichten oder eine körperliche Bedrohung. Sie kann aber auch auf innere Faktoren zurückzuführen sein, die den Körper aus dem Gleichgewicht geraten lassen, darunter Schlafmangel[3] oder auch bloß ein starker Kaffee (der den Körper animiert, das wichtigste Stresshormon Kortisol auszuschütten[4]). Diese Erkenntnis könnte ernüchternd erscheinen, wenn sie nicht eine derart gute Nachricht wäre: Damit sind solche körperlichen Auslöser für Stress und Angst nämlich *vermeidbar.* Jahrmillionen der Evolution haben die Stressreaktion im Körper fest verankert, um uns aus lebensgefährlichen Situationen zu retten, zum Beispiel vor Raubtieren, die einst zum Alltag gehörten. Diese Reaktion beginnt mit einer Hormonkaskade, die heute gemeinhin als *Kampf-oder-Flucht-Reaktion* bekannt ist. Der Körper geht davon aus, dass er im nächsten Moment angreifen oder weglaufen muss. Zu diesem Zweck lenkt er die Durchblutung vom Magen-Darm-Trakt und den Genitalien weg und sorgt stattdessen für eine bessere Versorgung von Muskeln, Herz, Lunge, Augen und Gehirn, damit wir erbitterter kämpfen, schneller rennen und besser sehen können und klüger sind als alles, was uns gefährdet. Das gelingt der Stressreaktion, indem sie massenweise Hormone wie Epinephrin (also Adrenalin) und Norepinephrin ausschüttet, die unsere Pupillen und die Blutgefäße in der Muskulatur erweitern und gleichzeitig Blutgefäße im Verdauungstrakt und in der Haut zusammenziehen. Hinzu kommt das Hormon Kortisol, das uns hellwach macht und Energie bereitstellt, indem es den Blutzucker mobilisiert. Parallel dazu springt die Amygdala an, die zum limbischen System gehört (das ist der Teil des Gehirns, der an der Verarbeitung von überlebenswichtigen Emotionen, Erinnerungen und Verhaltensweisen beteiligt ist) und unsere Umgebung prompt noch bedrohlicher erscheinen lässt.

Während unsere physiologischen Fähigkeiten, auf Stress zu reagieren, unverändert sind, hat sich die Welt, auf die wir reagieren, stark gewandelt. Anstelle von akuten Situationen, in denen es um Leben oder Tod geht, haben wir es mit chronischen niederschwelligen Stressfaktoren wie entzündungsfördernden Speisen und Getränken, Schlafmangel und einem unaufhörlichen Nachrichtenstrom zu tun, der uns über E-Mails, Textbotschaften oder Arbeitsplattformen erreicht. Solche Faktoren sind zwar ungefährlicher als ein Leopard, setzen aber dennoch die Stressreaktion in Gang. Die wahrgenommene Gefahr kann groß oder klein sein, der Körper tut einfach, was er schon immer tut, indem er uns auf eine Bedrohung einstimmt. Dank moderner Ernährungs- und Lebensgewohnheiten, die im Körper häufig Stressreaktionen in Gang setzen, lässt die Anspannung bei vielen Menschen kaum noch nach. Sie essen Süßigkeiten und etwas später folgt das Blutzuckertief? Der Körper sieht darin ein gewisses Risiko fürs Überleben. Sie sind wegen Doomscrolling zu lange wachgeblieben? Der Körper glaubt, von akuter Gefahr umgeben zu sein. Schlafmangel, chronische Entzündungen durch den Verzehr von Lebensmitteln, die Ihnen nicht guttun, und die Kommentarspalte auf Twitter – aus körperlicher Sicht sind all dies Indikatoren dafür, dass die aktuelle Umgebung kein sicherer Ort ist. Also gibt der Körper Stresshormone ins Blut ab, und diese unsichtbare Kaskade an Botenstoffen manifestiert sich in Form von Gefühlen und Empfindungen als unechte Angst.

Eine solche Reaktion ist nicht nur weitgehend vermeidbar, sondern es gibt auch Möglichkeiten, das Adrenalin, das nach der Stressreaktion im Blut kursiert, abzubauen und wieder zur Ruhe zu kommen. Einfach ausgedrückt erreichen wir dies, indem wir den „Stressreaktionszyklus“ beenden, ein Konzept, das in jüngerer Zeit durch die Schwestern Emily Nagoski, PhD, und Amelia Nagoski, DMA, in ihrem Buch *Stress: Warum Frauen leichter ausbrennen und was sie für sich tun können* genauer beleuchtet wurde. Die Nagoski-Schwestern propagieren darin, dass wir eine körperliche Aktivität brauchen, die dem Gehirn signalisiert, „dass du die Bedrohung überlebt hast und in deinem Körper sicher bist.“[5] Solche Aktivitäten erfordern bestimmte Bewegungsweisen und eine Möglichkeit zum Selbstausdruck. Sobald wir uns damit auseinandergesetzt haben, wie man eine Stressreaktion und die mit ihr einhergehende unechte Angst verhindern kann, befassen wir uns in Teil II mit bestimmten Techniken, um bei unvermeidbarem Stress wieder aus dem Teufelskreis auszusteigen.

Checkliste für unechte Angst

Die Fragen auf dieser Liste mögen auf den ersten Blick lapidar erscheinen, doch meine Patienten sagen, dass diese Liste für sie bei der Bewältigung ihrer Angst zu den besten Hilfsmitteln überhaupt zählt. Wer trotz aller Aufregung eine kurze Pause macht und die nachfolgende Checkliste durchgeht, kann einem eventuellen spezifischen Auslöser der unechten Angst auf die Spur kommen. Und auch der passenden Lösung. Gleichzeitig hilft diese Vorgehensweise dabei, der Angst die Spitze zu nehmen, besonders wenn sich eine konkrete Ursache ermitteln lässt. Meinen Patienten empfehle ich, die Liste zu Hause an den Kühlschrank zu hängen.

Ich habe Angst, weiß aber nicht warum. Ist das ...

- Hunger? (Bitte etwas essen.)
- ein Zuckertief oder eine Reaktion auf eine chemische Substanz? (Habe ich etwas Süßes gegessen, etwas industriell Gefertigtes oder etwas mit viel Lebensmittelfarbe oder Konservierungsmitteln? Jetzt eine Kleinigkeit essen und sich nächstes Mal anders entscheiden.)
- zu viel Koffein? (Unruhe und Angst können darauf hinweisen, dass Sie überempfindlich auf Koffein reagieren. Am besten morgen weniger Koffein trinken.)
- zu wenig Koffein? (Heute habe ich deutlich weniger Kaffee als sonst getrunken, also nachholen und künftig auf eine gleichmäßige Koffeinzufuhr achten.)
- Müdigkeit? (Kurz hinlegen und am Abend früher schlafen gehen.)
- Dehydrierung? (Wasser trinken.)
- Trägheit? (Eine Runde um den Block marschieren oder tanzen.)

- Informationsüberflutung? Habe ich mich gerade im Internet oder in den sozialen Medien verloren? (Tanzen oder ins Freie gehen, um das Nervensystem wieder ins Gleichgewicht zu bringen.)
- Alkohol oder ein Kater? (Abspeichern und künftig klüger mit Alkohol umgehen.)
- Oder brauche ich meine Psychopharmaka? (Kurz vor der nächsten Dosis bin ich pharmakologisch am Tiefpunkt; der Spiegel des Medikaments im Blut ist besonders niedrig. Das kann auf die Stimmung schlagen. Zeit für die nächste Medikamenteneinnahme!)

Das Gehirn, der Darm und die Entzündung

Wissenschaftliche Untersuchungen der letzten zehn Jahre kamen zu dem Ergebnis, dass die Funktion des Darms und seines Mikrobioms, das sich aus Billionen von Mikroorganismen zusammensetzt, über die reine Verdauung und Aufnahme von Nährstoffen weit hinausgeht. Erstens ist der Darm der Hauptsitz unseres Immunsystems: In der Darmwand sitzen mehr als 70 Prozent unserer Immunzellen.[6] Zweitens ist der Darm über Hormone, die Appetit, Stoffwechsel und Sexualsystem regulieren, eng mit dem endokrinen System verknüpft. Und drittens ist im Darm unser enterisches Nervensystem angesiedelt, das zunehmend als das „zweite Gehirn" gilt und mehr als 30 Neurotransmitter produziert, verwendet und moduliert. Tatsächlich erzeugt und speichert dieses zweite Gehirn 95 Prozent des Serotonins im Körper; nur fünf Prozent unseres Serotonins sind im Gehirn zu finden.[7]

Ein weiterer wichtiger Aspekt der Darmgesundheit, der noch immer stark unterschätzt wird, ist die *wechselseitige* Kommunikation zwischen Darm und Gehirn. Einseitige Befehlsketten können die meisten nachvollziehen. Wenn wir Angst haben, kann die Verdauung aus dem Takt geraten. Denken Sie beispielsweise an das flaue Gefühl im Magen, wenn Sie verliebt sind, oder aber an den plötzlichen

Durchfall vor einer wichtigen Präsentation. Das liegt daran, dass unser Körper angesichts von starkem Stress den Darm entleeren möchte, damit der Darminhalt uns während eines Kampfes weniger belastet und weniger Blut für die Verdauung benötigt wird. So steht mehr davon für die Versorgung der Muskeln, der Augen und des Herzens zur Verfügung. Aber genauso wie das Gehirn mit dem Darm kommuniziert, sendet auch dieser Informationen zurück an das Gehirn. Ist der Darm gesund und zufrieden, so funkt er „Alles klar" an das Gehirn und verhilft uns damit zu innerer Ruhe. Geraten jedoch die Mikroben aus dem Gleichgewicht oder haben wir etwas gegessen, was wir nicht vertragen, so ändert sich diese Botschaft. In solchen Fällen kann der Darm dem Gehirn mitteilen: *Nicht gut, hab Angst.*

Diese Kommunikation erfolgt in erster Linie über den Vagusnerv, also den längsten Hirnnerven im Körper, der durch Brustkorb und Bauchraum läuft. Der Vagusnerv besteht zu rund 80 Prozent aus *afferenten Fasern,* die Informationen über den Status der inneren Organe (wie Darm, Leber, Herz und Lunge) registrieren und an das Gehirn weiterleiten.[8] Das heißt, der Darm hat über den Vagusnerv eine Direktleitung ins Gehirn, wodurch er es jederzeit über den Stand der Dinge informieren kann. Wenn der Darm nicht gesund ist, fühlen wir uns unwohl.

Dieses bessere Verständnis für den Darm und seine Kommunikation mit dem Gehirn macht nachvollziehbar, wie eine Dysbiose (eine unausgewogene Darmflora, die zum Beispiel durch Antibiotika-Einnahme, den Verzehr stark verarbeiteter Lebensmittel oder Dauerstress zustande kommen kann) unmittelbaren Einfluss auf das Angstlevel hat. Es gibt sogar Belege dafür, dass bestimmte *Bacteroides*-Stämme im Darm, die unter anderen durch Ernährungsfehler und Stress in Mitleidenschaft gezogen werden, an der Synthese des wichtigen Neurotransmitters GABA beteiligt sind.[9,10] In meinen Augen ließe sich GABA aufgrund unseres Lebensstils sozusagen als vom Aussterben bedrohte Substanz betrachten.

Doch der Darm hat noch weitere Möglichkeiten, SOS zu funken, wenn er in Bedrängnis gerät. Ist er gereizt und entzündet, so kann er eine Verteilung von entzündungsfördernden Molekülen, zum

Beispiel Zytokinen, im ganzen Körper in Gang setzen und eine breite systemische Entzündungsreaktion hervorrufen, was wiederum ein Alarmsignal an das Gehirn sendet. So etwas geschieht beispielsweise, wenn Endotoxine mit dem Namen Lipopolysaccharide (LPS) durch eine übermäßig durchlässige Darmwand ins Blut übergehen, man spricht vom sogenannten Leaky-Gut-Syndrom. Im gesunden Darm sind diese Moleküle normale Nebenprodukte. Durchdringen sie allerdings die Darmwand und gelangen ins Blut, kommt es zur Endotoxämie. Das Immunsystem schlägt Alarm, dass ein Eindringling vorhanden ist, fährt seine Aktivität hoch und sorgt für Entzündungen in Körper und Gehirn.

Die Endotoxämie ist keineswegs der einzige Signalweg, über den der Darm Entzündungsaktivität und Angst beeinflusst. Der Verdauungstrakt ist auch entscheidend an der *Beruhigung* des Immunsystems beteiligt, was erforderlich ist, um Entzündungen im Gehirn einzudämmen.[11] Ein gesundes, gelassenes Immunsystem benötigt ein vielfältiges Ökosystem aus Darmmikroben. Das Gewimmel der dort erwünschten Bakterien, Pilze, Viren und sogar Parasiten[12] liefert dem Immunsystem Informationen darüber, was akzeptabel ist und was kritisch werden könnte, und damit auch, wann es herunterfahren darf und wann es aktiv werden sollte. So lernt das Immunsystem vom Darm, zwischen Freund und Feind zu unterscheiden. Leben im Darm jedoch zu wenig erwünschte Mikroben oder vermehren sich die pathogenen Keime übermäßig, fehlen dem Immunsystem diese grundlegenden Informationen. Und damit beginnen die Fehlschüsse. Ein derart überreiztes Immunsystem kann sogar Entzündungsprozesse im Gehirn auslösen, weil die Entzündungsmoleküle über das sogenannte glymphatische System (ein Netzwerk aus Gefäßen) ins Gehirn gelangen und dort das Signal geben, dass etwas nicht stimmt. Ein ausgeprägtes Entzündungsgeschehen kann also dazu führen, dass wir unter körperlichen Schwierigkeiten wie Fatigue, Schmerzen, Benommenheit oder allgemeiner Unpässlichkeit leiden – und es kann Angst hervorrufen.

Ernährung und Lebensstil tragen maßgeblich zur psychischen Gesundheit bei, weil sie großen Einfluss auf den Darmzustand und das Immunsystem haben. Natürlich sind unsere Gene und auch unsere Gedanken von großer Bedeutung für unsere Stimmungslage. Aber für einen Großteil unserer Angst sind tatsächlich unsere Alltagsgewohnheiten verantwortlich. Je mehr wir also tun können, um die Stressreaktion im Körper und das Entzündungsgeschehen im Darm einzudämmen, desto besser stehen die Chancen auf eine gesündere Grundstimmung. In Teil II gehen wir Strategien zur Eliminierung der unechten Angst systematisch durch, darunter die Stabilisierung des Blutzuckers, die Vermeidung unnötiger Stressreaktionen und die Heilung von Darmentzündungen.

Ein Wort zu Psychopharmaka

Eines möchte ich klarstellen: Ich bin dankbar, dass es Antidepressiva und andere Arzneimittel zur Behandlung psychischer Erkrankungen gibt. Vielen Menschen, auch einem Teil meiner Patienten, verschaffen sie dringend benötigte Erleichterung, und es gibt zweifellos Umstände, in denen Medikamente notwendig und wirksam sind. In meiner zehnjährigen Praxis habe ich allerdings gelernt, dass die Wirkung von Psychopharmaka viele Formen annehmen kann. Manche Menschen profitieren enorm davon, bei anderen lässt die Wirkung im Laufe der Zeit nach, bei wieder anderen bleibt sie völlig aus, und ein Entzug gelingt mitunter nur unter höllischen Qualen. Angesichts dieser weitreichenden Szenarien bin ich auch froh, dass unser gegenwärtiges Verständnis von Angst und die zunehmenden Belege, dass diese häufig körperlicher Natur ist, mir gestatten, meine Behandlung so anzupassen, dass ich vielen meiner Patienten über Lebensstilanpassungen zu einem besseren Gleichgewicht und mehr Wohlbefinden verhelfen kann.

Die klassische Psychiatrie steht diesem Modell noch etwas skeptisch gegenüber und behandelt Angst nach wie vor so, als wäre sie in erster Linie ein Ergebnis unserer Gedanken und eines genetisch bestimmten chemischen Ungleichgewichts im Gehirn. Damit ignoriert sie, dass Angst vielfach auf ein *physiologisches* Ungleichgewicht zurückgeht. Dummerweise können Psychopharmaka – die in der Regel auf einen einzelnen Neurotransmitter, nämlich Serotonin oder GABA abzielen – unechte Angst nicht an der Wurzel packen; bestenfalls dämpfen sie die Symptome. Unechte Angst beschreibe ich mitunter als die „Motor-prüfen-Warnleuchte" des Körpers. Eine solche Warnung sollte man nicht ignorieren oder mit Medikamenten verdecken, sondern immer nach ihrer Ursache fahnden. Außerdem habe ich festgestellt, dass eine Intervention auf körperlicher Ebene häufig schneller, weniger kostspielig und dabei jedoch wirksamer ist, falls die Angst körperliche Ursachen hat.

In Teil II werden wir uns auch Psychopharmaka und ihre komplexen Eigenschaften näher ansehen. An dieser Stelle möchte ich vorerst betonen, dass es keinen Grund gibt, Ihre persönliche Medikation zu hinterfragen, wenn diese Ihnen bislang hilft. Schätzen Sie sich glücklich und nehmen Sie Ihre Medikamente! Und falls Sie gerade einen medikamentösen Therapieversuch starten, sich umfassend informiert haben und ärztlich gut betreut werden, dann ziehen Sie das durch. Die Strategien, die in diesem Buch angesprochen werden, können angstlösende Medikamente unterstützen. Wenn ich also alternative Therapieverfahren anspreche, geht es mir um Hilfe für all jene, denen Arzneimittel bisher nicht helfen konnten. Wenn Ihre Medikation Ihnen hilft, sollten Sie dies nicht hinterfragen. Wer allerdings in die Kategorie derer fällt, bei denen Medikamente nicht anschlagen oder unerwünschte Wirkungen auftreten, oder wer seine Medikation aus anderen Gründen reduzieren oder einfach einen neuen Behandlungsansatz verfolgen will, kann sich von diesem Buch durch das breite Spektrum heute verfügbarer Behandlungsoptionen gegen Angst führen lassen.

Sie kennen Ihren Weg zur Heilung

Eine breitere Palette an Behandlungsoptionen macht Ihnen nicht weniger Angst, sondern mehr? Dann kann ich Ihnen versichern, dass Sie beruhigt sein dürfen: Ihr Körper *will,* dass es Ihnen besser geht. Dieses Buch soll Menschen auch in die Lage versetzen, besser darauf zu hören, was der Körper von ihnen fordert, um wieder friedlich und ausgeglichen zu sein.

In einem bekannten Meme sitzt ein Arzt an seinem Tisch und sagt selbstgefällig: „Verwechseln Sie Ihr Google-Wissen nicht mit meinem Medizinstudium", worauf die Patientin erwidert: „Verwechseln Sie Ihre einstündige Vorlesung zu meiner Erkrankung nicht mit all den Jahren, die ich schon mit ihr lebe." Die Psychiatrie hält lebensrettende Maßnahmen und hilfreiche Unterstützung bereit, aber der Mensch, der am meisten über seine psychische Gesundheit weiß, sind natürlich Sie selbst. Sie können sich selbst am besten heilen. Das ist eine hohe Verantwortung, aber zugleich auch eine Erleichterung.

Ich möchte Ihnen Mut machen, der Weisheit und Resilienz Ihres Körpers zu vertrauen – und Ihrer Selbsterkenntnis. Was wir als unangenehme Symptome erleben, sind oft genug Signale dafür, dass der Körper versucht, wieder in die Homöostase zurück zu gelangen, das natürliche Gleichgewicht im Körper. Anstatt dagegen anzukämpfen, sollten wir uns bemühen, wechselseitiges Verständnis und Vertrauen aufzubauen.

Einmal sprach ich mit einer Patientin über ihre jahrelangen Kämpfe mit ihrer Essstörung, und sie sagte: „Ich komme mir vor, als ginge ich mit meinem Körper zur Paarberatung." Ich finde, das ist eine passende Metapher für meine Behandlungsphilosophie, und ich hoffe, dass mein Therapieansatz – und dieses Buch – eine Art Paartherapie für Sie und Ihren Körper sein kann. Es geht um eine Beziehung, in der bei vielen von uns Kommunikation und Respekt verlorengegangen sind. Stattdessen herrschen Trotz, Frustration, Misstrauen und zahllose Missverständnisse vor. Lassen Sie uns daher einen Grundsatz der Paartherapie übernehmen: Wir müssen dem Körper zuhören, um zu verstehen, was er braucht und was wir tun können, um wieder miteinander in Einklang zu kommen. Dazu müssen wir zuerst die körperliche Angst identifizieren und behandeln, also die Emotionen, die wir spüren, weil der natürliche Zustand des Körpers durch eine unausgewogene Physiologie, zu wenig Schlaf oder Ernährungsfehler aus dem Takt geraten ist.

Erst wenn wir wissen, wie man diese unnötige Angst vermeidet, können wir uns der tiefersitzenden, echten Angst zuwenden, die dann noch übrig ist. Und weil diese Emotionen weniger leicht zu beeinflussen sind, können sie uns besser den Weg weisen und uns so führen, dass wir Erfüllung und wahren Lebenssinn finden.

KAPITEL 3

Sinnvolle Angst

Egal, wie sehr wir es zu ignorieren versuchen, unsere Seele kennt die Wahrheit und sehnt sich nach Klarheit.

Toni Morrison, Gott, hilf dem Kind *(Booker)*

Eine meiner Patientinnen, So-young, suchte mich auf, weil sie sich vor lauter Angst kaum noch bei der Arbeit konzentrieren konnte, nachts keine Ruhe fand und nicht einmal Freude an ihren Kindern hatte. Aufgewachsen war So-young als Tochter von Einwanderern aus Südkorea im New Yorker Stadtteil Queens. Ihre Eltern hatten in Amerika bei null angefangen und legten daher großen Wert auf das äußere Erscheinungsbild. Sie hatte das Gefühl, immer nur unter der Bedingung geliebt zu werden, dass sie so aussah und sich so verhielt, wie es ihnen zusagte und ihr Umfeld beeindruckte.

In ihren Zwanzigern heiratete So-young einen schwierigen Mann mit narzisstischen Zügen, der ein Spiegelbild dieser Eigenschaften ihrer Eltern war. Dadurch hatte So-young als Ehefrau und Mutter von zwei Kindern fast unablässig mit Angst zu kämpfen.

Bei unserem ersten Termin nahm sie bereits Paroxetin ein, einen selektiven Serotonin-Wiederaufnahmehemmer (SSRI). Ich hatte den Eindruck, dass sie einen Teil ihrer Angst in das Bedürfnis umleitete, andere zu beruhigen, als sei sie dafür verantwortlich, dass es allen Anwesenden gut ginge. Bei solchen Patienten muss ich gut aufpassen. Sie sind sehr angenehme Zeitgenossen, in deren Gegenwart ich meine Arbeit als ein Kinderspiel empfinden kann, aber gerade *weil* sie es gerne allen recht machen möchten, steigt für sie das Risiko, nicht in dem Maße von der Therapie profitieren zu können, wie sie es eigentlich bräuchten.

Wir fingen an, uns gründlicher mit So-youngs Vergangenheit, aber auch mit ihrer Beziehung zu ihrem Mann auseinanderzusetzen, um die Wurzeln ihrer Unruhe zu entdecken. So-young vertrat eine Meinung, die ich von vielen meiner Patientinnen und Patienten kenne: Sie glaubte, sie hätte eben eine genetische Veranlagung dafür, Angst zu entwickeln. Ihre beiden Schwestern nahmen ebenfalls Psychopharmaka, und auch ihre Mutter neigte zu Ängsten (war jedoch nicht bereit, sich behandeln zu lassen). Eine von So-youngs Schwestern hatte zu ihr gesagt: „Wir haben diesbezüglich keine Wahl. Wir werden immer Medikamente brauchen. So sind wir eben."

Zwar glaube ich auf Anhieb, dass So-youngs Familie eine genetische *Prädisposition* hat, aber ich mag die Redewendung: „Die Gene laden das Gewehr, die Umwelt betätigt den Abzug." Ich ging davon aus, dass So-young und ich die tieferen Gründe für ihre Angst identifizieren und klären könnten. Nachdem wir einige Monate miteinander gearbeitet hatten, sagte So-young, sie würde das Paroxetin gerne ausschleichen. Der Grund dafür war nicht etwa die philosophische Einsicht, dass sie ihrer Angst lieber auf den Grund gehen wollte, sondern sie hatte gemerkt, dass Paroxetin zur Gewichtszunahme führen konnte. Also wollte sie es nicht mehr nehmen. Während sie die Dosis langsam senkte, registrierte So-young, dass ihr Gefühlsspektrum breiter wurde. Ihren Worten zufolge fühlte sie sich „lebendiger", und diese unerwartete, frühe Veränderung faszinierte sie. Im Laufe der folgenden Monate beschrieb So-young ihre Ehe mit wachsender Empörung und begriff, dass das Verhalten ihres Mannes inakzeptabel war und sich wahrscheinlich nicht ändern würde. Ein Wendepunkt in der Therapie trat ein, als sie überlegte, ob sie ihren Mann verlassen und ihre Kinder allein großziehen wollte. Der Teil ihrer Persönlichkeit, der es allen recht machen wollte, wurde merklich schwächer. Sie war kein wandelnder Seismograph mehr, sondern ließ sich von ihren inneren Überzeugungen und Stärken leiten. Mich besorgte zwar, wie schwierig es in ihrer Ehe zuging, aber insgesamt betrachtete ich die Veränderungen bei So-young als ein positives Zeichen für ihr Ringen mit einem echten Problem, das in erster Linie daraus bestand, dass sie „am Steuer eingeschlafen" war, wie sie es ausdrückte, weil sie ihre Bedürfnisse oft unterdrückte und sich kleiner machte, um ihrem Mann mehr Raum zu geben. Als ihr jedoch dämmerte, dass sie ihre Medikamente in Wahrheit gebraucht hatte, um diesen Mann überhaupt ertragen zu können, beschloss sie angesichts von zwei kleinen Kindern, die Dosis lieber wieder zu erhöhen, als den harten Weg zu beschreiten.

Dennoch war die Saat ausgebracht. Etwa ein Jahr später startete So-young auf die passive Art einen weiteren Entzugsversuch, indem sie ihre Paroxetin-Verordnung einfach nicht erneuerte. (Eine Vorgehensweise, die ich ausdrücklich nicht empfehle!) Wieder hatte sie einige Zeit später das Gefühl aufzuwachen, aber dieses Mal ließ sie sich bewusst auf diesen Prozess ein. „Ich habe das Gefühl, wieder *ich* zu sein", sagte sie bei unseren Sitzungen häufig, als wäre sie überrascht und begeistert, erneut auf ihre „wahres Selbst" gestoßen zu sein. Allerdings erkannte sie auch wieder die Wahrheit über ihren Mann: Dass er eine kraftvolle, fordernde Persönlichkeit hatte und glaubte, ein Recht auf eine nachgiebige Frau zu haben. Diesmal entschied sich So-young, ihm die Stirn zu bieten und ihre Interessen zu vertreten. Sie fuhr nicht mit, wenn er mit seinen Freunden etwas plante, sondern blieb lieber zu Hause, um besser zur Ruhe zu kommen. Wenn sie keine Lust auf Sex hatte, machte sie nicht mit. Und sie plante häufiger Dinge mit ihren eigenen Freundinnen. „Was ist denn in dich gefahren?", fragte dann ihr Mann. Er rebellierte gegen ihre überraschenden neuen Grenzen, und So-young erklärte ihm, worum es ihr ging und welche Veränderungen sie sich in der Beziehung erhoffte. Allmählich und nicht ohne einige schwierige Gespräche begann ihr Mann, anders – besser! – mit ihr umzugehen und mehr auf ihre Bedürfnisse zu achten. Indem sie für sich selbst einstand und anerkannte, dass sie es wert war, respektvoller behandelt zu werden, sicherte sie sich erfolgreich eine angemessene Unterstützung durch ihren Mann. Ihr Weg verlief nicht schnurgerade, aber es lag etwas Lebensbejahendes darin, wie So-young sich mehr ausleben und zudem ihre Ehe zum Besseren verändern konnte. In ihrer Arbeit mit mir entdeckt sie immer noch Stärken und Selbstwert, die über die Erfüllung der Bedürfnisse aller anderen hinausgehen. Ihr ist klar geworden, dass sie nicht für das Glück der anderen verantwortlich ist, und sie arbeitet weiter an ihrem Selbstwertgefühl. Vor allem aber hat sie weniger Angst, obwohl sie keine Medikamente mehr einnimmt. Ich weiß nicht, ob ihre Ehe ihr nicht doch irgendwann zu eng wird, während sie sich weiterhin verändert und wächst. Was ich jedoch weiß – und was insbesondere *sie* weiß –, ist, dass sie in der Lage sein wird, sich von einem beständigen, authentischen Gefühl für ihre Bedürfnisse leiten zu lassen und von dem Bewusstsein, dass sie es wert ist, dass diese Bedürfnisse auch erfüllt werden.

Der Angst zuhören

Selbst wenn wir den Kaffee streichen und den Darm heilen lassen, bleibt ein gewisses Maß an Angst. Diese Angst speist sich aus der inhärenten Zerbrechlichkeit des Lebens, sie hat aber auch die Stärke unserer Überzeugungen zu bieten. Das heißt, wenn unser Leben nicht mit unseren Werten oder Fähigkeiten übereinstimmt, können wir Angst empfinden, aber diese Angst kann zugleich ein wichtiger Indikator dafür sein, dass wir eine Kurskorrektur brauchen. Vielleicht sehen Sie wie So-young über ein Ungleichgewicht in der Partnerschaft geflissentlich hinweg. Oder Sie haben einen Job, der in einer früheren Lebensphase gut zu Ihnen passte, doch jetzt fühlt es sich so an, als wären Sie irgendwann falsch abgebogen. Oder Sie können und wollen nicht mehr tatenlos zusehen, wie der Planet sich weiter aufheizt und die Meeresspiegel steigen. Was auch immer es ist, der Körper teilt uns dadurch mit: *Bitte, schau dir das an.* Wenn wir aufmerksam zuhören, kann die Angst uns aufzeigen, in welcher Hinsicht wir aktiv werden müssen und welchen einzigartigen Beitrag wir hier leisten können. Letztlich kann dieses nagende Gefühl sich damit in ein Gefühl der Sinnhaftigkeit verwandeln. *Das* bezeichne ich als echte Angst.

All jenen, die bei mir Rat suchen, sage ich, sie sollen diese Gefühle annehmen und nicht versuchen, sie zu unterdrücken oder ihnen aus dem Weg zu gehen. Anstatt zu fragen: *Was kann ich tun, damit die Angst aufhört?*, sollte die Frage lauten: *Was will meine Angst mir sagen?* Sich diesem unangenehmen Gefühl zu widersetzen, ist ein natürlicher Reflex, zumal unsere Kultur uns lehrt, Angst als lästig zu betrachten, etwas, das man unterdrücken und besiegen muss. Aber wenn wir das tun, fehlt uns eine wichtige Richtschnur. Wie wäre es, wenn Sie lernen könnten, Ihre Angst so lange zu tolerieren, bis Sie hören können, welche Veränderung erforderlich ist? Wie wäre es, wenn Sie die Situation, die Ihre Angst verursacht, verändern könnten? Wie wäre es, wenn Sie Ihre echte Angst nicht fürchten und bekämpfen müssten, sondern ihr bereitwillig zuhören könnten? Denn vielleicht wollen Sie eine schmerzhafte Erkenntnis nicht zulassen. Oder vielleicht haben Sie einfach noch nicht lange genug innegehalten, um sie an die Oberfläche kommen zu lassen. Aber ein Teil Ihres Selbst kennt diese ureigene Wahrheit dennoch. Die ureigene Wahrheit, wer wir sind, ist in jüngster Zeit ein gewisses Klischee geworden. Es ist so oft die Rede davon, dass der Begriff schon hohl klingt. Für unsere Zwecke definiere ich sie als einen verschütteten Instinkt, der sich als psychisches Unbehagen bemerkbar macht, wenn wir ihn zu lange ignorieren. Und dieses Unbehagen versucht, uns etwas Wichtiges mitzuteilen.

Am vernehmlichsten wird das Flüstern unserer Intuition, wenn wir ganz still werden. Irgendwann *durchbricht* es die quälenden Ängste und Dauerschleifen im Kopf. (In Teil III werden verschiedene Methoden vorgestellt, über die Sie sich mit dieser inneren Stimme verbinden können.) Wenn Sie sich mit dieser tiefsitzenden Angst vertraut machen, werden Sie diese auch bald in Ihrem Körper wahrnehmen können. Wärme oder ein Gefühl des Weitwerdens ist häufig der Versuch Ihres Körpers, *Ja* zu sagen – wie ein zustimmendes Nicken im Einklang mit dem Bauchgefühl. Wenn der Körper sich zusammenzieht, sich verspannt und unangenehm anfühlt, kann das der Versuch Ihrer Angst sein, Ihnen zu zeigen, dass sie immer noch nicht vollständig gehört wurde.

Echte Angst und Intuition werden zudem häufig als substanzieller wahrgenommen. „Meine Angst ist stark, sie ist wie ein anhaltendes Beben, ein feiner, hoher Dauerton ... sie summt." Mit diesen Worten beschrieb die Bestsellerautorin und Aktivistin Glennon Doyle einst den Unterschied zwischen ihrer Angst und ihrer Intuition. „Aber ... darunter steckt etwas, das schwerer und bodenständiger ist, etwas, das nicht bebt, sondern fest ist. Das ist das *Wissen*. Und ich bin in meinem Leben – mit 45 Jahren – jetzt an einem Zeitpunkt, an dem ich den Unterschied erkennen kann."[1] Mit anderen Worten: Obwohl echte Angst und Intuition Ihnen mitteilen mögen, dass etwas nicht stimmt, *fühlen* sie sich anders an als unechte Angst, nicht wie eine Bedrohung. Denn sie kommen von einem Ort der Klarheit und des Mitgefühls.

Wenn Sie beschließen, der echten Angst zuzuhören und ihre Botschaft zu beherzigen, kann dies ein goldener Kompass sein, um die Untiefen des Lebens zu umschiffen. Sie lassen damit mehr Wachstum, Lernen und Liebe zu. Ihre echte Angst in etwas Sinnvolleres zu verwandeln, bedeutet dabei nicht, dass das Leben automatisch leichter wird. In dem Moment, in dem die Dinge leichter werden, müssen sich viele meiner Patientinnen und Patienten schwierigeren Herausforderungen stellen. Wie So-young in ihrer Ehe erreichen sie ein neues Stadium in ihrer Entwicklung, in dem sie sich in vertrauter Umgebung plötzlich fremd fühlen. Je besser Sie lernen, Ihre echte Angst als Leitschnur zu betrachten, desto fordernder wird das Leben, weil Sie mehr erreichen. Das kann mitunter äußerst schmerzhaft sein. „Es ist, als würde ich den schützenden Panzer abstreifen, der mir bisher geholfen hat, ein gewisses Maß an Angst auszuhalten", sagte mein Patient Ethan einst zu mir, „und auf dem Weg zum Monster verliere ich meine Waffen." Ethans *Monster* war ein Kindheitstrauma, dem er sich schließlich stellen konnte, um es loszulassen. Traumatische Erfahrungen, mit denen wir uns in Teil III gründlicher auseinandersetzen werden, haben im Konzept der echten und unechten Angst insofern einen speziellen Platz inne, als sie an ihrem Schnittpunkt angesiedelt sind. Damit meine ich, dass traumatische Erlebnisse häufig im Körper gespeichert sind (wie es der Psychiater und Bestsellerautor Bessel van der Kolk in seinem Grundlagenwerk *Verkörperter Schrecken* beschreibt) und dann auch das Gehirn umprogrammieren können. Wenn es dazu kommt, verbleibt die Amygdala (der Teil des limbischen Systems, der für unsere Furchtreaktion verantwortlich ist) in einem Zustand der Übererregbarkeit und erzeugt lebenslang unverhältnismäßige Ängste. Ein Trauma kann auf diverse Ereignisse zurückgehen, von sexueller Gewalt über Kriegserlebnisse bis hin zu emotionaler Vernachlässigung durch einen Elternteil. Immer verharrt das Gehirn in hoher Alarmbereitschaft, auch wenn die Gefahr längst vorüber ist. Damit wohnt dem Trauma auch ein Aspekt der unechten Angst inne, denn das Gehirn nimmt Gefahren wahr, die real nicht existieren. Dennoch sollte ein Trauma als echte Angst behandelt werden, weil die körperlichen Veränderungen eine Anpassung an eine unsichere Welt darstellten und die Amygdala von den Betroffenen verlangt, sich erneut mit dem Trauma zu verbinden, um einen Ort zu erreichen, an dem es einigermaßen aufgelöst ist. Das Gefühl echter Angst steht wie beim Trauma fast immer in einem größeren historischen Kontext. Deshalb kann eine Angstepisode Jahrzehnte vergangener Lebenserfahrungen in sich bergen, mitunter sogar noch längere Zeiträume. Ich arbeite regelmäßig mit Menschen, die Traumata früherer Generationen aufdecken, die auch ihrem Leben einen Stempel aufgedrückt haben, und echte Angst vorfinden, die ein Nachhall der Vergangenheit ist. Die Wahrheit kann schwer auszuhalten sein. Sie kann sich schwierig und destabilisierend anfühlen. Das ist unsere Bürde als Menschen, wenn wir es wagen, *alles* zu fühlen. Es ist aber auch unsere Chance, als Individuum zu wachsen, in Einklang mit unserem Lebensziel zu leben und einander neue Wege zu eröffnen.

Echte Angst ist eine Superkraft

Aus Studien an Primaten wissen wir, dass manche Mitglieder einer Gruppe ängstlicher sind als andere. Das sind jene, die eher zurückhaltend sind und an der Peripherie der Gruppe bleiben. In den 1980er-Jahren beschloss die Zoologin Dian Fossey, die sensibleren

Mitglieder einer Schimpansengruppe aus der Gruppe zu entfernen, um zu prüfen, wie es dem Rest ergehen würde. Sechs Monate später waren alle Schimpansen tot. „Eine mögliche Erklärung war, dass die ängstlichen Schimpansen für das Überleben unverzichtbar sein könnten", schreibt Sarah Wilson, als sie in ihrem Buch *First, We Make the Beast Beautiful* dieses Experiment erklärt. „Das waren die Außenseiter, jene, die in den äußeren Bäumen schliefen, auf der Grenze und am Rand der Gemeinschaft. Da sie hypersensibel und wachsam waren, ließ das kleinste Geräusch sie hochschrecken, weshalb sie den Großteil der Nacht ohnehin wach waren. Solche Symptome bezeichnen wir als Angst, aber als unsere Vorfahren noch auf den Bäumen saßen, waren diese Mitglieder das Frühwarnsystem der Gruppe. Sie waren die ersten, die ‚Achtung, Achtung!' schrien."[2]

Wenn also jemand zu den feinfühligeren, ängstlicheren Mitgliedern der Menschheit zählt, weil das Nervensystem bei ihr oder ihm etwas früher reagiert als bei anderen, schuldet der Stamm diesem Mitglied Unterstützung und Dank, weil diese Angst in vielerlei Hinsicht zu unser aller Schutz existiert. Anstatt den Ängstlicheren von uns zu sagen: „Sei doch nicht immer so empfindlich", sollten wir ihre Botschaft würdigen. Je aufrichtiger jede und jeder von uns die eigene Angst willkommen heißt, desto mehr können wir für unsere Welt beisteuern. Echte Angst weist nicht nur uns allein den Weg, sondern ordnet uns auch einer höheren Mission zu. Unsere echte Angst kann uns an vorderste Front stellen, wo wir andere auf Gefahren aufmerksam machen, die diese noch gar nicht wahrnehmen. Und die kollektive Stimme der echten Angst schiebt uns als Gesellschaft in die richtige Richtung.

Und, ganz objektiv, die Welt muss sich verändern. Wir stecken inmitten einer notwendigen Bestandsaufnahme. Die *#MeToo*-Bewegung hat sexuelle Belästigung und Gewalt öffentlich sichtbar gemacht. Die *Black-Lives-Matter*-Bewegung hat neue, lange überfällige Dialoge über jahrhundertelange Ungerechtigkeit und Benachteiligung in Gang gebracht. Die Klimaaktivisten schreien ihre Botschaft von den Dächern, um sich Gehör zu verschaffen, ehe es zu spät ist. Es geht darum, dass wir diese Ängste nicht länger unterdrücken und pathologisieren, sondern ihre drängenden Botschaften wahrnehmen. Wir müssen auf jene hören, die ihr Ohr am Boden haben und die leise (oder gar nicht mehr so leise) Gefahr am Horizont spüren. Sie sind unsere Propheten, und vielleicht wecken sie noch alle zur rechten Zeit.

Sowohl als auch

1936 verfasste F. Scott Fitzgerald seinen Essay *The Crack-Up*. Darin schrieb er: „Der Prüfstein für eine erstrangige Intelligenz ist die Fähigkeit, zwei entgegengesetzte Ideen zugleich im Kopf zu haben und doch weiter in Funktion zu bleiben."[3] Für Angst gilt dies ebenso. Sie ist insofern ein Sowohl-als-auch-Gebilde, als dass es möglich ist, gleichzeitig konkurrierende und scheinbar widersprüchliche Angstzustände zu erleben, echte und unechte. Angst ist körperlich. Sie besteht aus Serotonin, GABA, Darmentzündung, Kortisol und einer überaktiven Amygdala. Aber Angst hat auch eine psychospirituelle Komponente, denn sie existiert an der Schnittstelle zwischen unseren psychischen und unseren spirituellen Bedürfnissen. Es geht um Entfremdung von der eigenen Lebensaufgabe, voneinander und von uns selbst. Und auch ein noch so gesunder Darm, entkoffeinierter Kaffee oder Paroxetin können solche Gefühle nicht ausschalten. Diese Form der Angst lässt sich nur durch Zuhören klären. Es ist legitim oder vielmehr optimal, sich mit beiden Formen der Angst zur gleichen Zeit zu befassen. Es gibt keinen Grund, Emotionen nur auf die eine Weise zu betrachten, und es gibt fast nie nur den einen richtigen Weg. Und wer gelernt hat, wie man unterscheidet, welche Form der Angst gerade im Spiel ist und wie man angemessen darauf reagiert, kann hoffentlich künftig leichter feststellen, wann man der Angst auf den Grund gehen muss und wann es darum geht, innezuhalten und ihre dringende Botschaft wahrzunehmen.

TEIL 2

Unechte Angst

KAPITEL 4

Die Angst des modernen Lebens

Wenn sie dir liniertes Papier geben, schreib andersherum.

Juan Ramon Jimenez

Jetzt wissen Sie, dass Angst ein physiologisches Phänomen ist, an dem Körper und Gehirn beteiligt sind. Im Körper manifestiert sich die Angst als Nebenprodukt unserer Stressreaktion und der Kaskade an Botenstoffen und Substanzen, die freigesetzt werden, sobald wir mit einer echten oder wahrgenommenen Bedrohung konfrontiert sind. Angst kann jedoch auch das Ergebnis anderer physiologischer Ungleichgewichte sein, darunter Entzündungen, Mikronährstoffmangel, ein unausgewogener Hormonspiegel oder eine beeinträchtigte GABA-Übermittlung.

Solche körperlichen Formen der Angst können sehr konstant und belastend sein, lassen sich aber auch besonders leicht verhindern und behandeln. Gewisse Ängste sind absolut *vermeidbar.* Daher stellen die nachfolgenden Kapitel verschiedene Gegenstrategien vor, deren Umsetzung Symptome unechter Angst nicht nur lindern, sondern vollständig umschiffen kann. Ich betrachte diese Interventionen als die tiefhängenden Früchte, die ich Patienten zu Beginn der Therapie vorschlage, damit es ihnen rasch besser geht und sie den

Kopf frei bekommen, um die schwierigere echte Angst anzugehen. Wir befassen uns mit möglichen Veränderungen bei den Schlafgewohnheiten, dem Nutzungsverhalten von Unterhaltungselektronik, der Ernährung und dem Gesundheitszustand von Darm, Immunsystem und Hormonen. Schlussendlich geht es um wirksame Methoden zum Stressabbau, denn dass sich im Leben immer wieder Stress anhäuft, lässt sich nicht vermeiden. Einigen meiner Patienten reichen diese Schritte vollauf aus. Ihr Leben ist grundsätzlich in Ordnung, aber sie müssen neue Gewohnheiten einüben, die ihren Körper und ihre Psyche besser unterstützen. Das sind die Menschen, bei denen es ausschließlich um unechte Angst geht und die sich relativ schnell besser fühlen.

Doch auch wer „nur" mit unechter Angst zu kämpfen hat, sollte sich bewusst machen, dass es nicht einfach ist, Veränderungen auch durchzuhalten. Man fällt sehr leicht in alte Gewohnheiten zurück. Insbesondere meine Ernährungs- und Trinkempfehlungen sind für viele eine echte Herausforderung. Andererseits haben genau diese Maßnahmen häufig die stärkste Wirkung gegen Ängste. Natürlich müssen Sie nicht alles beherzigen, was ich Ihnen hier vorschlage, schon gar nicht alles auf einmal oder in einer bestimmten Reihenfolge. Fangen Sie einfach mit dem an, was Ihnen leicht umsetzbar erscheint, und berücksichtigen Sie dabei Ihre persönlichen Lebensumstände.

Wie mühevoll das ist, dürfte individuell verschieden sein. Wenn es Ihnen – abgesehen von der Angst – körperlich gut geht und Ihr Körper normal funktioniert, gehe ich nicht davon aus, dass Sie neu kochen lernen oder Ihre Ernährung radikal umstellen müssen. Falls Sie jedoch körperliche Probleme daran hindern, Ihr Leben voll auszukosten, lohnt es sich, das körpereigene Gleichgewicht wieder herzustellen.

Jedes kleine Opfer in Sachen Ernährung wird sich mehr als auszahlen, wenn Sie danach ohne Verdauungsprobleme leben können und den Tag ohne Panikattacken überstehen. Sich im eigenen Körper wieder wohl zu fühlen, ist jede anfängliche Unannehmlichkeit wert.

Die meisten meiner Patientinnen und Patienten lassen sich irgendwo zwischen diesen zwei Polen verorten. Der Körper reagiert nicht optimal, aber es geht ihnen auch nicht akut schlecht. Vielleicht trifft das auch auf Sie zu. Bevor wir also fortfahren, sollten Sie eine kurze Bestandsaufnahme machen. Wie hoch ist der Leidensdruck? Aufwand und Opferbereitschaft sollten dem Ausmaß Ihres Leidens entsprechen. Diese Gleichung ist etwas zutiefst Persönliches, doch das Ziel ist eine insgesamt bessere Lebensqualität.

Beachten Sie bitte auch, dass *Leichtigkeit* selbst schon ein wichtiger Faktor für die Heilung ist. Über jede Mahlzeit nachzugrübeln, hilft ganz bestimmt nicht bei der Bewältigung von Angst, und gerade bei uns in Amerika ist dies angesichts des Angebots ein ziemlicher Eiertanz. Ich empfehle meinen Patienten, in Ruhe zu überlegen, welche Ernährungsoptionen sie haben und dann das Hochwertigste zu wählen, was sie sich leisten können. Sie sollen sich aber nicht wegen jeder Mahlzeit stressen oder sich Sorgen machen, was wohl passieren könnte, wenn sie unterwegs auch einmal zu Fastfood greifen. Dazu sage ich immer, und das rate ich auch Ihnen: Machen Sie es so gut wie möglich, ohne nach Perfektion zu streben. Wir leben in einem Umfeld, das es uns sehr schwer macht, uns ausgewogen zu ernähren. Das System lässt uns im Stich, und manchmal ist es nahezu unmöglich, etwas Gesundes zu essen zu bekommen, besonders, wenn man unterwegs ist. Treffen Sie also die beste Wahl aus den vorhandenen Möglichkeiten und gestatten Sie sich auch hin und wieder etwas außer der Reihe. Wenn diese Kugel Eis oder die selbstgebackenen Kekse Sie glücklich machen, zählt das mehr als der möglicherweise nachfolgende Blutzuckerabfall.

Jeder Mensch muss ein individuelles Gefühl für Stabilität entwickeln. Die perfekte Gesundheit gibt es nicht – das eigentliche Ziel besteht darin, sich gut zu fühlen und ein erfülltes Leben zu führen. Wenn der Gesundheitszustand uns daran hindert, ein erfülltes Leben zu führen, sollten wir die Ärmel hochkrempeln und uns an die Arbeit machen. Wenn jedoch das Streben nach einem gesünderen Körper Sie von einem erfüllten Leben abhält, wird es Zeit, die Zügel lockerer zu lassen. Diese Ausgewogenheit sollten wir im Hinterkopf behalten, wenn wir uns gleich mit den Aspekten befassen, die vermeidbare Angst hervorrufen können.

KAPITEL 5

Ein müdes Nervenbündel

Seit ich vor dem Schlafengehen noch ein bisschen lese,
anstatt auf Twitter herumzuscrollen,
schlafe ich nicht nur richtig gut,
sondern vermutlich besser als alle anderen.

Alex @alexgmurd

Wie wichtig ausreichend Schlaf für unser Wohlbefinden ist, weiß jeder. Aber nur wenigen ist bewusst, wie sehr das Gehirn auch darauf angewiesen ist. Der Zusammenhang zwischen Schlaf und Angst ist ein wichtiges Zwiegespräch: Angst trägt zu Schlafstörungen bei, und chronischer Schlafmangel macht uns anfälliger für Angst. Chronischer Schlafmangel betrifft knapp 40 Millionen Amerikaner (und etwa sechs Prozent der deutschen Bevölkerung, also fünf Millionen Deutsche).[1] Abgesehen von einigen wichtigen Ausnahmen wie Schichtarbeit, bestimmten Schlafstörungen und Jetlag sind die Probleme der modernen Schlaflosigkeit jedoch durchaus behebbar. Und das ist auch gut so, denn es gibt vermutlich kein wirkungsvolleres und leichter zugängliches Mittel gegen Angst als Schlaf. Schlafen ist kostenlos, fühlt sich gut an, und es *hilft*.

Es hat zwar immer noch nicht jeder begriffen, wie wichtig Schlafen ist, doch zumindest von meinen Patienten höre ich zunehmend, dass sie trotz bester Absichten einfach nicht gut schlafen. Häufig besteht das Problem darin, dass nach all den Stunden, die man mit Arbeiten, Pendeln, Kochen, Kinder versorgen, sonstigen Terminen und Erledigungen verbringt – und vielleicht einer kurzen Pause zum Ausspannen –, am Ende fürs Schlafen einfach keine acht Stunden mehr übrig sind. Und selbst wenn das Schicksal es gut mit Ihnen meint und es Ihnen gelingt, einmal rechtzeitig schlafen zu gehen, fahren die Gedanken Karussell, oder Sie wachen mitten in der Nacht auf und können dann nicht mehr einschlafen. Tatsache ist, dass Schlafmangel vielfach durch unser Umfeld und die scheinbar kleinen Entscheidungen im Tagesverlauf bedingt ist. Dabei *will* der Körper eigentlich schlafen und weiß auch, wie das geht. Wir müssen nur auf seine Hinweise achten, die richtigen Bedingungen schaffen und den Weg freimachen.

Warum ist Schlaf so wichtig?

Vom Überlebensstandpunkt aus betrachtet scheint Schlafen keine besonders gute Anpassungsleistung zu sein. Warum sollten wir uns dadurch verwundbar machen, dass wir acht Stunden ohne aktive Wahrnehmung unserer Umwelt im Dunkeln liegen, während Raubtiere um uns herumschleichen? Dass wir regelmäßig schlafen, obwohl dies in der Frühzeit der menschlichen Evolution so gefährlich war, zeigt, wie wichtig der Schlaf für uns ist. Es *muss* einen guten Grund dafür geben, dass der Körper sich regelmäßig auf diese Weise ausruhen muss, sonst würden wir uns nicht hilflos ausliefern. Längerer Schlafverzicht ist unmöglich: Schlafmangel und ständige Unterbrechungen führen zu schweren kognitiven und emotionalen Problemen, und Tiere, die wochenlang nicht schlafen dürfen, sterben am Ende an Infekten und Gewebeschäden.[2] Alle Geheimnisse des Schlafs hat die Wissenschaft noch nicht gelüftet, doch ein paar entscheidende Prozesse sind geklärt: So wissen wir beispielsweise, dass sich im Schlaf das Gedächtnis konsolidiert – wir integrieren Lernerfahrungen des abgeschlossenen Tages in bestehende Netzwerke im Gehirn, um sie im Langzeitgedächtnis zu verankern. Außerdem repariert der Körper Zellen,[3] bekämpft Infektionen[4] und füllt die Energiespeicher wieder auf.[5,6]

Zu den wichtigsten Funktionen des Schlafs gehört jedoch, dass er die Entgiftung des Gehirns ermöglicht. Denn am Ende eines langen Tages hat das Gehirn harte Arbeit geleistet. Denken erfordert viel Energie, und all diese Aktivität erzeugt Stoffwechselabbauprodukte sowie schädliche Nebenprodukte wie Beta-Amyloide und Tau-Proteine, also dieselben Ablagerungen, die auch im Gehirn von Alzheimer-Patienten zu finden sind, wenn auch in weit höherer Menge. Im Tagesverlauf sammeln sich derartige Substanzen im Gehirn an, und über Nacht werden sie vom glymphatischen System abtransportiert, einem speziellen Teil des Lymphsystems im Zentralnervensystem.[7,8,9] *Falls* wir schlafen. Bei Schlafmangel oder Schlafstörungen hat der Körper keine Chance, den Müll wegzuräumen, der sich durch die täglichen Anforderungen an die Neuronen anhäuft.

Man könnte das Gehirn mit einer kleinen Stadt vergleichen. Bei den Aktivitäten in den Häusern und Geschäften des Gehirns fällt Müll an, der sich abends in den Straßen stapelt. Doch während wir schlafen, fahren sozusagen die Müllwagen des glymphatischen Systems vorbei und sammeln alles auf. Kommen wir nicht zur Ruhe, bleibt der Abfall liegen, und wenn wir dann am nächsten Morgen unser Leben fortsetzen, blockieren die Müllberge des Vortags noch die Wege im Gehirn. Die Reaktion darauf besteht in unerklärlichen Kopfschmerzen, Schwierigkeiten, klar zu denken, einer schlechteren körperlichen Koordination, und wir sind insgesamt unausgeglichen und ängstlich. Wer je ein Neugeborenes umsorgt, in letzter Sekunde für eine Prüfung gebüffelt oder Nachtschicht gearbeitet hat, weiß, wie sich das anfühlt.

Ein häufig genannter Grund für Schlafschwierigkeiten ist Stress. Das ist bemerkenswert, weil der Neurotransmitter Norepinephrin, der entscheidend an der Stressreaktion beteiligt ist, auch bei der Aktivität des glymphatischen Systems eine Rolle spielt.[10] Das legt nahe, dass sowohl Schlafmangel als auch chronischer Stress die notwendigen Aufräumarbeiten im Gehirn beeinträchtigen können und damit möglicherweise seine Selbstreinigungskräfte stören.[11] Wenn wir mit Stress bewusster umgehen und dem Schlaf Priorität einräumen, geben wir dem glymphatischen System die Chance, das Gehirn regelmäßig von Giftmüll zu befreien. Dann beginnt der nächste Morgen mit weniger Angst, und langfristig schützen wir uns vielleicht auch vor kognitivem Abbau.

Es werde Nacht

Im „Aufsichtsrat der Evolution" ging es einst um die Frage: *Wie stellen wir es an, dass die Menschen tagsüber wach und abends müde sind?* Irgendein Mitglied des Komitees muss darauf gekommen sein, das Licht als Signal zu nehmen – wach sein, wenn die Sonne scheint, müde werden, wenn es dunkel ist. Dieser Vorschlag wurde augenblicklich angenommen und rasch in das Design der Menschheit eingebaut.

Der Plan war brillant und narrensicher zugleich – bis zur Erfindung der Elektrizität. Mit ihr nahten Glühbirnen, iPhone und Netflix, und jetzt kommt niemand mehr zur Ruhe. Der Hauptgrund für unsere Schlafschwierigkeiten ist, dass unser zirkadianer Rhythmus, die innere Uhr des Körpers, vom Licht gesteuert wird. Im modernen Leben empfängt er unablässig falsche Signale. Tagsüber sitzen wir in künstlich beleuchteten Innenräumen, wo wir nur selten die Sonne sehen, und nachts sind wir der psychedelischen Lichtershow von Fernseher, Laptop und Smartphone ausgesetzt, während draußen ohnehin eine nie dagewesene Lichtverschmutzung herrscht.

Der Prozess, über den der Körper seine innere Uhr steuert, läuft folgendermaßen: Es besteht eine Direktverbindung zwischen der Zirbeldrüse, die das Schlafhormon Melatonin abgibt, und einem Areal im Gehirn, das als *Nucleus suprachiasmaticus (SCN)* bezeichnet wird, der wiederum über den *Nervus opticus* direkt mit den Augen verbunden ist. Der SCN fungiert somit als innere Uhr, und diese registriert die Uhrzeit vor allem dadurch, dass sie unsere Umgebung nach Lichtsignalen absucht. Nur wenn unsere Augen dauerhaft Dunkelheit wahrnehmen, ist der SCN davon überzeugt, dass es auch wirklich Nacht ist, und funkt daraufhin ein „Nichts-zu-sehen-Signal" an die Zirbeldrüse, damit diese Melatonin abgibt.

Melatonin ist wie Geld – hart erarbeitet, schnell ausgegeben. Der Körper erarbeitet sich Melatonin erst dann, wenn er abends von echter, ununterbrochener Dunkelheit umschlossen wird. Aber genau daran mangelt es den meisten von uns im modernen Leben. Ein letzter Blick aufs Smartphone oder das Betätigen des Lichtschalters im Bad reichen schon aus, damit der SCN der Zirbeldrüse mitteilt: „Oh, halt, es ist doch noch nicht dunkel", und schon ist das mühsam erarbeitete Melatonin dahin. Um den zirkadianen Rhythmus zu normalisieren und gut in den Schlaf zu finden, müssen wir das Melatonin beschützen, indem wir unsere Lichtsignale gezielter einsetzen.

Dazu gehört zum einen, dass man die Augen morgens möglichst rasch hellem, natürlichem Licht aussetzt. Das setzt eine Hormonkaskade in Gang, dank derer wir tagsüber wach und nachts müde sind. Öffnen Sie also gleich nach dem Aufwachen die Jalousien oder Vorhänge. Verbringen Sie eine gewisse Zeit im Freien, und zwar ohne Sonnenbrille. Im Idealfall sind Sie vor neun Uhr draußen, ob für den schnellen Gang zum Bus oder wenigstens zwei Minuten im Vorgarten.

Nachts ist es schwieriger, Steinzeitbedingungen herzustellen, doch die Technik hat nicht nur Nachteile, sondern auch Vorteile. Mithilfe von Dimmern lässt sich die Beleuchtung nach Sonnenuntergang herunterregeln. Programmieren Sie Ihre Geräte auf Nachtmodus und installieren Sie ein Programm wie *f.lux* auf dem Computer, damit der Bildschirm nachts bernsteinfarben wird und damit den zirkadianen Rhythmus weniger beeinträchtigt. Mir ist bewusst, dass es weder einfach noch realistisch ist, blaues Licht jeden Abend aus unserer Umgebung zu verbannen, zumal ich diesen Abschnitt kurz vor 23 Uhr auf meinem Laptop schreibe. (Ich bin Mutter, arbeite Vollzeit und stehe während der aktuellen Pandemie ohne Kinderbetreuung da; das sind also wider besseres Wissen leider meine normalen Schreibzeiten.) Allerdings trage ich dabei eine Brille mit speziellen Gläsern, die das blaue Licht filtern, das mein Bildschirm abstrahlt, damit es meinen zirkadianen Rhythmus nicht stört. All jenen, die Schlafprobleme haben, empfehle ich, von Sonnenuntergang bis zur Bettzeit solche Brillen zu verwenden.

Blaues Licht ist auch der Hauptgrund, weshalb ich meine Patienten dringend ersuche, *kein Handy ins Schlafzimmer* mitzunehmen. Unsere allgegenwärtigen Smartphones geben blaues Licht ab. Damit unterdrücken sie abends die Melatoninausschüttung und stören den zirkadianen Rhythmus.[12] Außerdem übersehen wir durch das endlose Scrollen leicht den Punkt der optimalen Müdigkeit. So katapultieren wir uns am richtigen Maß der Schläfrigkeit vorbei in einen Zustand der Übermüdung, in dem der Körper Kortisol ausschüttet, was das Ein- und Durchschlafen erschwert. Und wenn das Handy auf dem Nachttisch liegt, werfen wir womöglich jedes Mal einen Blick darauf, wenn wir nachts aufwachen und verpassen dem Gehirn mit Licht aus dem blauen Spektrum einen Schock wie durch einen starken Espresso. Am besten laden Sie Ihr Gerät außerhalb des Schlafzimmers auf, selbst wenn es Ihnen unvorstellbar erscheint, das Handy aus dem Schlafzimmer zu verbannen. Probieren Sie es eine Woche lang aus, um zu prüfen, ob Sie das Handy wirklich brauchen und ob Sie so vielleicht doch besser schlafen. Wer nicht verschlafen möchte, könnte stattdessen einen guten alten Wecker nehmen.

Und wenn es darum geht, abends das Licht auszuschalten, sollte die Schlafumgebung so dunkel wie möglich sein. Vielleicht kommt eine Augenmaske in Betracht, oder Sie wählen abdunkelnde Vorhänge. Verbannen Sie jede unnötige Elektronik aus dem Schlafzimmer. Falls Sie mitten in der Nacht aufwachen, sollten Sie den Augen kein Licht gönnen. Tappen Sie lieber im Dunkeln zur Toilette, wenn es denn unbedingt sein muss. Und falls Sie ein Nachtlicht brauchen, wählen Sie eines in Orange.

Neustart in der Natur

Mein Patient Travis kämpfte jahrelang mit schwerwiegenden Schlafstörungen. Er hatte *alles* probiert: Koffeinverzicht, Brillengläser mit starkem Blaulichtfilter, Kognitive Verhaltenstherapie gegen Schlafstörungen (eine wirksame, aber anstrengende Vorgehensweise gegen Schlafstörungen, die mit gezieltem Schlafentzug arbeitet, um erholsamen Schlaf zu provozieren). Nachdem wir alle üblichen Strategien ausprobiert hatten, waren wir beide ratlos. Offenbar war es an der Zeit, ihm doch ein Schlafmittel zu verordnen. Dennoch beharrte meine Intuition darauf, dass seine Schlafstörungen etwas mit der modernen Umwelt zu tun hatten und somit durch Lebensstilveränderungen beeinflussbar sein mussten. Wir kamen nur leider nicht voran. Travis war Softwarespezialist und starrte den ganzen Tag auf seinen Bildschirm. Er wohnte in New York in einem hohen Gebäude, wo die Umgebung für reichlich Lichtverschmutzung durch Straßenbeleuchtung und Büros sorgte. Dieses Licht stahl sich durch die Ritzen seiner Verdunkelungsvorhänge. Eines Tages schlug ich ihm vor, an einem verlängerten Wochenende drei Tage zelten zu gehen.

Das wehrte Travis sofort ab, denn diese Empfehlung erschien ihm dann doch ziemlich extrem. Und ich gebe bereitwillig zu, dass es *wirklich* etwas extrem klingt, wenn einem die Psychiaterin in ihrem bequemen Bürostuhl im klimatisierten Sprechzimmer nahelegt, im Freien zu schlafen.

Dummerweise lassen unsere Gene nicht mit sich verhandeln. Da im Körper im Verlauf der Evolution ein zirkadianer Rhythmus verankert wurde, der auf Signale wie Sonne und Tageslicht sowie Mondschein und Dunkelheit bei Nacht reagiert – was im modernen Leben eher ins Gegenteil verkehrt wurde –, ist es immer nützlich, zu einer natürlicheren Lebensweise zurückzukehren. Zelten lässt solche ursprünglichen Umgebungssignale zu.

Daher ist das Schlafen im Freien wie Bionahrung. Wir müssen uns bewusst machen, dass wir nicht mehr so leben, wie die Natur es einst vorgegeben hat. Der heutige Lebensstil beruht auf unseren *Entscheidungen*. Früher war Bionahrung der *Standard* – Produkte, die chemiefrei auf gesundem Boden gewachsen waren. Auch das Leben im Zelt war *normal*: inmitten der Natur, ein Schlafplatz am Boden, tagsüber reichlich Sonne und nachts Dunkelheit. Aus der Perspektive unserer Gene fühlt sich das *moderne Leben* extrem an. Unter den Sternen zu schlafen, das ist wie nach Hause kommen.

Schließlich ging Travis zelten, wenn auch unter Protest. Und als am Abend keinerlei künstliches Licht herrschte, schlief er wie ein Baby. Dieser kleine Ausflug ist sechs Jahre her. Wir sind hin und wieder noch in Kontakt, aber er schläft weiterhin gut und hat einen neuen Rhythmus, den er so zu schätzen weiß, dass er ihn durch gelegentliche Campingausflüge unterstützt. Falls Sie also mit Schlafstörungen ringen und der Meinung sind, alles versucht zu haben – nehmen Sie Zelt und Schlafsack und fahren Sie in die freie Natur. Einem gestörten Tag-Nacht-Rhythmus helfen wir am besten, indem wir ihn unseren natürlichen Signalen aussetzen.

Schichtdienst

Fünf Jahre lang hatte ich in der Klinik regelmäßig Nachtdienst. Ich erinnere mich gut daran, wie wir am Morgen danach zum Brunch gingen und unsere übermüdeten Nerven mit Kaffee beruhigten. Kaffee und Pancakes konnten uns zwar kurzfristig aufputschen, aber später waren wir nur noch erschöpfter und ängstlicher.

Nachts zu arbeiten, verlangt dem Körper sehr viel ab. Wer regelmäßig die Nachtschicht übernimmt, hat ein höheres Risiko für verschiedene Gesundheitsprobleme wie Adipositas,[13] kardiovaskuläre Erkrankungen[14] und Brustkrebs.[15,16] Eine Theorie besagt, dass das nächtliche Kunstlicht die Melatoninausschüttung hemmt, was wiederum unsere Immunreaktion und die körpereigene Fähigkeit beeinträchtigt, Krebs schon im Entstehen zu bekämpfen. Nachts wach zu bleiben, bringt zudem das Gleichgewicht von Hormonen wie Leptin und Ghrelin durcheinander, die an der Regulierung von Appetit, Sättigung und Stoffwechsel beteiligt sind.[17] Gesundheitliche Risiken durch Nachtarbeit sind somit nicht auf die leichte Schulter zu nehmen. Wer Nachtdienste übernimmt, sollte dem Körper durch Nutzung des Tageslichts eine Chance geben, sich leichter zu regenerieren. Für grundsätzliche physiologische Prozesse ist es wichtig, den Schlaf bei Tag diszipliniert zu gestalten. Nach einer Nachtschicht sollten Sie eine Brille mit Blaulichtfilter tragen. Sie filtert die blauen Frequenzen des Sonnenlichts aus, die dem Gehirn mitteilen, dass jetzt Tag ist. Gehen Sie nach der Arbeit sofort nach Hause, dunkeln Sie das Schlafzimmer gut ab und tragen Sie im Bett eine Schlafmaske. Tun Sie Ihr Möglichstes, um Ihr Gehirn davon zu überzeugen, dass jetzt Nacht ist, damit Sie erholsamen Schlaf finden, bevor die nächste Nachtschicht beginnt.

Früher schlafen gehen: Ein Beispiel

Am College habe ich meistens von zwei Uhr früh bis zehn Uhr geschlafen. Ich dachte: *Solange ich meine acht Stunden Schlaf bekomme, ist der Rhythmus doch egal.* Mein Körper fühlte sich dabei allerdings an wie ein Wagen mit defekten Stoßdämpfern. Tatsächlich funktioniert der menschliche Körper am besten, wenn er sich an der Sonne orientieren darf.

Bei Studien an den letzten verbliebenen präindustriellen Jäger-und-Sammler-Gesellschaften unserer Welt machte die Anthropologie immer wieder eine interessante Beobachtung: diese Naturvölker gehen etwa drei Stunden nach Sonnenuntergang schlafen.[18] (Es gibt in ihren Sprachen übrigens auch kein sinngemäßes Wort für „Schlafstörungen", weil das so selten vorkommt.) Die untersuchten Gesellschaften leben über den gesamten Erdball verteilt und twittern gewiss nicht über Chronobiologie. Sie sind also unabhängig voneinander zu dieser Schlafenszeit gekommen. Das deutet darauf hin, dass der Schlafdrang drei Stunden nach Sonnenuntergang für Menschen von Natur aus optimal sein dürfte. Hierbei ist zu beachten, dass es nicht um einen festen Zeitpunkt geht, denn dieser ist je nach Jahreszeit und Breitengrad verschieden. Es könnte also im Juni um 23 Uhr Schlafenszeit sein und im Dezember um 20:30 Uhr. Wenn Sie lieber eine allgemeinere Empfehlung hätten, rate ich den meisten Menschen, für einen Großteil des Jahres zwischen 21:30 Uhr und 22:45 Uhr schlafen zu gehen.

Versäumen wir dieses Zeitfenster, weil wir noch einen Bericht fertigstellen wollen, weil wir auf einer Veranstaltung sind oder weil eine weitere Folge unserer Serie zu verlockend war, läuft im Körper die Stressreaktion an. Der Körper glaubt: *Es muss einen guten Grund dafür geben, dass ich nicht ins Bett gehe, obwohl ich müde bin. Vielleicht bin ich in Gefahr? Oder ich habe heute die Nachtwache und muss auf meinen Stamm aufpassen?* Dann schüttet der Körper Kortisol aus, das uns einen neuen Energiekick verpasst und wachsam macht, weil wir ja angesichts der ungewöhnlichen Umstände offenbar wach bleiben sollen. Das steckt hinter dem Begriff „übermüdet". Wer keine Kinder hat, denkt vielleicht: *Übermüdet ... So ein Quatsch. Man wird müde, und dann wird man noch müder.* Eltern hingegen wissen genau, was ich damit meine. Als meine Tochter zur Welt kam, lernte ich auf die harte Tour, was es bedeutet, wenn Kinder vor lauter Müdigkeit keinen Schlaf finden. Bei Müdigkeit geben Kleinkinder sehr niedliche, kleine Signale: Sie gähnen und reiben sich die Augen. Diese Situation ist allerdings weniger niedlich, als sie aussieht, denn für Eltern ist das eher ein Notfall. Angesichts eines müden Kleinkinds sollte man alles stehen und liegen lassen und dieses Kind schleunigst zu Bett bringen. Warum? Weil Kinder, die schlafen gehen, sobald sie müde genug sind, auch wirklich schlafen werden. Übersieht man dieses Fenster jedoch, folgt die Übermüdung. Und dann können Sie tun, was Sie wollen – dieses Kind wird nicht einschlafen, und als Eltern kommen Sie an diesem Tag womöglich weder zum Duschen noch zu etwas Paarzeit.

Bei übermüdeten Kindern erzeugt der Körper Kortisol, und sie drehen noch einmal richtig auf. Bei Erwachsenen passiert das ebenfalls! In vielerlei Hinsicht gleichen wir Riesenbabys, also tun Sie sich den Gefallen und registrieren Sie Ihre persönlichen Müdigkeitssignale. Schlafen Sie regelmäßig auf der Couch ein? Mir ist aufgefallen, dass ich bei Müdigkeit an meinen Augenbrauen reibe. Wenn ich das übergehe und in die Übermüdung rutsche, werde ich noch einmal richtig wach. Mir wird warm, und auf einmal verliere ich mich in den Abgründen des Internets oder räume in der Küche die Schränke um. Wenn ich dann doch endlich schlafen will, wälze ich mich unruhig hin und her, als könnte ich spüren, wie mein erschöpfter Körper mit dem Kortisol ringt, das durch meine Adern strömt.

Wenn Sie also merken, dass Sie müde sind, lassen Sie alles liegen und stehen und kuscheln Sie sich ins Bett, ehe es zu spät ist. Wer eine einfachere Richtschnur braucht, bitte sehr: Früher schlafen gehen.

Zeit für mich, nicht für den Bildschirm

Kommt es Ihnen so vor, als sei die letzte Dreiviertelstunde, in der Sie abends mit dem Smartphone herumspielen, die einzige „Zeit für mich selbst" oder die einzige Chance herunterzufahren? Das geht nicht nur Ihnen so. Viele meiner Patienten und Patientinnen aller Altersgruppen und Lebensumstände empfinden ähnlich. Auf Chinesisch gibt es einen Begriff für dieses Verhalten, 報復性熬夜, der sich ungefähr als „die Rache der Schlafprokrastination" übersetzen ließe. So etwas kommt leicht vor, wenn „Menschen, die nicht viel Kontrolle über ihren Alltag haben, länger aufbleiben wollen, um am späten Abend noch ein gewisses Gefühl der Freiheit zu genießen."[19] Dieses scharfsinnige Konzept beinhaltet bereits die Lösung, weil es verdeutlicht, wie wichtig es ist, im Tagesverlauf ein anderes Zeitfenster dafür zu finden, das nicht den Schlaf torpediert. Wie können wir unseren Tag also so strukturieren, dass wir nicht abends dagegen rebellieren müssen? Da wir unsere kapitalistische Gesellschaft kaum grundlegend verändern können, schlage ich Betroffenen verschiedene Möglichkeiten vor, Druck aus dem Tag zu nehmen, zum Beispiel: Morgens etwas Zeit zum stillen Nachdenken reservieren, nicht jede Einladung annehmen oder nach dem Mittagessen 20 Minuten spazieren gehen.

Ernährung und Schlaf: Nächtlicher Heißhunger

Viele meiner Patienten berichten, dass sie zwar einschlafen können, aber nachts nicht durchschlafen. Es gibt viele Gründe dafür, nachts aufzuwachen. Nicht selten liegt das eigentliche Problem in Blutzuckerschwankungen.

Schlafen ist für die meisten Menschen der längste Zeitraum zwischen zwei Mahlzeiten. Dieses Fasten ist zwar wichtig für die Zellreparatur und als Ruhepause für den Verdauungstrakt, aber unser Blutzucker unterliegt nachts ähnlichen Schwankungen wie im Tagesverlauf. Kennen Sie das Zuckertief nachmittags um drei Uhr? Sie reagieren reizbar und aufbrausend und brauchen etwas Süßes.

Das könnte auch nachts um drei dahinterstecken, wenn unsere Gedanken kreisen und wir nicht mehr zur Ruhe kommen. Häufig steckt ein nächtlicher Blutzuckerabfall dahinter, dem der Körper mit einer Stressreaktion begegnet. In allen vier Schlafstadien, zu denen die drei immer tieferen Stadien des Non-REM-Schlafs (ohne schnelle Augenbewegungen) und der REM-Schlaf gehören (mit schnellen Augenbewegungen, während wir träumen), lässt die Stressreaktion uns flacher schlafen. Der Tiefschlaf entfällt, und wir schrecken leichter hoch. Die Lösung ist ein stabilerer Blutzucker in der Nacht. Aber wie können wir das erreichen ohne nächtlichen Gang zum Kühlschrank? Vorbeugend können Sie sich grundsätzlich blutzuckerstabilisierend ernähren oder den Körper mit intermittierendem Fasten darauf einstellen. Mein persönlicher Trick lautet: Stellen Sie ein Glas Mandelmus oder Kokosöl ans Bett und essen Sie kurz vor dem abendlichen Zähneputzen einen Löffel davon. Sollten Sie mitten in der Nacht unruhig und ängstlich aufwachen, nehmen Sie sich mit dem bereitliegenden Löffel eine weitere Portion. Das Fett und die Proteine werden langsam verdaut und weben damit ein stabiles Netz, um ohne Stress durch Blutzuckerabfall durch die Nacht zu kommen.

Espresso am Abend

Viele Menschen hängen im Teufelskreislauf ihrer Koffeinsucht fest. Morgens wachen wir erschöpft auf und lechzen nach der ersten Tasse. Wenn wir nachmittags abbauen, trinken wir wieder eine. Und nachts finden wir keinen Schlaf. Am nächsten Morgen beginnt das Spielchen von Neuem. Ich kenne dieses Ritual nur zu gut, auch das Gefühl, wenn das Gehirn sich wie ein Auto anfühlt, das nicht starten mag, und duftender Kaffee als die einzige Rettung erscheint. Allerdings handelt es sich bei diesem Gefühl vermutlich um Koffeinentzug. Wir haben den Körper physiologisch darauf konditioniert, morgens Koffein zu *brauchen*. Fehlt dieser Stoff, verweigert er uns den Dienst.

Vielleicht reagieren Sie gerade skeptisch. Diese eine harmlose Tasse Kaffee am Morgen kann doch wohl nicht 15 Stunden später noch den Schlaf beeinträchtigen? Doch die meisten Menschen unterschätzen, wie lange Koffein im Körper verbleibt. Erinnern Sie sich an das Konzept der Halbwertszeit? Koffein hat eine durchschnittliche Halbwertszeit von etwa fünf Stunden,[20] der Körper braucht also ungefähr fünf Stunden, um die Hälfte des Koffeins zu verstoffwechseln, das Sie morgens zu sich genommen haben. Für die nächste Hälfte braucht er weitere fünf Stunden und so weiter. Das bedeutet, dass ein bisschen von dem Käffchen um neun Uhr früh auch in der folgenden Nacht noch in Ihrem Gehirn herumschwirrt und dass die Tasse Kaffee am Nachmittag um 15:30 Uhr einer halben Tasse Kaffee um 20:30 Uhr entspricht. Die meisten Menschen, die schlecht schlafen, würden abends kein Koffein mehr zu sich nehmen, doch was sie tagsüber trinken, hat die gleiche Wirkung. Da bereits kleine Mengen Koffein den Schlaf beeinträchtigen können, sollten Sie sich beim Kaffeekonsum auf die frühen Morgenstunden beschränken und die Koffeinmenge insgesamt reduzieren. Ob die scheinbar harmlose Tasse Kaffee am Morgen, der angesagte Matcha-Grüntee am Nachmittag (bei dem es sich letztlich um einen instagramkompatiblen Superwachmacher handelt) oder die Cola Light am Abend – all das hat Einfluss auf Ihren Schlaf *und* auf Ihre Angst. In Kapitel 7 wird es um die Frage gehen, wie ein realistischer Koffeinentzug ablaufen kann.

Das persönliche Schlafmaß

Ich höre oft die Frage: „Was ist denn die richtige Schlafmenge?“ Vielen ist die Vorstellung vertraut, dass Menschen zwischen sieben und neun Stunden Schlaf benötigen. In seinem Buch *Wie wir ticken* beschreibt der deutsche Chronobiologe Till Roenneberg, dass der menschliche Schlafbedarf in seiner Verteilung einer Glockenkurve folgt: 95 Prozent der Bevölkerung brauchen sieben bis neun Stunden Schlaf.[21] Nur ein sehr geringer Anteil funktioniert auch mit weniger als sieben Stunden normal,[22,23,24] wobei ich schätze, dass etwa die Hälfte meiner lieben New Yorker Mitbürger nicht regelmäßig auf sieben Stunden kommt.

Sie sind fest entschlossen, sich ausreichend Schlaf zu gönnen? Nun, leider ist es nicht so, als säßen wir im Restaurant und könnten die Anzahl der benötigten Schlafstunden aus der Karte wählen: *Mal sehen, zur Auswahl stehen sieben, acht oder neun Stunden Schlaf. Hmmm ... Ich hätte dann gern die sieben.* Wieviel Schlaf ein Körper braucht, ist nicht verhandelbar. Unser Schlafbedarf ist angeboren und so individuell wie unsere Schuhgröße. Das bedeutet, dass der Körper eine bestimmte Menge von soundso viel Stunden braucht. Bei Größe 7 kommen Sie mit sieben Stunden bestens klar. Bei Größe 9 sind sieben Stunden leider zu wenig. Stellen Sie sich vor, Sie hätten Schuhgröße 9 und müssten den ganzen Tag in Schuhen der Größe 7 herumlaufen. Das wäre ziemlich schmerzhaft, nicht wahr? Es geht also darum, den individuellen Schlafbedarf zu kennen und vehement zu verteidigen. Wenn Sie nicht sicher sind, wie viel Schlaf Ihr Körper braucht, müssen Sie sich vielleicht einige Wochen Zeit nehmen, in denen Sie Ihre Schlafschulden ausgleichen und ohne Wecker aufwachen dürfen. Sobald Sie insgesamt ausgeschlafen sind und von alleine aufwachen, können Sie beobachten, wie viel Schlaf Ihr Körper sich nimmt. Dabei wird die Schlafdauer variieren, denn sie wird auch von Faktoren wie Krankheit, Stress und intensivem Training beeinflusst. Dennoch ist so ein Test ein guter Anhaltspunkt, um die Bedürfnisse des Körpers wahrzunehmen und sozusagen Nacht für Nacht die passenden Schuhe zu tragen.

Ein Hinweis an meine Freunde mit Größe 9: Ja, es fühlt sich so an, als hätten all jene mit Größe 7 oder 8 mehr vom Leben, weil sie weniger Schlaf brauchen. Schließen Sie Frieden mit der Tatsache, dass Sie neun Stunden brauchen, und gönnen Sie sich diese Zeit, um Ihren Akku neu zu laden. Schlaf ist keine Zeitverschwendung, sondern Gold wert. Anstatt dem Körper zu grollen, sollten wir ihn dafür achten, dass er weiß, welchen Stellenwert Schlaf im Leben hat. Je eher Sie anerkennen, dass Ihr Schlafbedarf bei neun Stunden liegt, desto schneller werden Sie gesundheitlich – und in Bezug auf Ihre Angst – ein neues Gleichgewicht und echte Ruhe finden.

Mittelschlaf

Wer mitten in der Nacht aufwacht, setzt sich nicht selten deswegen unter Druck – wir schauen immer wieder auf die Uhr und haben Angst davor, am nächsten Tag unausgeschlafen zu sein. Ein kurzes Wachwerden in der Nacht ist jedoch in vielen Fällen ein normales physiologisches Geschehen im Rahmen des „Mittelschlafs". Dabei handelt es sich um eine Pause zwischen zwei Schlafphasen. Der Mittelschlaf ist also normal, doch wenn man das Gehirn mitten in der Nacht mit Licht aus dem blauen Spektrum konfrontiert, kann dies den zirkadianen Rhythmus stören, die Melatoninausschüttung unterdrücken und das Wiedereinschlafen erschweren. Wenn Sie also das nächste Mal nachts aufwachen, überlegen Sie kurz, ob dies nicht die Pause zwischen zwei vierstündigen Schlafblöcken sein könnte. Machen Sie sich keinen Stress, sondern schützen Sie sich vor blauem Licht (nicht auf das Smartphone sehen!) und genießen Sie ohne Druck die Zeit, bis Sie wieder einschlafen. In aller Regel werden Sie innerhalb von 15 bis 60 Minuten wieder schläfrig. Meistens sind es die Angst vor dem Wachliegen und das ständige Auf-die-Uhr-sehen, die eine Stressreaktion auslösen, welche wiederum jede Hoffnung auf entspanntes Einschlafen zunichtemacht. Bleiben Sie einfach mit geschlossenen Augen im Dunkeln liegen und vertrauen Sie darauf, dass es sich um eine normale Wachphase zwischen zwei Schlafphasen handelt. So schlafen Sie im Handumdrehen wieder ein. Das fundamentale Paradox der Schlafhygiene ist, dass Schlaf für die körperliche und psychische Gesundheit zwar unverzichtbar ist, dass man aber leichter einschläft, wenn man nicht zu viel darüber nachdenkt. Wir müssen uns nicht nur klar machen, dass es wichtig ist, genug Schlaf zu bekommen, sondern auch, dass eine schlechte Nacht kein Weltuntergang ist.

Kann man auch zu viel schlafen?

Meine Meinung dazu lautet: Nein.

Der Körper holt sich den Schlaf, den er braucht. Ein hoher Schlafbedarf *kann* jedoch auf ganz andere Probleme hindeuten. Bei „zu viel Schlaf" beobachte ich einige häufige Szenarien.

1. Am häufigsten gilt: Der Körper hat recht, die Gesellschaft irrt sich.

   - Vielleicht brauchen Sie lediglich viel Schlaf, aber unsere produktivitätsbesessene Gesellschaft redet uns ein, dass das falsch sei. Ein Neun-Stunden-Schlaf-Mensch (und dazu zählen viele meiner Angstpatienten) entwickelt vielleicht Zweifel und fragt sich, ob mit ihm etwas nicht stimmt. Dabei ist alles in bester Ordnung. Bei solchen Menschen könnten weniger als neun Stunden Schlaf zu ihrer Angst beitragen.

2. Bestimmte Grunderkrankungen können den Schlafbedarf erhöhen (und unabhängig davon zu mehr Angst beitragen).[25] Beispiele hierfür sind:

   - Schilddrüsenunterfunktion
   - Depressionen (wobei sowohl die Depression als auch der erhöhte Schlafbedarf unabhängig voneinander entzündungsbedingt sein können – mehr dazu in Kapitel 8)
   - Chronische Infektionen (z. B. durch das Epstein-Barr-Virus oder bei Lyme-Borreliose)
   - Langzeitsymptomatik nach COVID-19 (Post-COVID-Syndrom)
   - Unerwünschte Arzneimittelwirkungen (z. B. beim Einsatz atypischer Antipsychotika wie Aripiprazol)

Wenn einer dieser Punkte auf Sie zutrifft, muss die eigentliche Ursache behandelt werden, damit der Schlafbedarf wieder ins Lot kommt. Falls Sie jedoch lediglich zur Neun-Stunden-Fraktion gehören, dann holen Sie sich Ihre neun Stunden.

Lösungsansatz: Einschlafrituale

Wenn Sie alle bisher genannten Ansätze ausprobiert haben, aber immer noch Schlafprobleme haben, gibt es weitere unkomplizierte Methoden, die Ihnen helfen könnten. Zum Beispiel können Sie vor dem Schlafengehen noch eine To-do-Liste schreiben. Damit sind die wichtigen Punkte auf einem Stück Papier festgehalten, und Ihr Geist kann zur Ruhe kommen und entspannen.[26] Hilfreich sind auch Atemübungen und progressive Muskelentspannung, bei der die wichtigsten Muskeln im Körper im Wechsel angespannt und entspannt werden. Beachten Sie bitte auch, dass Angst bei Nacht stark davon beeinflusst wird, wie gut wir tagsüber mit Stress fertig werden. Je mehr Entspannungsphasen wir tagsüber einbauen können, desto ruhiger sind wir in der Nacht. In dieser Hinsicht trägt jeder umgesetzte Vorschlag zur Angstreduktion aus diesem Buch auch zu besserem Schlaf bei.

Ergänzend gibt es einige unbedenkliche Schlafmittel, mit denen Sie experimentieren könnten:

Magnesiumglycinat: Magnesium ist an über 600 biochemischen Reaktionen im Körper beteiligt, und eine ergänzende Einnahme kann bei Schlafstörungen, Angst[27], Depression[28], Migräne[29], Menstruationskrämpfen[30], Verspannungen und Muskelkrämpfen sowie vielen anderen Gesundheitsproblemen helfen. Die meisten Menschen haben einen Magnesiummangel, weil unsere Ackerböden zu wenig Mineralstoffe enthalten. Wenn Ihre frisch geerntete Nahrung aus mineralreicher Vulkanerde stammt, kann der Magnesiumspiegel intakt sein. Wer sich jedoch auf die häufig ausgelaugten Böden einer industriellen Landwirtschaft ohne geeignete Fruchtfolge verlassen muss, profitiert wahrscheinlich von einer ergänzenden Einnahme. Neben Schlafstörungen und Angst gibt es weitere Symptome, die auf Magnesiummangel hinweisen können, darunter Kopfschmerzen, Fatigue und Muskelkrämpfe.

Ich empfehle fast allen eine ergänzende Einnahme von 100 bis 800 Milligramm Magnesiumglycinat vor dem Schlafengehen. Falls es zu Durchfällen kommt, sollten Sie die Dosis senken. Wenn Sie Magnesium nicht als Tablette oder Kapsel einnehmen wollen, bietet sich ein entspannendes Bad mit Bittersalz (Magnesiumsulfat) an. Dunkle Schokolade, Kürbiskerne, grünes Blattgemüse, Avocados, Bananen und Mandeln sind reich an Magnesium. Ich nehme mein Magnesium zeitweise ein, mache aber auch gelegentlich ein Vollbad mit Bittersalz.

Gewichtsdecken und Kühldecken: Mit den Jahren haben viele meiner Patienten von einer Gewichtsdecke profitiert und festgestellt, dass diese ihr Nervensystem beruhigt. Stellen Sie sich eine solche Decke wie eine Umarmung vor oder wie die Sicherheit, die das Pucken dem Baby vermittelt. Erste Ergebnisse weisen darauf hin, dass diese Decken bei Angst und Schlafstörungen hilfreich sind.[31]

Für andere sind Kühldecken der entscheidende Faktor. Die ideale Schlafumgebung für Menschen ist relativ kühl, im Idealfall um die 18 Grad Celsius.[32] Das liegt vermutlich daran, dass die Kühle dem Temperaturabfall ähnelt, der in einer natürlichen Umgebung nach Sonnenuntergang stattfindet und zu den Signalen für die Schlafhormonkaskade gehört. Wenn Sie wissen, dass Ihnen nachts leicht zu warm wird, können Sie eine entsprechende elektrische Decke so programmieren, dass diese das Bett zum Einschlafen anwärmt, aber dann über Nacht kühlt, um besseren Tiefschlaf zu gewährleisten.

Schlaftracker: Der große Vorteil von Schlaftrackern ist, dass sie Menschen dazu bringen, ihrem Schlaf Priorität einzuräumen und selbst zu erkennen, dass Dinge wie Alkohol, spätes Schlafengehen oder lange Bildschirmzeit am Abend *objektiv* die Schlafqualität beeinträchtigen – sie wird messbar schlechter. Studien zufolge erleichtert Alkohol in jeglicher Menge zwar durchaus das Einschlafen, erhöht aber zugleich die Wahrscheinlichkeit, in der zweiten Nachthälfte wieder aufzuwachen.[33] Die Faktenlage ist klar, aber wenn Sie ein wenig technischen Schnickschnack brauchen, um sich davon zu überzeugen, dass Alkohol auch Ihren Schlaf beeinträchtigt, nur zu!

Melatonin: Melatonin ist kein Schlafmittel, sondern eine Substanz, die dem Körper die Tageszeit mitteilt.[34,35] Deshalb profitieren so viele Menschen von einer Einnahme, denn Melatonin wirkt den verwirrenden Lichtsignalen des modernen Lebens entgegen. Sie dürfen mich gerne als altmodisch bezeichnen, aber ich bevorzuge es, dem Körper die tatsächliche Tageszeit zu vermitteln, also alles zu nutzen, was in diesem Kapitel vorgestellt wurde. Dazu gehören vor allem strategische Entscheidungen zur Lichtexposition am Morgen und am Abend. So kann der Körper eigenständig Melatonin erzeugen. Ich neige zu der Annahme, dass eine Substanz in Pillenform nie so gut ist, wie wenn der Körper diese Substanz als Reaktion auf die richtigen Reize selbstgesteuert zum exakt richtigen Zeitpunkt und in genau der richtigen Menge abgibt. Sie können also gerne Melatonin gegen den Jetlag einwerfen, aber ansonsten sollte der Körper abends Dunkelheit wahrnehmen dürfen und den erholsamen Tiefschlaf genießen, den sein eigenes Melatonin einleitet.

KAPITEL 6

Die digitalisierte Gesellschaft

Technik ist bekanntlich eine sonderbare Angelegenheit. Mit einer Hand beschenkt sie uns großzügig, mit der anderen sticht sie uns in den Rücken.

Charles Percy Snow

Wir können tagtäglich über Messenger-Dienste, Zoom, Direktnachrichten, Fortnite oder FaceTime kommunizieren. All dies vermittelt zwar die Illusion vielfältiger sozialer Interaktion, aber nichts davon stillt das menschliche Grundbedürfnis nach Verbundenheit. Ohne anderen Menschen im realen Leben mit allen Sinnen zu begegnen – mit Geräuschen, Gerüchen und Berührungen – und ohne das gemeinsame Erleben unserer Umgebung, stillen auch noch so viele Interaktionen über den Bildschirm nicht einmal ansatzweise unser Bedürfnis nach Gemeinschaft. Wir Menschen sind soziale Wesen, und selbst sehr introvertierte Personen können auf persönliche Bindungen nicht verzichten. Wenn wir unser Gemeinschaftsgefühl in erster Linie über Bildschirme nähren, fühlen wir uns mit der Zeit eher abgekoppelt und ängstlich als unterstützt. Neuere Studien ergaben, dass die Nutzung von sozialen Medien mit höheren Raten für Depression und Angst einhergeht.[1] Eine Untersuchung kam zu dem Ergebnis, dass schon 20 Minuten auf Facebook pro Tag die

Stimmung beeinträchtigt.[2] Andere Arbeiten zeigen, dass eine Reduzierung der Zeit, in der wir uns durch die sozialen Medien klicken, das Wohlbefinden erhöhen kann.[3]

Schon vor der COVID-19-Pandemie wiesen Fachleute aus dem öffentlichen Gesundheitswesen auf die „Einsamkeitsepidemie" in den Vereinigten Staaten hin, die darauf beruht, dass alle nach Hause fahren und sich dort vor den Bildschirm setzen. Laut einem Bericht der Krankenversicherung Cigna vom Januar 2020 empfanden damals rund 60 Prozent der erwachsenen Amerikaner eine gewisse Einsamkeit.[4] Soziale Isolierung und verstärkter Einsatz von Technik beeinträchtigt Menschen aller Altersgruppen, scheint sich aber auf Angehörige der Generation Z, denen das Handy schon die Rassel ersetzte, besonders negativ auszuwirken.[5] Laut einer Studie aus dem Jahr 2019 unter der Leitung der Psychologin Jean Twenge, PhD, sind Depressionen und Angst unter Jugendlichen und jungen Erwachsenen heute stärker verbreitet als noch vor einer Generation.[6] Twenge geht davon aus, dass dieser Anstieg psychischer Schwierigkeiten teilweise auf der unablässigen Nutzung von Smartphone und sozialen Medien beruht. So tummelte sich 2009 beispielsweise etwa die Hälfte der High-School-Abschlussjahrgänge täglich in den sozialen Medien; heute liegt diese Anzahl eher bei 85 Prozent.[7] Und Studien zufolge steigt das Risiko für psychische Probleme mit der Social-Media-Zeit.[8] Am stärksten betroffen sind davon offenbar junge Frauen, wie Greg Lukianoff und Jonathan Haidt in ihrem Buch *The Coddling of the American Mind* aufzeigen, „weil soziale Vergleiche (besonders digital nachbearbeitete Schönheit), Signale der Ausgrenzung und Beziehungsaggressionen eine besonders negative Wirkung auf sie haben."[9] All dies geschieht in den sozialen Medien häufiger als im echten Leben.[10]

Inzwischen gibt es sogar Belege dafür, dass persönliche Begegnungen – zum Beispiel mit Freunden, Arbeitskollegen, in der Nachbarschaft und in Selbsthilfegruppen oder Vereinen – Depressionen und Angst lindern können.[11] Eine Studie aus Neuseeland aus dem Jahr 2017 zeigt auf, dass soziale Einbindung ein stärkerer und konsistenterer Indikator für psychische Gesundheit ist als umgekehrt.

Wir isolieren uns also nicht einfach, weil wir psychisch angeschlagen sind, sondern häufig geht die Isolation der psychischen Erkrankung voraus und scheint die seelische Gesundheit zu beeinträchtigen. Obendrein können soziale Bindungen für eine angeschlagene Psyche sogar heilsam sein.[12] In Teil III sehen wir uns Strategien an, mit denen wir das Leben wieder mit mehr Gemeinschaft bereichern können.

Ständig verfügbar

Diejenigen unter uns, die Wissensarbeit leisten – also am Computer oder gar am Smartphone arbeiten –, möchte ich daran erinnern, dass uns Technologie und Digitalisierung die Angst der ständigen Verfügbarkeit eingebrockt hat. Wer einen Bus fährt, im OP-Saal die Narkose einleitet oder einen Cocktail schüttelt, weiß körperlich und geistig, dass die Arbeit endet, wenn man den Arbeitsplatz verlässt. Viele andere jedoch tragen ihren Job buchstäblich in Form des Diensthandys überall mit sich herum. Der Druck, rund um die Uhr erreichbar zu sein, überwiegt bei Weitem die Vorteile des technischen Fortschritts. Die Pandemie hat diese Entwicklung noch verstärkt, indem viel Arbeit nach Hause verlagert wurde, was in manchen Unternehmen als neue Normalität gefeiert wird. Ohne Rückmeldung durch greifbare, persönliche Begegnungen mit Vorgesetzten, Kolleginnen und Kollegen haben manche Menschen allerdings das Gefühl, ihren Job über ständige Online-Verfügbarkeit anzeigen lassen zu müssen. Das grün leuchtende Symbol der Anwesenheit ersetzt die Wegezeit durch noch mehr Arbeitszeit und verlängert den Arbeitstag um mehrere Stunden.

Technisch gibt es kein Zurück. Deshalb liegt es in unserer persönlichen Verantwortung, die Arbeitszeit bewusst zu begrenzen. Soziale Medien und Smartphones sind noch immer so neu, dass sich ein vernünftiger Umgang damit nicht vollständig etabliert hat. Einmal hörte ich einen passenden Vergleich – als würden wir Auto fahren, aber der Sicherheitsgurt sei noch nicht erfunden. Für die breite Masse geht es bei der neuen Grenzenlosigkeit nicht darum, sich aus allem auszuklinken und das Handy zu entsorgen, sondern wir sollten innehalten, unserer Angst zuhören, darüber nachdenken, was sie uns sagen will, und der Technik neue Grenzen setzen. Damit liegt die Verantwortung bei uns selbst – wer weniger technikvermittelte Angst verspüren will, muss eigene Sicherheitsgurte erfinden. Damit meine ich folgende Maßnahmen: handyfreie Zeiten tagsüber, kein Telefon auf dem Esstisch und abends nicht im Schlafzimmer. Widerstehen Sie dem Impuls, auf jedes Ping und jede Nachricht gleich zu reagieren. Zugleich muss die Gesellschaft anerkennen, dass auch bei den Beschäftigten die Grenzen der Energie zu respektieren sind. Manche Firmen haben bereits kreative Lösungen gefunden, die den wirtschaftlichen Erfolg sicherstellen, ohne dass die Beschäftigten ausbrennen. Beispiele sind „unterbrechungsfreie Dienstage", „kein Meeting am Mittwoch" oder Vier-Tage-Wochen. All dies erhöht letztlich die Arbeitsmoral und mindert sowohl die Burnout-Gefahr als auch die Fluktuation am Arbeitsplatz. Es wäre für alle von Vorteil, wenn mehr Firmen solche Initiativen vorantreiben.

Soziale Medien: Sichtbarkeit ist ein Bedürfnis

Ohne die Anbindung an eine Gemeinschaft, die Menschen früher oft in ihrer Gemeinde, im Dorf oder der räumlich näher zusammenlebenden Großfamilie fanden, steigt unser Bedürfnis, angesichts der Strapazen und Sorgen des Lebens wahrgenommen zu werden. Inzwischen fühlt man sich zu Hause fast schon „verwahrt". Die Online-Besprechung wird zum sozialen Hauptereignis, mehr Kontakt bekommen wir nicht. Parallel dazu haben sich die sozialen Medien zum Dorfersatz entwickelt. Ob ein Kind geboren wird, ob wir Urlaub machen oder ob wir einen Kaffee mit Schaumhäubchen kaufen, prompt posten wir ein Beweisfoto und fühlen uns wahrgenommen. Millenials bündeln dieses Phänomen in dem Satz: „Pics or it didn't happen." („Zeig mir ein Bild, sonst glaube ich dir nicht.") Indem wir anderen gestatten, an unseren Erlebnissen und Meilensteinen teilzuhaben, verstärken wir nicht nur das Gefühl, dass es wirklich passiert ist, sondern auch, dass wir zählen. Andererseits ist die Beobachtung durch das nicht physisch greifbare Dorf nicht vollständig befriedigend. Die Erfahrung ähnelt der Wirkung von künstlichen Süßungsmitteln auf das Gehirn. Wir glauben, wir hätten etwas Süßes zu uns genommen, bis der Nachgeschmack uns klar macht, dass wir unser Gehirn nur chemisch ausgetrickst haben. Digitale Communities sind nur ein schaler Ersatz für persönliche Begegnungen, und tief in unserem Inneren wissen wir das auch.

Als soziale Wesen sind Menschen dazu geschaffen, persönliche Beziehungen zu anderen aufzubauen. Diese Eigenschaft ist evolutionär verankert. Unsere Vorfahren waren weder die schnellsten noch die stärksten Lebewesen in der Savanne. Manchen Hypothesen zufolge war es die Kooperationsfähigkeit, die den Siegeszug unserer Spezies bedingt hat. Und diese Kooperationsfähigkeit geht mit einem angeborenen Bedürfnis nach Bindung einher. Gemeinschaft ist biologisch ein solcher Imperativ, dass sozialer Ausschluss im Gehirn als körperlicher Schmerz registriert wird. In seinem Buch *Social. Why Our Brains Are Wired to Connect* deutet der Sozialpsychologe Matthew D. Lieberman von der University of California, Los Angeles, dieses Bedürfnis als evolutionäre Anpassungsleistung, die einst Überleben und Fortpflanzung erleichtert hat. „Der Schmerz über soziale Verluste und die Art und Weise, wie uns das Lachen anderer beeinflussen kann, sind keine Zufälle“, schreibt Lieberman. „Soweit wir die Evolution für das Design des modernen Gehirns verantwortlich machen können, ist das menschliche Gehirn genau darauf optimiert: mit anderen in Kontakt zu treten und zu interagieren. Das ist kein Fehler im Design, sondern Absicht. Dank derartiger sozialer Anpassungsreaktionen wurden wir zur erfolgreichsten Spezies dieser Erde.“[13] Doch während die sozialen Medien scheinbar die Isolierung der modernen Lebensweise ausgleichen, errichten sie neue Mauern um uns herum. Die Zeit, die wir am Handy oder am Computer verbringen, hat ihren Preis, denn sie frisst die Zeit, die wir sonst mit persönlicher Interaktion füllen könnten. Letztlich behindert das Online-Leben unsere Fähigkeit, echte Verbindungen aufzubauen. Unsere Bedürfnisse werden nicht befriedigt und wir bleiben ängstlich.

Position der Angst

Schon der starre Blick auf den Bildschirm kann dem Gehirn vermitteln, dass wir Angst haben. Die Position, die wir bei unseren langen Stunden vor dem Computer einnehmen (oder wenn wir aufs Handy blicken), schränkt die Blutzufuhr zum Gehirn ein[14] und führt zu Verspannungen in wichtigen Muskelgruppen von Hals, oberem Rücken und Kiefer, die allesamt mit dem sympathischen Nervensystem verbunden sind. Auch die starre Position der Augen bei der Bildschirmarbeit sowie die Anspannung in Kiefer und Trapezius signalisieren dem Gehirn, dass wir uns in einer stressigen Situation befinden, ob das nun stimmt oder nicht. Ein völlig entspanntes Videogespräch kann körperlich mehr Angst provozieren, als uns bewusst ist. Wenn wir auf den Bildschirm blicken, weiten sich unsere Augen zeitweise ähnlich wie bei akuter Furcht. Achten Sie daher bei der Arbeit am PC oder der Nutzung des Smartphones auf eine anatomische Nackenhaltung und einen entspannten Blick. Spüren Sie, wie die Muskelspannung ansteigt, sobald der Hals sich vorschiebt? Sind Ihre Augen angestrengt? In diesem Fall sollten Sie ergonomischere Arbeitsbedingungen schaffen und regelmäßig Pausen zur Entlastung der Augen einlegen. Ergänzend lohnt es sich, immer wieder Technikpausen einzulegen und sich im Freien ein paar Minuten auszuklinken.

Technik nutzen, ohne benutzt zu werden

Es heißt, wir lebten in einer Aufmerksamkeitsökonomie, sprich, unsere Aufmerksamkeit ist die *Währung*, um die Medien und Werbung buhlen. Und die Unternehmen, deren Profite davon abhängen, unseren Blick zu lenken, haben ihre Hausaufgaben gründlich gemacht. „Beim Entwurf dieser Anwendungen … ging es stets um die Frage: ‚Wie binden wir möglichst viel Zeit und bewusste Aufmerksamkeit?'“, wie Sean Parker, der Gründungspräsident von Facebook 2017 bei einer Axios-Veranstaltung einräumte.[15] All diese Nachrichten- und Social-Media-Konzerne sind sich genau bewusst, dass ihr Erfolg von neurowissenschaftlichen und verhaltenspsychologischen

Mustern abhängt. Sie wissen, wie sie unsere Furchtreaktion ausnutzen, aber auch, wie sie den Belohnungsschaltkreis im Gehirn aktivieren, der bei prompter Validierung aufleuchtet. Sie wissen, dass ein gelegentliches, unvorhersehbares „Like“ auf Instagram die Ausschüttung von Dopamin anstößt, einem Neurotransmitter, der an der Belohnungsreaktion beteiligt ist. Das geschieht ähnlich wie beim Glücksspiel am einarmigen Banditen – und man will immer mehr davon.[16] Zudem ist den Medienmachern bekannt, dass Schlagzeilen, die Furcht und Angst, Unsicherheit oder Zweifel auslösen oder das Gefühl erzeugen, unzureichend zu sein, unsere Aufmerksamkeit binden, und dass Kontroversen Schaulustige anlocken. All das steigert ihre Gewinne – unsere psychische Gesundheit hingegen ist der Kollateralschaden. Mein wichtigster Rat gegen diese unbequeme Wahrheit stammt von erstaunlicher Seite, nämlich von Sean Parker selbst. „Ich nutze diese Plattformen“, sagte er hierzu einst, „aber ich lasse nicht zu, dass sie mich benutzen.“[17] Wir müssen aufmerksam entscheiden, wann und wie wir Nachrichten und soziale Medien beachten wollen, ohne dass unsere Psyche darunter leidet.

Vielen meiner Patienten macht ihr Medienkonsum das Leben schwer. Sie glauben, rund um die Uhr die Nachrichten verfolgen zu müssen, oder Sie vergleichen ihr wahres Leben zwanghaft mit den Hochglanz-Reels auf Instagram. Dafür wenden sie einen immer höheren Anteil ihrer Aufmerksamkeit auf, empfinden im Gegenzug aber zunehmend mehr Angst. Meine Patientin Aisha (36) arbeitete als Redakteurin eines Magazins. Wir sprachen etliche Stunden über ihre Nervosität im Umgang mit Twitter und Instagram. „Ich versuche, auf dem Laufenden zu bleiben, und diese Themen sind mir sehr wichtig. Aber mitunter frage ich mich, ob ich nicht nachrichtensüchtig bin. Manchmal kann ich an nichts anderes mehr denken und muss unablässig aufs Handy schauen.“ Sie erwähnte auch, dass sie sich bei Kommentaren zu einem eigenen Post in den sozialen Medien über etwas, das ihr am Herzen lag, häufig „missverstanden“ und „angegriffen“ fühlte. Verstärkt wurden Aishas diesbezügliche Schwierigkeiten durch den Umstand, dass die aktive Präsenz in den sozialen Medien für ihr berufliches Fortkommen von Vorteil war.

Ich gab ihr den Rat, sich ganz ehrlich klarzumachen, wie viel Social-Media-Präsenz beruflich von ihr erwartet wurde. Dabei ging es mir darum, dass sie selbst erkannte, dass ihr Bedürfnis weitaus stärker war als das eigentliche Erfordernis. „Was charakterisiert eine Sucht? Ganz einfach: Du weißt nicht mehr, dass du die Wahl hast, damit aufzuhören", wie der spirituelle Lehrer und Autor Eckhart Tolle es in seinem Buch *Jetzt! Die Kraft der Gegenwart* so treffend formuliert. „Das führt dann zu einem trügerischen Gefühl von Lust – und diese Lust wird unweigerlich zu Schmerz."[18] Ich riet Aisha zu einem kurzen Innehalten, um die möglichen Folgen ihres Handelns zu reflektieren, *bevor* sie Twitter öffnete.

Außerdem ermunterte ich Aisha, bewusste Entscheidungen über ihren Umgang mit Informationen zu treffen – klug auszuwählen, wer ihr das Neueste erzählen darf und wie oft. Um es ganz deutlich zu sagen: Verantwortungsvoller Journalismus ist *nicht* der Feind. Die investigativ arbeitenden Profis da draußen, die der Wahrheit nachspüren und ihre Ergebnisse veröffentlichen, sind heutzutage wichtiger denn je. Doch im sogenannten Informationszeitalter bringt uns die Story, die nur einen Klick weiter wartet, häufig aus dem Gleichgewicht und erzeugt Furcht. Das wiederum löst eine Stressreaktion aus und schürt die Glut der Angst.

Aisha löschte probehalber einige Apps, die sie beruflich nicht benötigte, und begrenzte ihren Nachrichtenkonsum auf eine überschaubare Anzahl vertrauenswürdiger Quellen und einige kurze Blicke am Tag. Zusätzlich vereinbarten wir eine abendliche Sperrstunde: Eine Stunde vor dem Schlafengehen sollte sie sämtliche elektronische Geräte abschalten und das Handy keinesfalls mit ins Schlafzimmer nehmen. Die gewonnene Zeit am Abend nutzt sie inzwischen, um ein Bad zu nehmen oder ein Buch zu lesen. Aishas Angst ging zurück, und es stellte sich heraus, dass sie ihre Arbeit weiterhin gut machte (womöglich sogar besser), auch ohne unablässig online zu sein. Diese Veränderungen ermöglichten es uns, mit etwas mehr Distanz und aus neuer Perspektive auszuloten, wie es ihr mit dem streitlustigen Tonfall erging, der in den sozialen Medien so häufig vorherrscht.

Cancel Culture

Eine weitere Methode, mit der die Technik unsere Angst befeuert, ist das Klima der Ausgrenzung, das in den sozialen Medien herrscht. Einerseits ist die sogenannte *Cancel Culture* eine Kultur, die zur Verantwortung zieht — sie präsentiert eine notwendige Quittung für Fehlverhalten, über die wir als Individuen und als Gesellschaft wachsen und besser werden können. Sie kann jedoch auch schädliche Formen annehmen. Wenn wir täglich stundenlang auf unseren Smartphones durch die sozialen Medien scrollen, bedeutet Cancel Culture, dass wir uns die ganze Zeit Kritik und Beziehungsaggression aussetzen. Das kann zu Angst führen und unser Grundgefühl für Sicherheit unterminieren, weil wir darauf programmiert sind, uns sicher zu fühlen, wenn uns eine Gemeinschaft unterstützt. Online laufen wichtige, längst überfällige Diskussionen ab, aber wir müssen unsere Aufmerksamkeit und die aktive Teilhabe an diesen Diskussionen gegen unsere psychische Gesundheit abwägen. Für eine bessere Welt kämpft es sich am besten, wenn man sich stark und gut fühlt. Brittany N. Packnett Cunningham, Aktivistin und Mitbegründerin der Campaign Zero, drückte es so aus: „Wir brauchen ausgeschlafene Krieger*innen.“[19] Wenn Sie merken, dass die Technik Sie auslaugt, kann es der Psyche guttun, sich auszuklinken und Pause zu machen.

Grundsätzlich rate ich allen meinen Patientinnen und Patienten dazu, sich am Informationsbuffet so zu bedienen, dass es sie nährt und nicht krank macht. Denn genau wie die Nahrung, die wir dem Körper zuführen, unser Wohlbefinden beeinflusst, kann das, was wir sehen, lesen und hören, den Zustand des Nervensystems verändern und ein künstlich erzeugtes Gefühl von Zweifel und Unsicherheit erzeugen - mit anderen Worten: *unechte Angst*. Die moderne Technik ist somit eine gern ausgeblendete Quelle vermeidbarer Angst.

KAPITEL 7

Nervennahrung

Wir haben kulturell diesen merkwürdigen Punkt erreicht,
an dem Essen Werkzeug und Waffe zugleich ist.

Michael W. Twitty, The Cooking Gene

Jahrzehntelang wurden wir mit irreführenden und widersprüchlichen Ernährungsempfehlungen überhäuft. Erst hieß es, man solle sich fettarm ernähren, dann sollten wir weniger Kohlenhydrate essen. Statt Omelett aus purem Eiweiß ist heute das Steak vom Weiderind angesagt, und Butter, die einst scheinbar direkt zum Herzinfarkt führte, gilt inzwischen als gesunder Zusatz zum Frühstückskaffee. Auszutüfteln, was man essen sollte, lässt jedem vernünftigen Menschen den Kopf schwirren und kann für sich genommen schon zu einer Ursache von Angst werden. Traditionelle Ernährungsweisheiten, die – gerade bei indigenen Völkern – von einer Generation zur nächsten weitergegeben wurde, wurde durch Ernährungstipps ersetzt, deren empfohlene Portionsgrößen stark vom Sponsoring durch die Lebensmittelindustrie beeinflusst sind.[1] Wir sind also auf uns allein gestellt. Bei dem Versuch, die Kontrolle zu übernehmen und gut für sich zu sorgen, entscheiden sich viele meiner Patientinnen und Patienten für „sauberes Essen". Ich habe nichts gegen Gemüsesaft und Smoothies einzuwenden, aber man sollte sich bewusst machen, dass man sich zwar von Chiasamenpudding und Instagram-würdigem Hafer-Matcha-Latte absolut „sauber" ernähren, sich dabei dennoch fehlernährt und ängstlich fühlen kann. Mitunter fehlt vor lauter bewusster Ernährung die Einsicht, dass Essen auch dazu dient, dass es uns gut geht.

In Bezug auf die gesunde Psyche müssen wir beim Essen ein neues Gleichgewicht finden. Es kann sehr löblich sein, sich ohne Zusatzstoffe, nach dem Paleo-Konzept oder kohlenhydratarm zu ernähren, aber solche Etiketten können auch destruktiv sein. Wer sich zu sehr auf eine bestimmte Ernährungsweise versteift, bewegt sich auf einem schmalen Grat zwischen Aufmerksamkeit für das eigene Essen und Zwanghaftigkeit. Das kann nicht nur neue Ängste erzeugen, sondern auch den Grundstein für eine Essstörung legen.

Mit diesem Thema habe ich höchstpersönlich Erfahrung gemacht. Zu Beginn meines Medizinstudiums erlebte ich die ersten Essattacken. Einige Wochen zuvor hatte ich meine Ernährung eingeschränkt – ein kläglicher Versuch, in einer Zeit, in der mein ganzes Leben aus den Fugen geraten war, wenigstens meinen Körper zu kontrollieren. Im Rückblick glaube ich, dass mehrere Faktoren dazu beitrugen, dass ich in das sogenannte „Binge-Eating" verfiel: Die Einschränkung meiner Nahrungsaufnahme veranlasste mein Gehirn dazu, zwanghaft an Essen zu denken. Das ist die biologisch passende Reaktion auf ein Kaloriendefizit und soll uns dazu veranlassen, auf Nahrungssuche zu gehen, damit wir überleben. Während meines Studiums fühlte ich mich aber auch häufig isoliert und nicht im Einklang mit mir selbst. Emotional gesteuertes Essverhalten war ein unbewusster Versuch, mich zu beruhigen. Ich hatte das Bedürfnis, die Leere und Einsamkeit in mir durch Nahrung zu füllen. Die wichtigste (wenn auch am wenigsten verstandene) Triebfeder meiner Essstörung war jedoch die Sucht – und Essen war meine Droge. Diese Sucht äußerte sich als konkretes Gefühl im Bauch, es war eine völlig übertriebene Gier aus den Tiefen meiner Eingeweide, die mich in Kombination mit Stress und Einsamkeit zu Essattacken veranlasste. Ob Pizza, Kekse, überbackenes Käsesandwich oder

Eis – ich ging damit um wie ein Süchtiger auf Entzug, der seine Lieblingsdroge entdeckt und prompt eine Überdosis nimmt.

Heute macht es mich traurig, wenn ich an diese Zeit meines Lebens zurückdenke. Dieses Vollstopfen geschah heimlich. Es war zeitaufwändig, schambelastet, körperlich unangenehm und erstaunlich kostspielig, denn um große Mengen zu essen, muss man auch große Mengen einkaufen. Ich legte rasant an Gewicht zu, bis ich von den vielen Extrakilos, die ich mit mir herumschleppte, Knieschmerzen bekam. Schließlich suchte ich mir eine Therapeutin, die auf Essstörungen spezialisiert war. Ab da konnte ich mich langsam wieder fangen. Ich kann mich glücklich schätzen, dass ich erkannte, dass ich Hilfe brauchte, und in der Lage war, die passende Unterstützung zu finden, zumal die Behandlung nach wie vor derart stigmatisiert, schwer zugänglich und schwierig ist, dass Betroffene oft jahrelang stumm leiden.

Esssucht

Eine Sucht zu bewältigen, ist *immer* schwer. Im Gegensatz zu anderen Substanzen, die abhängig machen, besteht beim Essen allerdings die zusätzliche Herausforderung, dass ein Totalverzicht keine Option ist. Im Tagesverlauf kommen Betroffene so oft mit ihrer Droge in Kontakt, dass die Genesung schwer ist. Die Erfolgsautorin Professor Brené Brown, die an der University of Houston lehrt, schrieb dazu auf ihrem Blog: „Einmal hörte ich die Aussage: ‚Abstinenzbasierte Genesung ist, als hätte man ständig einen eingesperrten, wütenden Tiger im Wohnzimmer. Sobald du die Tür öffnest – warum auch immer –, bringt er dich um. Bei den nicht-abstinenzbasierten Süchten ist es genauso, aber du musst dreimal am Tag die Käfigtür öffnen.'"[2] Unter meinen Angstpatienten sind auch etliche, die mit Binge-Eating zu kämpfen haben. Bei dem Versuch, ihnen zu helfen, kam mir der Gedanke, dass sie zwar weiterhin essen müssen, sie sich aber *von ihren persönlichen Suchtmitteln fernhalten können.*

Andererseits gilt bei Essstörungen der Grundsatz, dass nichts verboten sein sollte, solange man es nicht übertreibt. „Alles in

Maßen", sagen die Bücher, die Therapeuten und das Internet übereinstimmend. Vielen meiner Patienten konnte der Verzicht auf Gluten, Milchprodukte, Zucker und Fertigprodukte helfen, ihre Auslöser für Essattacken zu umschiffen. Wer sich auf die Behandlung von Essstörungen spezialisiert hat, betrachtet solche Restriktionen möglicherweise als eine neue Manifestation der Essstörung, aber für viele meiner Patienten war es heilsam. Dafür gibt es sogar eine wissenschaftliche Erklärung, denn bei der Verdauung von Gluten entsteht eine Substanz namens Gluteomorphin, bei der Verdauung von Milch bildet sich Casomorphin. Was „Morphin" bedeutet, dürfte klar sein! Nudeln mit Käsesoße schmecken köstlich, wirken aber zugleich wie eine winzige Dosis eines morphinähnlichen Stoffs, die unser Bedürfnis nach „mehr davon" ankurbelt.[3, 4] Zucker hat eine erregende Wirkung auf das Gehirn, und industriell erzeugte Lebensmittel sind so gestaltet, dass sie im Gehirn neuronale Belohnungsschaltkreise aktivieren. Wir sollen erst aufhören zu essen, wenn die Packung leer ist – und anders *können* wir auch gar nicht, denn das Suchtpotenzial wurde bewusst eingebaut.

Wenn meine Patientinnen und Patienten diese Sucht durchbrechen können, lernen sie allmählich, ihr Sättigungsgefühl neu wahrzunehmen und sich beim Essen wieder frei zu fühlen. Viele von ihnen können irgendwann sogar wieder ihre ursprünglichen Trigger-Nahrungsmittel verzehren, ohne dass eine Essattacke folgt. Und wenn das Binge-Eating aufhört, stabilisiert sich häufig die Psyche, die Verdauung reguliert sich und sie können sogar wieder in ein Restaurant gehen. Zu echter Genesung gehört auch immer Heilung auf einer tieferen, psychospirituellen Ebene, neue Selbstakzeptanz, positive soziale Interaktion und ein Wiederentdecken des Lebenssinns. Die Abstinenzmethode kann jedoch eine entscheidende Ausstiegsstrategie darstellen, über die Betroffene lange genug aus dem Suchtverhalten aussteigen können, um ihr Verhalten zu begreifen und die für eine vollständige Heilung erforderliche psychospirituelle Arbeit zu leisten. Deshalb möchte ich die radikale These aufstellen, dass manchen Essstörungen (wie Binge-Eating, Bulimie und sogar bestimmten Ausprägungen von Anorexie) die

Abhängigkeit von suchterzeugenden Lebensmitteln zugrunde liegt und Abstinenz der Ausweg ist.

Orthorexie: Die „Clean-Eating"-Störung

Nachdem ich meinen Patientinnen und Patienten jahrelang geholfen hatte, herauszufinden, welche Lebensmittel für ihren Körper wie Drogen wirkten, kam mir der Gedanke, dass man möglicherweise jede Essstörung behandeln – und gleichzeitig Depression und Angst lindern – könnte, indem man den Betroffenen hilft, sich von ihren „Drogen" zu lösen, und sie dazu animiert, echte, möglichst unverarbeitete Nahrung zu verzehren. Diesen Ansatz nutze ich in der Praxis bis heute mit großem Erfolg.

Aber auch hier gibt es Fallstricke, denn mitunter verursacht diese Vorgehensweise eine andere Essstörung, und zwar die *Orthorexie* – also den Zwang, „richtig" zu essen. Leider greift dieses Verhalten ausgerechnet bei gesundheitsbewussten Menschen um sich. Wer akribisch darauf achtet, sich „gut" zu ernähren, konzentriert sich mitunter zu sehr darauf, nichts Falsches mehr zu sich zu nehmen. Die Betroffenen sind dann jederzeit auf die perfekte Ernährung fixiert, sorgen sich um die Zubereitung und schlagen Einladungen aus. Irgendwann empfinden sie Angst, wenn sie nicht kontrollieren können, was und wie sie essen. So wird ihr Leben enger und starrer. Sie ziehen sich aus ihrem sozialen Umfeld zurück, und obwohl sie vielleicht bestimmte gesundheitliche Ziele erreichen – weniger Blähungen, weniger Essattacken, bessere Insulinempfindlichkeit und ein gesünderer Darm – *steigt* der Angstpegel.

Die britische Schauspielerin und Aktivistin Jameela Jamil nennt typische Probleme der Ernährungsbesessenheit beim Namen. Auf einer Internetplattform schrieb sie: „Die Diätkultur ... war der steile Abhang, auf dem ich jeden Sinn für die Realität verloren habe ... Achten Sie auf Signale, die Essen mit Schuld, Scham, Ärger oder Versagen verknüpfen. Hören Sie sich selbst zu, wenn Sie sich über Ihr Spiegelbild äußern ... Würden Sie einer Person, die Sie lieben und respektieren, jemals erklären, dass ihr Körper genau diesem Ideal entsprechen muss, damit sie sich gut fühlen und selbstbewusst auftreten kann? Was ist schon dabei, wenn der Körper nicht der eigenen Wunschvorstellung entspricht? Vielleicht ist er einfach nicht dafür geschaffen? ... Wieso hat nicht all das Priorität, was unser eigener, kluger Körper will und braucht?"[5]

Inzwischen ist mir bewusst, dass jedes therapeutische Gespräch über Ernährungsentscheidungen mit dem Hinweis enden muss, dass wir eine freie, leichte Beziehung zum Essen entwickeln sollten, die nicht auf Furcht basiert, sondern auf Vertrauen. Es ist wichtig, sich nicht die vielfältigen Genüsse des Essens zu verwehren, die für sich genommen schon ein starkes Hilfsmittel zur Angstbewältigung sind. Wenn sich jemand beispielsweise sozial zurückzieht, um nur noch so zu essen, wie es ihm oder ihr am besten bekommt, ist das vielleicht des Guten zu viel. In diesem Fall wäre ich der Ansicht, dass lebensbejahende soziale Kontakte beim Essen gesundheitsfördernder sind als noch so gesunde Mahlzeiten. Nicht mit Freunden zu essen, nur um sich „richtig" zu ernähren, unterminiert das Therapieziel. Natürlich gebe ich auch Tipps für besondere Situationen, zum Beispiel etwas zu essen, bevor Sie das Haus verlassen, oder zu einer Party etwas Geeignetes mitzubringen. So lassen sich Herausforderungen leichter bewältigen, wenn die Welt sich anders ernährt als man selbst.

Wir sollten auch die Gefahren bedenken, die damit einhergehen, dass wir bestimmte Speisen fürchten. Das Gehirn *lernt* unablässig dazu – das ist seine Hauptaufgabe. Und es erlernt Angst genauso, wie es Mathematik lernt. Machen Sie sich bewusst, dass alles, was Ihnen vermittelt, dass Sie Schutz brauchen, Ihre Angst verstärkt. Wenn wir uns beim Thema Ernährung also vor Nahrung fürchten, ernähren wir uns zwar vielleicht besser, aber im Endeffekt steigt die Angst. Also müssen wir lernen, uns auf eine Weise „gut" zu ernähren, die nicht wie Verzicht oder Drohung anmutet. Aus einem Gefühl der Sicherheit und der Fülle heraus, das uns unverfälschte Nahrung genießen lässt (die dem Körper zugleich gegen die Angst hilft), können wir mit unserer Ernährung *und* mit dem Leben leichter umgehen.

Ein positives Körperbild

Valerie ist eine Ikone der Body-Positivity-Bewegung. Sie kam in meine Praxis wegen Angst und Depressionen. Als ich bei ihrem ersten Termin andeutete, dass ich vielleicht eine Ernährungsumstellung empfehlen würde, verfiel sie in eine überzeugende Tirade gegen Diätkultur und die „unerträglichen Influencerinnen auf Instagram“, die diese propagieren. Kurz darauf erzählte sie mir jedoch von diversen hormonellen Problemen und erwähnte dabei auch unregelmäßige, extrem starke Blutungen mit schmerzhaften Krämpfen und Kopfschmerzen, die ihr jeden Monat eine Woche lang die Arbeit und das Leben erschwerten.

In der einen Minute sagte sie also, *Klappe, ihr Diätfetischisten, werft mir nicht mein Junkfood vor,* und in der nächsten berichtete sie, wie sehr ihr Körper litt und wie das ihr Leben beeinträchtigte. Da begriff ich, dass Valerie zwischen ihrer Ernährung und ihrem körperlichen Befinden gar keinen Zusammenhang sah.

Ich hoffe, dass wir diese Verbindung kulturell bald besser akzeptieren können: Unsere Ernährungsentscheidungen tragen im Körper zu Gleichgewichtsverschiebungen bei, die körperliches und seelisches Leid erzeugen. Um es ganz deutlich zu sagen: Was wir essen, beeinflusst, wie es uns geht. Und deshalb spielt es eine Rolle. Diese Begegnung mit Valerie ließ mich meine Ansichten zur Body-Positivity-Bewegung noch einmal überdenken, denn sie ermunterte Valerie zu der Einstellung *Iss, was du willst; du musst dich nicht kasteien, nur um den Patriarchat zu gefallen*. Diese Denkweise erzeugte allerdings letztlich mehr Leid als Leichtigkeit in ihrem Leben und torpedierte ihr Ziel, sich weniger deprimiert zu fühlen und nicht jeden Monat durch schmerzhafte, starke Blutungen eine ganze Woche zu verlieren. Eine positive Einstellung zum eigenen Körper sollte, wie so vieles im Leben, von einer Sowohl-als-auch-Warte aus betrachtet werden.

Grundsätzlich stimme ich den Prinzipien der *Body-Positivity*-Bewegung von ganzem Herzen zu. Wie Sonya Renee Taylor es in ihrem bahnbrechenden Buch *The Body Is Not an Apology: The Power of Radical Self-Love*, so schön formulierte: „Es gibt keine falsche Art von Körper." Ich befürworte es, wenn wir jede Körperform preisen, uns von der Diätkultur lösen, all die rassistischen und sexistischen Ideale, wie ein Körper auszusehen hat (mitsamt der Vorstellung, dass es *überhaupt eine Rolle spielt*, wie ein Körper aussieht!) über Bord werfen und anerkennen, dass sich die Gesundheit einer anderen Person nicht an ihrer Kleidergröße oder einer Zahl auf der Waage ablesen lässt. Und wir sollten uns gegen die Benachteiligung von fülligen Menschen bei der Jobsuche, in den Sprechstunden und einfach *überall* auf der Welt zur Wehr setzen. *Body Positivity* ist eine wichtige Bewegung, die patriarchale Ideale entlarvt, aufgrund derer so viele Menschen ihren eigenen Körper hassen.

Andererseits habe ich Erfahrungen aus erster Hand mit der Sucht nach bestimmten Fertigprodukten und weiß, wie schwer es ist, ein erfülltes Leben zu führen, wenn man körperlich so aus dem Gleichgewicht gerät wie Valerie. Wir müssen das Prinzip einer positiven Einstellung zum eigenen Körper mit dem Bewusstsein verknüpfen, dass das, was wir essen, und unsere körperliche Gesundheit Einfluss auf unsere Psyche und unser Funktionieren im Alltag haben.

Ja, das Patriarchat propagiert eine Diätkultur und schlägt Kapital daraus, Körper zu verunglimpfen. Gleichzeitig gibt es ein ebenso mächtiges Patriarchat, das sich die Taschen vollstopft, indem es uns Lebensmittel verkauft, die uns süchtig machen und die Selbstregulation von Appetit und Stoffwechsel stören. Leider übersieht die Bewegung der Selbstakzeptanz gerne den ebenso patriarchalen Faktor der großen Lebensmittelkonzerne. Mein Rat an meine Patienten und Patientinnen lautet: Achtet darauf, euch *alle* patriarchalen Vorstellungen bewusst zu machen, die euch von einem erfüllten Leben abhalten. Es geht nicht nur darum, dass jemand uns vorschreibt, schlank zu sein.

Schließlich beeinflusst unsere Ernährung, wie lange wir leben,[6,7] wie gut wir leben,[8] und ob der eigene Körper eine vitale Grundlage für das sein kann, was wir uns auf diesem Planeten vornehmen. Ständig an Essen und die Zahl auf der Waage zu denken, hält uns davon ab, unsere Ziele zu verfolgen und unser Leben zu genießen – aber körperliche und psychische Gesundheitsbeschwerden schränken uns ebenfalls ein.

Ich werfe es niemandem vor, wenn er oder sie sich nicht sonderlich gesund ernährt. Diesen Vorwurf richtete ich an die Lebensmittelindustrie, die uns wissentlich Dinge verkauft, die süchtig machen. Die Schuld liegt bei den Herstellern, die unser Trinkwasser mit Chemikalien versetzen, die das Hormonsystem durcheinanderbringen, und uns überzeugen, derartige Substanzen sogar direkt auf die Haut aufzutragen. Solche Einflüsse erzeugen ein hormonelles Ungleichgewicht und irritieren den Körper. Mein Vorwurf gilt auch den Wissenschaftlern, die sich dafür bezahlen lassen, den wissenschaftlichen Konsens zu Zucker und gesättigten Fetten geschönt darzustellen.[9] Und der Regierung werfe ich vor, dass sie diese extrem mangelhafte Regulierung zulässt und bei jeder Gelegenheit Konzerninteressen über unsere Gesundheit stellt. Also, ja, wir sollten uns entschieden gegen die Diätkultur auflehnen – aber nicht zu Lasten unserer Grundbedürfnisse. Damit es uns gut geht, müssen wir gut essen, aber nicht aus den Gründen, die uns irgendwelche Diät-Apostel einreden wollen. Wie wir uns ernähren, sollte radikaler Selbstliebe entspringen, nicht Selbstnegierung. Wer von der Warte der Selbstliebe aus durch den Essenskosmos navigiert, erkennt leichter, wann ein schneller Snack das Leben langfristig verschlechtert.

Als Valerie irgendwann feststellte, dass ihr Körper keine Milchprodukte vertrug und dass Zucker ihre Psyche und ihre Hormone beeinträchtigte, fiel es ihr leichter, beides deutlich zu reduzieren. Ihre Depressionen und ihre Angst besserten sich, und gleichzeitig besserte sich auch ihr Gesundheitszustand – einschließlich des bislang nicht diagnostizierten polyzystischen Ovarialsyndroms (PCOS) und der Endometriose. Fazit: Was wir essen, sollte auf persönlichen Entscheidungen beruhen und von der Kommandozentrale des eigenen Herzens gesteuert werden. An diesem Tisch haben weder die patriarchale Diätkultur noch die ebenso patriarchalen Lebensmittelkonzerne Platz.

Hunger oder Angst?

In der Therapie gehe ich bis zum Beweis des Gegenteils zunächst davon aus, dass Angst ein Blutzuckerproblem ist. Damit will ich das sehr reale Leiden der Betroffenen keineswegs abwerten. Ich behaupte auch nicht, dass jeder Angstpatient gleich Diabetiker ist. Beim Blutzucker gibt es kein Hopp oder Top – man ist nicht *entweder* Diabetiker *oder* perfekt gesund. Bei vielen Menschen laviert der Körper irgendwo im Bereich der Dysglykämie herum, bei der wir wegen einer kaum wahrnehmbaren, subklinischen Störung der Blutzuckerregulierung den ganzen Tag Blutzuckerschwankungen unterliegen und jedes Zuckertal eine Stressreaktion auslöst.[10] Da die moderne Ernährung den Blutzucker destabilisiert, liegen der Angst, mit der ich in der Praxis konfrontiert bin, häufig derartige Stressreaktionen zugrunde. Gleichzeitig zählt eine blutzuckerstabilisierende Ernährung meiner Beobachtung nach zu den wirksamsten Sofortmaßnahmen gegen Angst. Wenn Sie den Zustand *hangry* kennen (wütend oder aggressiv vor lauter Hunger), kennen Sie vermutlich auch *hanxious,* nämlich die Angstreaktionen bei niedrigem Blutzucker.[11] Wenn es jetzt bei Ihnen klingelt, sollten Sie Ihre Ernährungsweise unter die Lupe nehmen, denn offenbar nimmt der Blutzucker bei Ihnen Einfluss auf die Psyche. Auch bei normalen Blutwerten und wenn Diabetes bei Ihnen noch niemals in Erwägung gezogen wurde, möchte ich wetten, dass ein stabilerer Blutzucker Ihrer Angst entgegenwirken würde.

Ausreichend zu essen zu bekommen, war im Verlauf der menschlichen Evolution eine Frage von Leben oder Tod. Deshalb verfügt der Körper über ein ausgeklügeltes System, um den Blutzucker stabil zu halten. Zucker speichern wir als Stärke in Form von Glykogen. Sinkt der Blutzucker, so werden diverse Ereignisse ausgelöst. Die Nebennieren setzen Stresshormone frei, Adrenalin und Kortisol, die die Leber auffordern, Glykogen in Glukose zu zerlegen und ins Blut abzugeben. Parallel dazu fordern diese Hormone uns auf, uns nach einer Mahlzeit umzusehen – sprich, wir gehen auf die Suche nach dem Nachmittagssnack. Das System tut also, was es soll. Es schleust Glukose ins Blut, wenn der Blutzucker sinkt, und motiviert uns dazu, etwas Essbares aufzutreiben. Dummerweise löst es zugleich Großalarm im Körper aus. Um seine Ziele zu erreichen, setzt der Körper eine Stresskaskade in Gang, und diese Stressreaktion kann sich genauso anfühlen wie Angst. Das Abfallen des Blutzuckers ist eine weitgehend vermeidbare Ursache von Angst. Wenn sich bei jemandem Hunger und Angst überlagern, könnte sich eine Ernährungsumstellung lohnen – auch wenn es schwierig ist, Zucker zu meiden.

Ein Beispiel ist meine 20 Jahre alte Patientin Priya. Sie litt seit Jahren unter häufigen Panikattacken, und als wir uns zu Beginn der Therapie ansahen, wann diese Attacken bevorzugt auftraten, fiel uns auf, dass diese relativ vorhersagbar folgten, wenn sie etwas besonders Süßes gegessen hatte oder aber wenn eine Mahlzeit ganz ausgefallen war. Nach mehrwöchiger Beobachtung lag auf der Hand, dass Priyas Panik durch den Blutzuckerabfall ausgelöst wurde. Wir brauchten also einen Behandlungsansatz, der auch ihren Blutzucker stabilisieren würde. Ich konnte ihr zusichern, dass es dafür eine Lösung und geschickte Tricks gäbe. Zuerst empfahl ich ihr regelmäßige Mahlzeiten mit blutzuckerstabilisierenden, wenig verarbeiteten Zutaten – gut ausgewählte Proteine, Süßkartoffeln und ähnliche Knollen als Stärkelieferanten sowie Gemüse, zubereitet mit gesunden Fetten. Parallel dazu sollte sie möglichst wenig Zucker und raffinierte Kohlenhydrate zu sich nehmen. Für Priya war das eine 180-Grad-Kehrtwende. Normalerweise ließ sie das Frühstück aus, hielt sich mittags mit einem Frappuccino und Süßigkeiten über Wasser und freute sich abends auf ihre Nachos. Bei meinen Worten wirkte sie etwas beklommen. Deshalb schlug ich einen anderen Einstieg vor, nämlich den Trick, zu dem ich auch Menschen mit nächtlichem Blutzuckerabfall rate: Zur Stabilisierung des Energiehaushalts sollte sie tagsüber regelmäßig einen Löffel Mandelmus oder Kokosöl zu sich nehmen. Priya sah mich an, als hätte ich zwei Köpfe, wollte es aber immerhin versuchen. Bei unserem nächsten Termin berichtete sie, sie äße nun gegen 11 Uhr, um 15 Uhr und vor dem Schlafengehen je einen Löffel Mandelmus. Interessanterweise kamen die Panikattacken erheblich seltener und traten vor allem dann auf, wenn sie ihr Mandelmus vergessen hatte.

Wir freuten uns gleichermaßen über diesen prompten Erfolg. Allerdings habe ich viele andere Patienten, die länger zu kämpfen hatten und ihre Ernährung grundlegender umstellen mussten. (Ehrlicherweise muss ich gestehen, dass ich auch Priya riet, aus gesundheitlichen Gründen und für mehr Wohlbefinden weitere Anpassungen vorzunehmen, obwohl ihre Angst bereits abflaute.) Mitunter erfordert der Weg aus der unechten Angst einen genaueren Blick auf versteckten Zucker. Wir alle kennen es, wenn der erste Happen Süßes den „Zuckerdrachen“ weckt, „jenes feuerspeiende Ungeheuer, das sich an dir festkrallt, dir laut ins Ohr brüllt und vehement die nächste Portion einfordert“, wie es die Mitgründerin und Chefin von Whole30, Melissa Urban, beschreibt. Sie weiß, wie schwer es ist, die Zuckerzufuhr lediglich zu halbieren, und meint: „Den Zuckerdrachen tötet man am besten durch Aushungern.“[12] Das haben auch meine Patienten festgestellt. Sobald sie den Drachen freilassen, lechzen sie verzweifelt nach Zucker. Nach ein bis zwei zuckerfreien Wochen geht dieses Verlangen jedoch zurück.

Dass Zuckerverzicht nicht leicht ist, ist mir bewusst. Manchen Betroffenen helfen Mandelmus oder Kokosöl über die harte erste Woche hinweg. Viele stellen fest, dass sie einfach nur den Entzug aushalten müssen – nach einer zuckerfreien Woche sind sie frei: Das Verlangen verfliegt, und es geht ihnen körperlich und emotional deutlich besser. Der Drache ist besiegt!

Wenn Sie nur einen Faktor Ihrer Ernährung umstellen wollen, um Ihre Angst in den Griff zu bekommen, schlage ich vor, beim Zucker anzufangen. Tun Sie, was Ihnen möglich ist, um Ihren Blutzucker zu stabilisieren, und schrauben Sie am besten den Zuckerkonsum insgesamt zurück.

Koffein als Angstmacher

Zwei Dinge haben fast alle meine Patienten gemeinsam: Angst und Kaffee. Wer sich hier wiederfindet, sollte sich ernsthaft damit auseinandersetzen, welche Rolle Koffein bei der Entstehung von Angst spielt – noch vor seiner Wirkung auf den Schlaf. Scott Alexander ist das Pseudonym eines Psychiaters, der in dem Blog *Slate Star Codex* schreibt: „Ich hatte eine Patientin, die mich wegen wiederkehrender, starker Angst aufsuchte. Ich fragte sie, wie viel Kaffee sie tränke, und sie antwortete: ‚Etwa 20 Tassen am Tag.' Man musste nicht gerade Dr. House sein, um diesen Fall zu lösen."[13] Manchmal sind die Zusammenhänge offensichtlich, und doch übersieht man sie so leicht.

Selbstverständlich ist Koffein im Grunde nichts Schlimmes. Es ist ein weitgehend harmloser Genuss, der manchen Menschen auch guttun kann. Kaffee liefert Magnesium und antioxidative Substanzen, und Kaffeetrinker scheinen ein geringeres Risiko für die Parkinson-Krankheit[14] oder Typ-2-Diabetes[15] zu haben. Schwarz- und Grüntee enthalten außerdem viele Antioxidanzien und wohltuende Polyphenole. Doch wie zuckerreiche Produkte kann auch Koffein die Ausschüttung von Kortisol anstoßen,[16,17] und so ein Kortisolschub fühlt sich genauso an wie Angst. Wenn Sie also an einer generalisierten Angststörung, Panikattacken oder sozialer Phobie leiden und Kaffee, Schwarztee, Cola oder Energy Drinks zu sich nehmen, hat Koffein höchstwahrscheinlich Anteil an Ihren Symptomen.[18]

Bei manchen Menschen kann Koffein Angst auslösen, indem es eine Stressreaktion in Gang setzt und damit die Angst anschiebt. Solche Reaktionen beobachte ich besonders bei Menschen, die Koffein nur langsam abbauen. (Das lässt sich durch einen Gentest nachweisen, aber auch durch die eigene Beobachtung, dass die Wirkung von Koffein im Körper sehr lange anhält.) Wenn wir Koffein zu uns nehmen, fördert dies die Kortisolfreisetzung, die wiederum die Kampf-oder-Flucht-Reaktion des Sympathikus provoziert. Koffein macht das Nervensystem also kampfbereit. Wenn dann ein Stressauslöser hinzukommt – eine schwierige Verkehrssituation oder eine unangenehme E-Mail –, sorgt das Koffein dafür, dass wir stärker darauf reagieren. Das Herz beginnt zu hämmern, die Hände zittern, der ganze Körper ist beunruhigt und aufgekratzt. Vielleicht rutschen Sie aber auch nur rasant in eine Grübelspirale. Manche

Menschen, auch viele meiner Patientinnen und Patienten, nehmen angstlösende Medikamente ein *und* trinken Kaffee. Die eine Substanz erzeugt Angst, die andere behandelt eben diese Angst. Also könnte man doch erst einmal das weglassen, was die Angst begünstigt, oder?

Ja, klar, denken Sie jetzt. *Allein die Vorstellung, auf Kaffee zu verzichten, macht mir Angst!* Bitte lesen Sie weiter. Ich weiß, dass Kaffeetrinken in unserer Kultur ein sehr beliebtes Ritual ist. Mitunter kommt es einem so vor, als sei es der einzige zuverlässige Lichtblick, der einzige wahre Freund in dieser Welt. Bedenken Sie jedoch, dass Koffein sich – zumindest teilweise – nur deswegen so gut anfühlt, weil es das Gegengift bei Koffeinentzug ist. Wir wachen mit Entzugserscheinungen auf, und dann preisen wir unseren Kaffee als Retter aus einer Not, die er selbst erzeugt hat! Zum Glück ist die Entwöhnung von Koffein ohne großes Leid und Opferbereitschaft machbar.

Doch, halt: Wenn Sie gerade mit dem Gedanken spielen, ab morgen auf Koffein zu verzichten, sollten Sie es *langsam* angehen. Ich empfehle dringend, den Koffeinkonsum etappenweise zu senken. Koffein ist eine echte Droge mit echten Entzugserscheinungen. Wenn Sie keine Lust auf Kopfschmerzen, Reizbarkeit und Müdigkeit haben, darf die Entwöhnung mehrere Wochen in Anspruch nehmen. Senken Sie die Menge erst von mehreren Tassen auf eine Tasse pro Tag. Dann können Sie zu Sorten mit weniger Koffeingehalt übergehen, danach zu Schwarztee und dann zu Grüntee. Irgendwann sind Sie bei wenigen Schlucken Grüntee angekommen. Der nächste Schritt ist der Übergang auf koffeinfreien Kräutertee. Bei dieser Vorgehensweise können Sie immer noch ein paar Tage wie im Nebel umhertappen, aber mit der Zeit stabilisiert sich die Lage. Ohne das Auf und Ab des Koffeins werden Sie genauso viel Energie haben und so produktiv sein wie früher, versprochen. Und wer in der Großstadt wohnt, spart ohne den gewohnten Besuch im Coffeeshop jede Menge Geld. Am wichtigsten allerdings ist, dass die Angst bei Senkung des Koffeinkonsums oder der Totalverzicht signifikant zurückgehen kann. Der Neurowissenschaftler Judson Brewer schreibt hierzu in seinem Buch *Unwinding Anxiety*: „Der einzige nachhaltige Weg, eine Gewohnheit zu verändern, ist, ihren Belohnungswert anzupassen."[19] Achten Sie darauf, wie Koffein zu Ihrer Angst beiträgt, und wie Ihre Angst zurückgeht, wenn der Entzug geschafft ist. Das kann den „Belohnungswert" von Kaffee verändern und koffeinfreien Gewohnheiten mehr Wert verleihen. Für alle, die gerne weniger Angst hätten, sich ein Leben ohne den Duft, den Geschmack und das Ritual des Kaffeetrinkens aber absolut nicht vorstellen können, bleibt ein Ausweg: *Entkoffeinierter Kaffee.*

Alkohol und Angst: Eine heiße Affäre

Zur Selbstmedikation gegen Angst greifen Menschen seit Langem auf Alkohol zurück, und das aus gutem Grund: Er wirkt. Zumindest kurzfristig. Wie Benzodiazepine moduliert auch Alkohol die Aktivität des Neurotransmitters GABA im Gehirn. Wenn wir trinken, fühlt sich diese Wirkung an den GABA-Rezeptoren für unsere Synapsen so angenehm, gut und entspannend an wie eine GABA-Dusche. Plötzlich kommen uns die Dinge, über die wir uns eben noch aufgeregt haben, weniger schlimm vor. Für einen kurzen, süßen Moment sind wir locker und selbstsicher, und alles scheint gut zu laufen. Wenn das wirklich das Ende der Geschichte wäre, wäre diese Liebe von ewiger Dauer.

Wie wir jedoch wissen, ist es dem Körper nicht wichtig, ob wir entspannt sind oder nicht. Er will nur, dass wir überleben. Nach einem Glas Wein oder auch zwei Gläsern registriert der Körper, dass wir jetzt zu benebelt sind, um noch zu reagieren, wenn gleich ein Leopard um die Ecke käme. Das Gehirn gibt sich daraufhin größte Mühe, die Homöostase wiederherzustellen, indem es GABA resorbiert und in den erregenden Neurotransmitter Glutamat umwandelt.[20] Danach mag zwar noch GABA in die Synapsen strömen, aber das Gehirn hört nicht mehr zu. Das Gefühl, das dabei entsteht, ist Angst. Alkohol lässt uns vorübergehend ein wenig entspannen, aber am Ende haben wir mehr Angst als vorher. Diese Wirkung kann auf Dauer ansteigen, was nachvollziehbar macht, wie Alkohol das Verlangen nach immer mehr davon erzeugt und uns in einen Teufelskreis lockt.

Ebenfalls problematisch ist die Art und Weise, wie Alkohol unserem Wunsch nach Betäubung und einer Flucht vor den schwierigen Momenten in unserem Leben Vorschub leistet. Das wiederum schadet unserer Fähigkeit, das ganze Spektrum menschlicher Erfahrungen offen wahrzunehmen, auf unsere innere Stimme zu hören und Trauma, Stress und Trauer ausreichend zu verarbeiten.

Auch wenn man lange versucht hat, uns weiszumachen, dass Alkohol „gut fürs Herz" ist und das Leben bereichert, so belegen neuere Studien doch, dass Alkohol in jedweder Menge gesundheitsschädlich ist und mit einem erhöhten Risiko für Krebs und Demenz einhergeht.[21] Was die Psyche betrifft, so verstärkt die Wirkung von jeglicher Menge Alkohol auf das GABA-System unsere Angst.[22, 23]

Sie brauchen sich nicht dafür zu schämen, dass Sie versuchen, Ihre Ängste mit Alkohol zu besänftigen. Aber wenn schon niemand anderes es Ihnen klarmacht, fühle ich mich dafür verantwortlich, es auszusprechen: Langfristig gesehen macht diese vermeintlich einfache Lösung alles nur noch schlimmer. Es wäre eine größere Hilfe, wenn das Gehirn die Chance bekäme, seine GABA-Aktivität wiederherzustellen, damit sich Ausgeglichenheit auch ohne Alkohol einstellt. Unterstützung leisten Ernährung, Yoga, Meditation, Atemübungen und ein gesunder Darm (insbesondere durch die Ansiedelung erwünschter Bakterien, die zur GABA-Produktion beitragen) sowie das Meiden von Substanzen wie Alkohol, die die GABA-Aktivität negativ beeinflussen. (Langfristig haben auch Benzodiazepine einen negativen Einfluss auf die GABA-Signalgebung.) Insgesamt plädiere ich dafür, dass wir alle sehr bewusst wahrnehmen, ob und inwiefern Alkohol wirklich zu unserem Wohlbefinden beiträgt, und ob andere Entscheidungen die Angst lindern könnten.

Zu viel vom Falschen

Hier in den Vereinigten Staaten ist das Bewusstsein, dass Essen den Körper nähren soll, weitgehend in Vergessenheit geraten. Aber unser Gehirn funktioniert nur, wenn es die passenden Rohstoffe erhält. Gut ernährt fühlen wir uns gut.

Bestimmte Lebensmittel und Nährstoffe haben eine unmittelbare Wirkung auf unsere Neurochemie und die Angst. Neurotransmitter wie Serotonin und GABA, die zu innerer Stabilität beitragen, entstehen nicht aus Luft. Der Körper baut sie aus Nährstoffen wie Tryptophan aus Putenfleisch oder Glycin aus Knochenbrühe. Gleichzeitig überprüft der Körper unablässig den eigenen Nährstoffstatus und entscheidet, wann wir „genug" haben. Ich bin der Auffassung, dass ein Körper, der registriert, dass wichtige Nährstoffe fehlen, ein Gefühl von Mangel, Dringlichkeit und Unrast in Gang setzt, das uns dazu auffordert, auf die Suche zu gehen. Wir bleiben solange ängstlich, bis wir haben, was wir brauchen. Hinzu kommt natürlich, dass Zucker und entzündungsfördernde Substanzen eine unmittelbare Stressreaktion hervorrufen, die sich genauso anfühlt wie Angst.[24, 25]

Um über die Ernährung alle benötigten Nährstoffe zuzuführen, brauchen wir eine breite Vielfalt an nährstoffreichen Lebensmitteln. Sehen wir uns an dieser Stelle einmal genauer an, wie das, was wir essen, unser Wohlbefinden unterstützen kann.

Welche Nahrung hilft der Psyche?

Die idealen Mengenverhältnisse lauten: Ein Viertel des Tellers sollte mit einem hochwertigen Protein bedeckt sein, ein Viertel mit Stärkelieferanten und die andere Hälfte mit Gemüse; alles natürlich mit gesunden Fetten zubereitet.

Dass Gemüse der Schlüssel zur Gesundheit ist, ist etwas, worauf sich praktisch die gesamte Ernährungswissenschaft einigen kann. Über massenweise Vitamine, Mineralstoffe und Antioxidanzien unterstützt Gemüse die Gehirnfunktion und hilft damit bei Angst. Essen Sie reichlich Gemüse aller Art. Es sollte mindestens den halben Teller bedecken und das Kernstück jeder (!) Mahlzeit sein. In wärmeren Monaten bietet sich mehr rohes Gemüse an; in kälteren Zeiten wählt man eher gekochtes oder geschmortes Gemüse. Zur Zubereitung eignen sich gesunde Fette wie Olivenöl, Avocadoöl oder geklärte Butter (Butterreinfett bzw. Ghee). Sofern es die finanzielle Situation zulässt, sollten Sie möglichst Bioprodukte kaufen. Das gilt besonders für Gemüse ohne Schale. (Achten Sie auch auf aktuelle Berichte zur Schadstoff- und Pestizidbelastung von Verbraucherzentralen und Prüfstellen. Neben der Pestizid- und Umweltbelastung bei Anbau und Transport spielt auch die Art der Verpackung eine Rolle – lose Ware ist tendenziell weniger belastet als eingeschweißte oder in Folie abgepackte Produkte.[26])

Proteine liefern die nötigen Bausteine für peptidhaltige Neurotransmitter wie Serotonin. Deshalb sollte Fleisch von Weidetieren und freilaufendem Geflügel oder Wild stammen und durch kleine, fetthaltige Kaltwasserfische aus Wildfang wie Sardinen, Anchovis, Seesaibling (Rotforelle) und Lachs ergänzt werden. Auch hier sorgt die Vielfalt für eine breite Nährstoffpalette. Falls erhältlich, sollten Sie Wildfleisch wählen – je ausgefallener das Fleisch, desto unwahrscheinlicher ist ein Ursprung aus großen Agrarfabriken.

Seit Jahren wird zu „magerem Fleisch" geraten, am besten zur Hühnerbrust ohne Haut. Huhn kann Teil einer ausgewogenen Ernährung sein, sollte aber nicht die einzige Proteinquelle darstellen, weil es nicht den kompletten Nährstoffbedarf deckt. (Und gehen Sie bei Huhn bitte keine Kompromisse ein, sondern wählen Sie antibiotikafreie Produkte aus Freilandhaltung.) Geflügel kann einmal in der Woche auf den Tisch kommen. Ansonsten eignet sich rotes Fleisch oder Fisch. Im Idealfall erkennen Sie, wonach Ihr Körper verlangt, und lernen, ihm die Proteine zuzuführen, die er braucht.

Neben unterschiedlichen Tierarten sollte auch *jedes Teil* von diesen Tieren in Betracht kommen, vom Maul bis zum Schwanz. Innereien sind zu Unrecht in Verruf geraten, weil so sehr nach magerem Muskelfleisch verlangt wurde. Sie sind jedoch unglaublich nährstoffreich und gehören daher ebenfalls auf den Speisezettel. Allerdings sind Innereien nicht jedermanns Sache; oft kennt man nicht einmal mehr die Zubereitung. Ich selbst kaufe bei meinem Fleischer gern Leberpastete vom Weidehuhn. Hühnerleber liefert Zink, Kupfer, Mangan, die Vitamine A und C sowie B-Vitamine, Eisen, Phosphor und Selen.[27] Damit ist sie ein natürliches Multivitamin- und

Mineralpräparat. Mit einem Löffel Paté alle paar Tage tut man dem Körper in Sachen Nährstoffe also einen großen Gefallen.

Damit das Gehirn von Fleischverzehr profitiert, muss man keineswegs ein Riesensteak essen. Fleisch sollte eher der Abrundung dienen und nicht im Zentrum der Mahlzeit stehen. Und wenn Fleischkonsum Ihren ethischen Grundsätzen widerspricht, empfehle ich Vegetariern jegliche Kombination aus Reis und Bohnen (die gemeinsam den Proteinbedarf decken), Eiern und Vollmilchprodukten (sofern verträglich).

Eine neue Sicht auf Fleisch

Es mag überraschend klingen, aber ich rate meinen Patientinnen und Patienten häufig zu einem etwas höheren Fleischverzehr. Als ehemalige Vegetarierin mache ich es mir mit diesem Rat nicht leicht. Ich respektiere, dass Essen etwas sehr Persönliches ist, und ich weiß das zu würdigen. Auch ich überlege täglich, ob ich gerade wirklich Fleisch brauche. Allerdings kann ich nicht leugnen, was ich bei meinen Patienten und am eigenen Körper beobachte: Mitunter ist ein Stück Fleisch – besonders rotes Fleisch – für die Psyche heilsam und hilft gegen die Angst. Fleisch ist ein nährstoffreiches Lebensmittel und bietet bestimmte Nährstoffe wie Eisen und Zink in ausreichender Menge und in bioverfügbarer Form.[28] Außerdem bin ich der Meinung, dass Fleisch der Gesundheit auch in weniger messbarer und greifbarer Form guttut. So gelten Fleisch, Fleischsuppe und Knochenbrühe in der Traditionellen Chinesischen Medizin als „blutbildend" und sollen wichtige Faktoren wie das Nieren-Qi unterstützen, dessen Mangel Haarausfall, fehlende Ausdauer, Kälteintoleranz, Knieschmerzen und Furchtsamkeit nach sich ziehen kann.

Im Hinblick auf eine optimale körperliche Gesundheit empfehle ich in der Regel eine Ernährungsform, die jener der eigenen Ahnen entspricht. Was dazugehört, hängt von bestimmten geografischen Vorgaben ab und kann von einer weitgehend vegetarischen Diät mit etwas Fisch bis hin zu einer herzhafteren Ernährungsform mit rotem Fleisch und Knollengemüse reichen. Vielen Menschen tut es gut, ihre Ernährung mit einem gewissen (mitunter nur sehr kleinen) Anteil tierischer Produkte abzurunden, um der Angst an die Wurzel zu gehen.

Ich weiß, dass diese Empfehlungen bei all jenen, die sich bewusst vegetarisch oder vegan ernähren, Fragen aufwerfen und sie vielleicht sogar erbosen wird. Daher möchte ich klarstellen, dass Fleischverzehr für manche Menschen aus ethischen Prinzipien und Tierschutzgedanken nicht in Frage kommt. Das respektiere ich voll und ganz. Mein Rat gilt vor allem für die Betroffenen, die sich vegan oder vegetarisch ernähren, weil sie es für gesünder halten. In diesem Fall sollten Sie noch einmal in sich gehen. Nachdem man uns jahrelang eingeredet hatte, dass rotes Fleisch ungesund ist, musste die Ernährungswissenschaft 2019 in aller Stille einräumen, dass diese These wissenschaftlich nicht haltbar ist.[29] Wenn es Sie also nicht stört, sollten Sie den Speisezettel ruhig um Rinderbrühe, Hühnersuppe oder auch mal ein wenig Hühnerleberpastete ergänzen und beobachten, ob Ihre Gesundheit davon profitiert und die Angst gelindert wird. Alle, die Fleisch essen, sollten dabei selbstverständlich auf das Tierwohl achten, bewusst konsumieren und aus ethischen, gesundheitlichen und Umweltgründen kein Fleisch aus Massentierhaltung verzehren.

Kohlenhydrate: Freund oder Feind?

Wie die meisten Spezialdiäten sind auch kohlenhydratarme Ernährungsformen mal mehr, mal weniger modern. Auch bei diesem Thema kann man keine allgemeingültigen Aussagen treffen. Andererseits kommen meine Angstpatienten besser zurecht, wenn sie sich Kohlenhydrate *gestatten*, als wenn sie einen Bogen darum machen. Besonders auffällig erscheint mir diese Beobachtung bei Frauen im gebärfähigen Alter. Genau wie bei Fett (dazu kommen wir gleich noch) müssen wir genauer differenzieren, welche Kohlenhydrate gesund sind und welche nicht.

Die Unterscheidung fällt oft schwer, denn das Thema ist verwirrend. Ich rate gern dazu, die Aufnahme *raffinierter Kohlenhydrate* stark einzuschränken, weil diese allgemein Entzündungen begünstigen[30] und den Blutzucker aus dem Gleichgewicht bringen. Das bedeutet jedoch nicht, *alle* Kohlenhydrate zu meiden. Die meisten Menschen können Kohlenhydrate gut verarbeiten, und ich empfehle, etwa ein Viertel des Tellers damit zu füllen. Gerade gesundheitsbewusste Menschen sollten von meiner Warte aus ihre Kohlenhydrataufnahme oft eher etwas *erhöhen*, um dem Körper zu signalisieren, dass keine Hungersnot herrscht. So kann die Stressreaktion zur Ruhe kommen. Umgekehrt heißt das natürlich nicht, bei Nudeln, Brot, Backwaren und Knabberzeug hemmungslos zuzuschlagen. Dabei handelt es sich nämlich um *raffinierte* Kohlenhydrate, die Entzündungen begünstigen, den Blutzucker auf Achterbahnfahrt schicken[31] und unserer Gesundheit schaden können, indem sie zur Entstehung von Diabetes,[32] Adipositas,[33] Demenz,[34] Herzinfarkt[35,36] und Verdauungsproblemen[37] beitragen, die Lebenszeit verkürzen[38] sowie Angst auslösen.[39]

Kohlenhydrate aus stärkehaltigem Gemüse wie Kartoffeln, Süßkartoffeln, Kochbananen, Kürbis, Taro oder Maniok sind hingegen häufig sogar wohltuend, um Angst abzufedern. Der Körper braucht länger, um solche stärkehaltigen Knollen zu verdauen und ihre Kohlenhydrate aufzunehmen. Das trägt zu einem stabilen Blutzuckerangebot ohne Gipfel und Täler bei. Hinzu kommt, dass diese Kohlenhydratquellen resistente Stärke enthalten, die die „guten" Bakterien im Darm ernährt (siehe Kapitel 8) und über diesen Umweg zu einem gelassenen Immunsystem und optimaler Neurotransmitterproduktion beiträgt.

Bei starkem Verlangen nach Kohlenhydraten sollten Sie sich weder Vorwürfe machen noch verzichten. Greifen Sie nur nicht zu stark verarbeiteten Produkten mit Weißmehl und Zucker, sondern wählen Sie stärkehaltiges Gemüse. Damit bekommt der Körper Brennstoff und profitiert von Kohlenhydraten, ohne Entzündungen zu befeuern.

Mir ist durchaus bewusst, dass manche Menschen mit einer kohlenhydratarmen Keto-Diät oder Steinzeitdiät, die vornehmlich auf Proteine, Fett und Gemüse aufbaut, am besten zurechtkommen. Beobachtet habe ich das an Patienten mit ausgeprägter Insulinresistenz, bipolarer Störung oder einer Neigung zu Krampfanfällen, außerdem bei Männern, die durch sogenanntes „Biohacking" bewusst ihre Physiologie optimieren wollten. Bei Frauen im gebärfähigen Alter hingegen wirkt sich eine kohlenhydratarme Ernährung meiner Ansicht nach oft etwas anders aus. Jene, die sich dieser Ernährungsform mit ganzem Herzen verschreiben und genügend Nährstoffe aufnehmen, können den Körper tatsächlich zu einer Stoffwechselumstellung veranlassen, und es geht ihnen gut damit. Wenn Frauen in jungen bis mittleren Jahren jedoch nur zeitweise auf Kohlenhydrate verzichten oder dabei nicht ausreichend Kalorien aufnehmen, leidet der Körper unter der unberechenbaren Kohlenhydratzufuhr und entwickelt Symptome wie Zyklusstörungen, Erschöpfung und eine Verschlimmerung von Schlafstörungen und Angst. In meinen Augen rührt dies daher, dass der weibliche Körper in der reproduktionsfähigen Zeit unablässig seine Umgebung daraufhin prüft, ob genügend Nahrung zur Verfügung steht, und gleichzeitig darauf achtet, ausreichend Fett für eine eventuelle Schwangerschaft zu speichern. Damit bleibt der Hormonzyklus stabil, es kommt jeden Monat zum Einsprung. Auch die Hormone, die an der Hypothalamus-Hypophysen-Nebennieren-Achse beteiligt sind, können sich auf diese Weise gut regulieren, sodass die Frau in der Regel zuversichtlich, motiviert und gelassen ist. Erhält der Körper jedoch das Signal, dass die Nahrung knapp ist – zum Beispiel bei einem Kohlenhydratverzicht –, kann diese Hormonkette zu dem Schluss kommen, dass jetzt kein guter Zeitpunkt für eine Empfängnis ist, und die Hormonausschüttung so anpassen, dass der Eisprung ausbleibt. Das wiederum hat Auswirkungen auf den Rest des Körpers und kann Angst auslösen.

Das Gehirn besteht aus Fett

Kommen wir abschließend zum Thema Fett. Bei einer Angstproblematik rate ich ausdrücklich *nicht* zu einer fettarmen Ernährung, im Gegenteil: Eine der schnellsten Maßnahmen gegen Angst ist eine *bessere Versorgung* mit gesunden Fetten.

In Bezug auf Fett sollten Sie alles vergessen, was Sie je über gesättigte und ungesättigte Fette gelernt haben. Konzentrieren Sie sich lieber auf den Unterschied zwischen natürlichen und von Menschen erzeugten Fetten, darunter Transfette, Margarine und industriell erzeugte Pflanzen- und Saatenöle wie Raps- oder Sojaöl. Viele Menschen glauben, dass pflanzliche Öle automatisch gesund sind – „pflanzlich" ist immer gut, oder? Doch während Olivenöl und Avocadoöl tatsächlich gesund sind, gilt dies nicht für die stark verarbeiteten, entzündungsfördernden industriell erzeugten Pflanzen- und Saatenöle.[40,41] Sie können Herzinfarkt, Krebs und anderen Gesundheitsproblemen Vorschub leisten.[42-46] Umgekehrt sind tierische und minimal verarbeitete Fette aus Pflanzen wie Avocados, Nüssen oder Kokosnuss normalerweise gut verträglich, auch wenn es sich dabei um gesättigte Fette handelt. Solche Fettquellen entsprechen den Fetten, die der Mensch seit Jahrtausenden zu sich nimmt. Der Körper kann sie leichter identifizieren, und damit provozieren sie auch das Immunsystem weniger stark. Aber womit sollen Sie dann kochen und braten? Zum Garen bei niedrigen Temperaturen eignen sich Olivenöl, Kokosöl und Butter von Kühen aus Weidehaltung. Für höhere Temperaturen sind geklärte Butter (Ghee), Rindertalg vom Weiderind oder Avocadoöl eine gute Wahl. Und wer zu Hause kein Rapsöl verwendet, sollte sich bewusstmachen, dass alles, was wir unterwegs am Imbiss, in der Kantine oder in der Gaststätte verzehren, fast immer mit industriell erzeugtem Pflanzenfett zubereitet wurde. Selbst zu kochen, kann dazu beitragen, Entzündungen einzudämmen.

Angstpatienten empfehle ich grundsätzlich, mehr gesunde Fette zu verzehren. Natürlich geht es auch dabei um ein gesundes Maß, doch im Gegensatz zu raffinierten Kohlenhydraten, Zucker und stark verarbeiteten Lebensmitteln machen natürliche Fette angenehm satt, und man überisst sich nicht so leicht. Eine vernünftige Menge Fett bei jeder Mahlzeit trägt zur Blutzuckerstabilisierung bei und beugt damit dem fahrigen, reizbaren Gefühl unechter Angst vor.

Snacks, Früchte und fermentierte Speisen

Nachdem wir uns die Zusammensetzung der Hauptmahlzeiten angeschaut haben, geht es nun um die Abrundung.

Sehen wir uns zuerst Obst an. Mein Tipp: Essen Sie Früchte, und denken Sie nicht zu viel darüber nach. Natürlich enthält Obst Zucker. Deshalb sollten wir auch hier die Vernunft walten lassen und mit Zuckerbomben wie Smoothies und Trockenfrüchten achtsam umgehen. Aber wenn Sie nach dem Essen noch Appetit auf einen Apfel oder ein paar Beeren haben, nur zu!

Neben Obst und Beeren bieten sich Nüsse oder Samen, Oliven, Avocados, hartgekochte Eier, Trockenfleisch vom Weiderind und hochwertige dunkle Schokolade (mit hohem Kakaoanteil, wenig Zucker und geringem Milchanteil sowie ohne genetisch verändertes Sojalecithin) an. Weitere Snacks wären Algen (Dulse oder Nori), die zugleich wichtige Nährstoffe wie Schwefel und natürliches Jod liefern.

Außerdem empfehle ich, fermentierte Lebensmittel einzubeziehen. Hierzu zählen Kimchi, Sauerkraut, Miso, Natto, Apfelessig, fermentierten Rote-Bete-Saft und – wenn Milchprodukte gut vertragen werden – vielleicht etwas Kefir oder Jogurt. Solche Lebensmittel liefern wünschenswerte Bakterien für den Darm, tragen zu dessen Gesundung bei, beugen Entzündungen vor und fördern die Synthese von Neurotransmittern wie Serotonin und GABA.[47-49] Jeder Bissen unterstützt also die Immunfunktion.

Meine abschließende Empfehlung ist Knochenbrühe. Sie enthält Kollagen, Glycin, Glutamin und Eisen. Mit ihrer Fülle an Nährstoffen tut sie dem Darm gut und füllt die Nährstoffvorräte im Körper wieder auf. So bleiben Haut, Haar und Nägel gesund und zeigen damit wiederum, dass bei Ihnen innerlich alles im Lot ist. Die meisten traditionellen Kulturen haben für Knochenbrühe eigene Rezepte entwickelt, weil ihnen die Notwendigkeit bewusst war und sie den verzehrten Tieren so viel Nährwert wie möglich entziehen wollten.[50]

Das Beste aus beiden Welten

Vielen Menschen dürfte es mit einer Mischung aus veganer Ernährung und Paleo-Diät gut gehen. Auf den ersten Blick scheinen zwischen diesen Ansätzen Welten zu liegen – die Stereotypen von der Yoga-Jüngerin mit ihren grünen Säften und dem Crossfit-Höhlenmann, der seinen Knochen abnagt, lassen grüßen. Eine Kombination dieser beiden Ernährungsweisen ergibt jedoch ein nützliches Sowohl-als-auch-Konzept.

Meine sich vegan ernährenden Patienten verzehren oft reichlich Obst und Gemüse – was großartig ist –, fühlen sich vielfach aber auch zu Süßigkeiten wie industriell erzeugten veganen Cupcakes sowie Unmengen von Nussmus hingezogen. Vegan lebenden Betroffenen, die mit Angst zu kämpfen haben, mangelt es mitunter an Mikronährstoffen (z. B. Zink, Vitamin B_{12} und Omega-Fettsäuren)[51]. Hinzu kommt zu viel „kaltes Essen" gemäß der Chinesischen Medizin, denn Veganern fehlen nahrhafte, erdende Speisen wie Brühe, Hühnersuppe oder Rinderschmortopf.

Das krasse Gegenteil ist „Paul Paleo", der sich nach seinem ausgiebigem Krafttraining eine große Portion Schweinebauch gönnt. Paleo? Klar! Zu viel Fleisch und zu wenig Gemüse? Korrekt. Das ist ein häufiger Trugschluss.

Auf lange Sicht geht es den meisten Menschen, die vegan leben, körperlich besser, wenn sie etwas Knochenbrühe und rotes Fleisch in ihren Speiseplan aufnehmen. Den meisten Menschen, die eine Paleo-Diät beherzigen, täte wiederum etwas weniger Fleisch und mehr Grünzeug gut. Insgesamt profitieren Körper und Psyche gesundheitlich von einer pflanzenbasierten Ernährung mit moderaten Mengen tierischer Lebensmittel wie wenig verarbeitetem Fleisch und Meeresfrüchten.

Was *nicht* auf den Tisch gehört

Bestimmte Speisen und Lebensmittel können Entzündungen auslösen, dem Darm schaden, den Blutzucker entgleisen lassen und

Körper und Gehirn auf vielerlei Weise beeinträchtigen. Um körperlich und psychisch gesund zu bleiben, sollten Sie folgende Dinge nicht oder möglichst selten essen:

- Fertiggerichte und stark verarbeitete Produkte
- Industriell erzeugte Fette, darunter Transfette, Margarine und bestimmte pflanzliche Fette und Öle wie Rapsöl
- Zuckerzusätze und Fruktose-Glukose-Sirup
- Zuckeraustauschstoffe
- Raffinierte Kohlenhydrate (z. B. Weißmehlprodukte) und Mehl von Getreide, das mit Roundup behandelt wurde, einem Glyphosat-haltigem Unkrautvernichtungsmittel, das zu Darmentzündung[52], einem Leaky-Gut-Syndrom (Barrierestörung der Darmschleimhaut)[53] und erhöhtem Krebsrisiko[54] beiträgt, aber irgendwie immer noch Teil der Nahrungskette ist.
- Lebensmittel aus anderen genetisch veränderten Getreidesorten wie (eventuell importierten) Sojabohnen und Mais. Dieser Punkt ist umstritten, aber *mein* Bauchgefühl sagt, dass die Pestizide, mit denen diese Pflanzen behandelt werden, dem Darm schaden und damit auch Immunfunktion und Gehirn beeinträchtigen.
- Alles, was Konservierungsstoffe, Lebensmittelfarben oder „natürliche und naturidentische Aromen" enthält, die häufig ganz und gar nicht natürlich sind.

Das ist eine ziemlich lange Liste. Kann oder sollte man sie jederzeit zu 100 Prozent befolgen? *Nein.* Tue ich das? *Natürlich nicht.* Die Welt, in der wir leben, macht es uns schwer, uns auf diese Weise zu ernähren. Es ist teuer, unpraktisch und bedeutet soziale Isolation. Zudem erzeugt der Versuch, sich perfekt zu ernähren, neuen Stress und trägt dabei mehr zu Angst bei, als man durch eine noch so gute Ernährung ausgleichen könnte. Es reicht, wenn Sie sich nach Kräften bemühen, flexibel bleiben und sich selbst gegenüber Nachsicht zeigen.

Lieber Chemikalien zählen als Kalorien

Dass es mir nicht um Kalorien geht, haben Sie sicher schon bemerkt. Für den Körper halte ich Chemie für das größere Problem. Ja, ich weiß, im Grunde ist sogar Wasser ein chemischer Stoff. Mit „Chemie" meine ich an dieser Stelle menschengemachte Lebensmittelzutaten wie Konservierungsstoffe oder künstliche Süßungsmittel. Sie werden andere weiterhin predigen hören, dass man nur abnimmt, wenn man weniger Kalorien verzehrt, als der Körper verbrennt. Aber diese Gleichung stimmt so nicht. Gesundheitlich ist die *Qualität* der aufgenommenen Kalorien wichtiger als die Quantität. Denn die Lebensmittelqualität beeinflusst, wie viel wir von etwas „brauchen" – bestimmte Kalorien machen angenehm satt, andere scheinen den Appetit nur weiter anzukurbeln. Hinzu kommt, dass die Essensmenge auch das Tempo des Grundstoffwechsels bestimmt, also den Anteil an verbrauchten Kalorien. Mathematisch geht es also nicht um Subtraktion.

Sie glauben trotzdem an die Gleichung „Kalorienaufnahme minus Kalorienverbrauch"? Ein Team aus Kanada fütterte zwei Mäusegruppen mit demselben Futter und derselben Kalorienmenge pro Tag. Die eine Gruppe erhielt jedoch mit Aspartam gesüßtes Wasser, die andere ungesüßtes Trinkwasser. Die Kalorienaufnahme beider Gruppen war gleich, dennoch legten die Mäuse, die Aspartam erhielten, an Gewicht zu und entwickelten Marker für das metabolische Syndrom (erhöhte Cholesterinwerte, gestörter Zuckerstoffwechsel).[55] Der Verzehr des künstlichen Süßungsmittels reichte aus, um den Stoffwechsel der Tiere durcheinander zu bringen.[56]

Eine frühere Studie an Menschen untermauert dieses Ergebnis. Schwedische Wissenschaftler setzten zwei Gruppen normalgewichtiger, gesunder Männer und Frauen jeden Tag dieselbe Kalorienmenge vor. Der einzige Unterschied bestand darin, dass die eine Gruppe als Snack zusätzlich Erdnüsse bekam, die andere hingegen die gleiche Kalorienmenge in Form von Süßigkeiten. Während sich bei den Erdnussessern bestimmte Stoffwechselmarker verbesserten, stiegen bei den Zuckeressern

Gewicht, Taillenumfang und LDL-Cholesterin an. Das zeigt, dass es für den Stoffwechsel mehr darauf ankommt, *was* wir essen, und nicht so sehr *wie viel*.[57]

Stark verarbeitete, in Geschmack und Konsistenz optimierte Lebensmittel schalten unsere Sättigungssignale aus, verführen zum Weiteressen und unterminieren einen gesunden Stoffwechsel, was schlussendlich auch dem Gehirn schadet. Diese Ursache unechter Angst lässt sich am besten ausschalten, indem Sie darauf achten, nach Möglichkeit unverfälschte Lebensmittel zu sich zu nehmen und mehr auf das „Was?“ zu achten als auf das „Wie viel?“.

KAPITEL 8

Schwelende Entzündungen

Letztlich sind wir die Summe unserer Teile, und wenn der Körper versagt, schwinden alle Tugenden, die uns lieb sind, dahin.

Susannah Cahalan, Feuer im Kopf

Seit den 1990er-Jahren ist in der Psychiatrie die Monoamin-Hypothese die vorherrschende Theorie für bestimmte Erkrankungen. Dieser Theorie zufolge beruhen psychische Gesundheitsprobleme auf einem genetisch bedingten Ungleichgewicht von Neurotransmittern wie Serotonin im Zentralnervensystem. Bis heute herrscht Konsens darüber, dass beispielsweise Depressionen und Angst über die Monoamin-Hypothese zu erklären sind. Diese Theorie hat zweifellos ihre Berechtigung, aber inzwischen scheinen sich Hinweise zu verdichten, denen zufolge bei Depression und Angst häufig – nicht immer, nur *häufig* – Entzündungen eine zentrale Rolle spielen.[1–3] Diese konkurrierende Theorie wird als Zytokin-Hypothese bzw. Entzündungshypothese bezeichnet und beruht auf der Überlegung, dass unsere evolutionär verankerte Reaktion auf Entzündungen den Symptomen psychischer Erkrankungen gleicht. Die meisten Symptome bei körperlichen Krankheiten – Müdigkeit, Unpässlichkeit, Übelkeit – werden nicht durch die Viren oder Bakterien selbst erzeugt, sondern durch die Mobilisierung des körpereigenen Immunsystems. Akute Entzündungsprozesse, bei denen das Immunsystem aktiv wird, um den Körper zu schützen, sind im Grunde genommen eine Schlacht in unserem Blut. Evolutionsbedingt sagen wir bei solchen Symptomen alle Vorhaben ab, verkriechen uns im Bett und schlafen. Damit stecken wir niemanden an und haben zugleich eine optimale Chance, die Infektion zu besiegen. Denn bei Ruhe funktioniert das Immunsystem am besten. Diese Reaktion ist einer Depression allerdings erschütternd ähnlich.

Die Theorie, dass Entzündungen die psychische Gesundheit beeinträchtigen können, wird von Studien untermauert, die zeigen konnten, dass Zytokine – das sind Signalproteine, die von bestimmten Zellen des Immunsystems erzeugt werden und als Entzündungsmarker dienen – die Blut-Hirn-Schranke passieren können, damit auch das Gehirn vor im Körper vorhandenen Toxinen und Pathogenen geschützt ist. Interessanterweise haben Zytokine direkten Einfluss auf jene Hirnregionen, die mit Furcht und Gefahrenentdeckung zusammenhängen, darunter die Amygdala, die Insula-Region, der mediale präfrontale Cortex (PFC) und der anteriore cinguläre Cortex (ACC). Das deutet darauf hin, dass Entzündungen unmittelbar zu Angst beitragen können, indem sie dem Gehirn mitteilen, dass wir tatsächlich in Gefahr sind.[4] Kognitive Symptome wie Angst oder die sich aufdrängenden Gedanken einer Zwangsstörung,[5,6] die häufig als rein psychisch eingestuft werden, könnten in Wahrheit auf der Reaktion des Gehirns auf die Entzündung beruhen.

Unsere innere Armee

Das menschliche Immunsystem ist ein fein gesteuertes, komplexes Netzwerk aus Zellen und Botenstoffen, die gemeinsam eine mächtige Abwehr gegen eine Phalanx an Gefahren bilden. Seit die ersten Menschen über die Erde streiften, bewahrt uns dieses ausgeklügelte Arsenal vor Bakterien, Viren und anderen Krankheitserregern. Doch veränderte Umweltbedingungen wirken sich auch maßgeblich auf die Immunfunktion aus. Dank der Fortschritte in der Medizin und der modernen Hygiene (in Form von Antibiotika und Sanitärsystemen) nimmt das Immunsystem vielfach eine Zuschauerrolle ein – abgesehen natürlich von Ausnahmen wie der COVID-19-Pandemie. Der Körper braucht sich nicht mehr so oft gegen schwere Infekte zu wehren, hat dadurch aber auch weniger Übung in der Unterscheidung von Freund oder Feind. Parallel dazu wird er zunehmend mit unbekannten Chemikalien und industriell erzeugten Lebensmitteln bombardiert, für deren Verarbeitung unser Körper evolutionär kein Vorbild hat. Pestizide, Weichmacher und Fertigtörtchen provozieren das Immunsystem dann ganz ähnlich wie eine klassische Infektion. Die tägliche Portion Tortilla-Chips kann das Immunsystem somit verwirren und anstacheln. Es liegt ständig auf der Lauer, weil es hofft, die „Chips-Infektion“ doch noch abfangen zu können, aber für solche Einsätze ist es nicht geschaffen – ganz zu schweigen von der ständigen „Reinfektion“ durch den nächsten Snack. Eine Ernährungsweise, die Entzündungsprozesse schürt, provoziert eine Hypervigilanz und Fehlregulation des Immunsystems, körperweite Entzündungsaktivitäten *und* ein anhaltendes Gefühl der Depression oder Angst.

Wenn der Körper sich selbst attackiert

Im Fernsehen sehe ich ständig Werbespots für Immunsuppressiva, also Medikamente, die ein fehlgesteuertes Immunsystem einfangen sollen. Autoimmunerkrankungen wie Rheumatoide Arthritis, Colitis ulcerosa, Morbus Crohn, Zöliakie, Hashimoto-Thyreoiditis, Morbus Basedow, Multiple Sklerose, Lupus, Psoriasis, Vitiligo, Typ-1-Diabetes und atopisches Ekzem haben epidemische Ausmaße angenommen und betreffen 10-40 Millionen US-Amerikaner[7,8] – und die Zahl der Betroffenen steigt Jahr für Jahr.[9]

Eine Autoimmunreaktion tritt auf, wenn ein chronisch desinformiertes Immunsystem körpereigene Zellen angreift. Zu den Bedingungen, unter denen sich Autoimmunkrankheiten entwickeln, scheint ein Stressauslöser zu gehören (das kann ein körperlicher Stressfaktor sein, z. B. durch eine heftige Lebensmittelvergiftung, aber auch psychischer Stress wie ein plötzlicher Todesfall), außerdem eine genetische Veranlagung und eine angegriffene Darmschleimhaut[10] (erhöhte Permeabilität, auch Leaky-Gut-Syndrom genannt). Gewebeschäden kommen ebenfalls als Auslöser für eine Autoimmunattacke in Betracht, weil diese auch infolge einer chronischen Infektion, Verletzungen oder Kontakt mit Umweltgiften wie Schimmel oder Schwermetallen ausgelöst werden kann.[11, 12] Zu den möglichen Symptomen zählen Hautausschlag, Verdauungsstörungen, Gelenkschmerzen, Fatigue und eine Vielzahl anderer Probleme. Und was fällt bei Autoimmunerkrankungen außerdem gehäuft auf? Depressionen und Angst. Beides ist bei Autoimmunkrankheiten häufiger als bei anderen schweren Erkrankungen anzutreffen. Das deutet darauf hin, dass die Betroffenen nicht nur aufgrund ihrer Krankheit depressiv sind und Angst haben.[13] Vielmehr sind diese Veränderungen ein direktes Ergebnis von etwas, das unmittelbar mit der Autoimmunität zusammenhängt.

Meine These lautet, dass die chronische Aktivierung des Immunsystems selbst Depressionen und Angst verursachen kann, weil Zytokine (die Substanzen, die bei Entzündungen unmittelbar auf das Gehirn einwirken) dem Zentralnervensystem mitteilen, dass der Körper am Kämpfen ist. Und das erzeugt Verunsicherung.

Die Verbindung zwischen Angst und Autoimmunreaktionen scheint zudem gegenseitig zu sein. Studien zu belastenden Kindheitserlebnissen fanden signifikant mehr Autoimmunerkrankungen bei Menschen, die in der Kindheit Vernachlässigung, Misshandlung oder anderen starken Stressfaktoren unterworfen waren.[14] Manchmal frage ich mich, ob bestimmte autoimmune Störungen, die später im Leben auftauchen, eine körperliche Reaktion auf den lebenslangen Schmerz durch Kindheitstraumata sind. Vielleicht hat der Körper von Erwachsenen mit solchen Kindheitserfahrungen den Schmerz internalisiert und bleibt darauf konditioniert, auf jegliche psychische und körperliche Gefahr mit Hypervigilanz zu reagieren.

Umgekehrt steht zu hoffen, dass wir einer Autoimmunität vorbeugen und sie behandeln können, indem wir Magen-Darm-Probleme, Umweltbelastungen und Stress lindern, die dazu beitragen. Meine Patientin Nina litt am chronischen Reizdarmsyndrom, Stimmungsschwankungen, einem schmetterlingsförmigen Ausschlag im Gesicht und häufigen Aphthen im Mund. All dies sind Hinweise auf die Autoimmunkrankheit Zöliakie, die bei den Betroffenen von Glutenverzehr herrührt. Nina merkte, dass ihre Verdauungsbeschwerden schlimmer wurden, wenn sie glutenreiche Mahlzeiten aß, zum Beispiel Nudelgerichte. Als sie deswegen einen Gastroenterologen aufsuchte, präsentierte dieser ihr die negativen Testergebnisse und sagte: „Glückwunsch. Sie haben keine Zöliakie!" Allerdings hatte er *keine Erklärung* dafür, warum sie sich bei Glutenverzehr vor Schmerz krümmte. Sein Rat lautete: *Einfach ignorieren! Sie können und sollten weiter Gluten essen.* Obwohl die Tests das Gegenteil ergeben hatten, hielt Nina die Verbindung zwischen ihren chronischen Verdauungsstörungen, den unklaren Symptomen, die auf eine Autoimmunkrankheit hindeuteten, und dem Gluten auf ihrem Speisezettel für naheliegend. Nach wenigen Tagen glutenfreier Ernährung stellte ihr Körper sich um und begann zu gesunden.

Eine Medizin, die mehr auf Behandlungsoptionen als auf Prävention abzielt und für die der Körper aus verschiedenen Organen zusammengesetzt ist, ohne dass man das große Ganze der Wechselwirkungen beachtet, kann mit Autoimmunität nicht viel anfangen. Und prompt behandelt die eine Ärztin die Psoriasis, die andere die Angst. Wer tritt einen Schritt zurück, um den Zusammenhang zu erkennen? Wer weiß, wie man die Entzündung eindämmt, die beidem zugrunde liegt, anstatt sie nur mit Steroiden und immunmodulierenden Medikamenten zu unterdrücken (bei deren Absetzen die Entzündung wieder aufflammt)? Zudem wartet die klassische Medizin mit dem Behandeln gern ab, bis eine Krankheit im Vollbild erkennbar ist. Das führt nicht nur zu unnötigem Leid, sondern erschwert auch die Lösung, wenn das Problem dann endlich angegangen wird.

Falls Sie also vermuten, dass an Ihrer Angst eine Autoimmunkomponente beteiligt sein könnte – oder wenn Sie ähnliche Symptome feststellen wie die, die ich erwähnt habe –, suchen Sie bitte einen Arzt für Naturheilkunde oder Funktionsmedizin auf, um dem Problem auf den Grund zu gehen. Außerdem empfehle ich Ihnen, die allgemeinen Maßnahmen umzusetzen, die ich in diesem Buch zur Darmheilung, Entzündungseindämmung und Stressregulierung vorschlage.

Wie Darm, Immunsystem und Gehirn kommunizieren

Meine Patientin Joni (42) hatte neben ihrer Angst viele deutliche Symptome, die auf eine Verdauungsproblematik hindeuteten. Sie litt fast ständig unter einem starken Blähbauch, musste viel aufstoßen und hatte abwechselnd Durchfall und Verstopfung. Hinzu kamen Akne, atopisches Ekzem (Neurodermitis) und Migräne, was ebenfalls auf Darmprobleme schließen ließ. Einige Monate lang arbeiteten wir gezielt an ihrer Darmheilung, und wie vermutet besserte sich mit den Verdauungssymptomen und den Hinweisen auf Entzündungsprozesse auch die Angst. Umgekehrt zeigte sich: Wann immer Joni versehentlich (oder mitunter auch absichtlich) etwas zu sich nahm, was die Darmentzündung wieder aufflackern ließ, kehrte die Angst rasant zurück.

Nach heutigem Wissensstand spielt sich etwa 70 Prozent der Immunaktivität im Darm ab.[15] Dieses Verhältnis mag überraschend erscheinen, ist jedoch logisch, weil der Darm einer unserer Hauptkontaktpunkte mit der Außenwelt ist. Allein der Dünndarm hat die Oberfläche eines Tennisplatzes und gewährt Lebensmitteln, Getränken und Mikroben, nach der Vorverdauung im Magen, direkten Zugang zum Körper. Deshalb hat es seinen Sinn, dass sich hier ein Großteil der körpereigenen Abwehr verschanzt. Äußerlich sind wir durch die Haut geschützt, aber alles, was wir schlucken, kommt unmittelbar mit unserem Inneren in Kontakt.

Und warum hängt die Darmgesundheit mit Angst zusammen? Dafür gibt es mehrere Gründe. Erstens kommunizieren Gehirn und Darm miteinander (anders als vielleicht Psychiater und Gastroenterologe). In Kapitel 2 hatte ich die Direktleitung beschrieben, die über den Vagusnerv als Hauptkomponente des parasympathischen

Nervensystems ermöglicht wird und Informationen zwischen Darm und Gehirn austauscht.[16] Das Gehirn könnte also zum Darm sagen: *Ich muss gleich vor 100 Leuten reden. Ich bin in Panik. Wie wäre es mit Durchfall?* Noch wichtiger könnte allerdings die Botschaft des Darms an das Gehirn sein, die lautet: *Seit dem Antibiotikum gegen den Harnwegsinfekt herrscht hier unten das reine Chaos. Ich sorge dafür, dass du dich so schlecht fühlst und so viel Angst hast, dass du dir Ruhe gönnst, bis das hier geklärt ist.* Wer solche Signale ignoriert, nimmt dem Darm jede Gelegenheit, sich wieder zu reparieren. Also funkt er weiter an das Gehirn, dass überhaupt nichts in Ordnung ist.

Neben der Kommunikation über den Vagusnerv gibt es im Verdauungstrakt aber auch Billionen von Mikroorganismen, das sogenannte Mikrobiom, die unser Angstniveau beeinflussen. Die neuentstehende Fachrichtung der Neuromikrobiotik befasst sich mit den Auswirkungen von Darmmikroben auf die Psyche und konnte bereits eine Verbindung zwischen Mikrobiom und Gehirn nachweisen, die als die Mikrobiom-Darm-Hirn-Achse bezeichnet wird. Erste Ergebnisse, die von wissenschaftlichen Arbeitsgruppen an der Tufts University gemeldet wurden, deuten darauf hin, dass Darmmikroben Einfluss auf Immun- und Nervensysteme haben können und umgekehrt.[17] Studien zufolge können zum Beispiel bestimmte *Lactobacillus*-Spezies dazu beitragen, Stressresilienz und kognitive Symptome zu verbessern und Angst zu lindern.[18] Andere Studien nahmen Zusammenhänge zwischen Psyche und Antibiotika unter die Lupe (die nicht nur Krankheitserreger abtöten, sondern auch erwünschte Bakterien). Dabei zeigte sich, dass „wiederholter Antibiotikakontakt mit einem erhöhten Risiko für Depression und Angst" einhergeht."[19] Vermutlich beeinträchtigen Antibiotika die psychische Gesundheit, indem sie erwünschte „gute" Bakterienpopulationen im Darm vernichten. Studien zufolge kann die Wiederherstellung einer gesunden Darmflora durch die Einnahme probiotischer Präparate oder den Verzehr von fermentierten Lebensmitteln die Stimmung heben und Angst entgegenwirken.[20,21] Und darüber hinaus kann die Wiederansiedlung erwünschter Bakterien (über Ernährung und Probiotikagaben) systemische Entzündungen eindämmen. Das scheint eine der Wirkweisen zu sein, über die hilfreiche Darmbakterien Angst dämpfen.[22] Auch wenn dieser Forschungszweig noch im Entstehen begriffen ist, liegt schon jetzt auf der Hand, dass ein ausgewogenes Mikrobiom viel zur Reduzierung von Angst beitragen kann.[23]

Sie erinnern sich sicher daran, dass der Darm zusammen mit dem Gehirn für die Produktion bestimmter Neurotransmitter zuständig ist, darunter Serotonin und GABA, die das Gehirn benötigt, damit es uns gut geht. Wie schon erwähnt, gibt es auch Literaturhinweise, dass bestimmte *Bacteroides*-Stämme im Darm an der GABA-Synthese beteiligt sind.[24] Diese Beteiligung verdeutlicht, wieso eine geschädigte Darmflora unmittelbaren Einfluss auf die GABA-Verfügbarkeit und damit auch auf die Angst haben kann. Im Hinblick auf die um sich greifende Angst sagt mein Bauchgefühl demnach, dass die Dezimierung von GABA-produzierenden Bakterien durch Antibiotikaeinnahme einen entscheidenden Anteil daran hat.

Ein besonders wichtiger Weg, über den der Darm zu Angst beiträgt, verläuft über Entzündungsprozesse. Wie in Teil I dargelegt, ist eine gestörte Darmfunktion in der Lage, im ganzen Körper – sogar im Gehirn – Entzündungen auszulösen. Brennt es im Darm, brennt es auch im Gehirn. Zu den möglichen Ursachen zählen Lipopolysaccharide (die im Darm ganz normal sind), wenn sie durch eine übermäßig durchlässige Darmschleimhaut ins Blut gelangen. Der Darm kann aber auch von opportunistischen und pathogenen Bakterien überwuchert werden. Das versetzt das Immunsystem in höchste Alarmbereitschaft und es geht zum Kampf über, anstatt den Zustand zu tolerieren.[25] In beiden Szenarien erreicht die Entzündung das Gehirn, und wir verspüren Angst.

Um jenseits von Symptomen wie Durchfall, Verstopfung, Blähungen und Sodbrennen abschätzen zu können, ob der Darm an Ihren Ängsten beteiligt sein könnte, lohnt es sich, kurz mögliche zeitliche Zusammenhänge zwischen körperlicher Gesundheit, Lebensereignissen und Angst zu skizzieren. Manche Menschen begleitet die Angst schon so lange, wie sie denken können. Bei anderen setzt sie während einer Scheidung ein, nach einer Reise, einer Antibiotikabehandlung, einem medizinischen Eingriff oder einer Lebensmittelvergiftung. Liegt eine der letzteren Erklärungen vor, besteht Grund zur Vermutung, dass Ihre Angst auf einem angeschlagenen Darm beruht, was wahrscheinlich mit Veränderungen des Mikrobioms zusammenhängt – entweder durch eine Invasion bestimmter Erreger oder durch eine Dezimierung von wichtigen Bakterien nach einer Antibiotikatherapie. Obendrein kann starker Stress eine ähnliche Wirkung entfalten wie eine Antibiotikabehandlung, denn auch Stress beeinflusst das innere Ökosystem und die Darmschleimhaut. Unabhängig von der Ursache – ob Antibiotikum, Salmonellen oder Scheidung –, ist die Heilung des Darms ein wichtiger Beitrag zur Heilung der Angst.

Dabei geht man schrittweise vor: All das weglassen, was den Darm reizt, Dinge hinzufügen, die ihn beruhigen, und dann für gute Voraussetzungen sorgen, damit eine Heilung einsetzen kann. Dass bestimmte Lebensmittel den Darm reizen können, haben wir bereits besprochen. Gluten und Kuhmilchprodukte werden häufig erwähnt[26], aber dabei übersieht man leicht industriell erzeugte pflanzliche Öle[27-29], Zuckeraustauschstoffe[30], Stabilisatoren wie Carrageen[31] und Pestizide wie Roundup[32], die ebenfalls zur Fehlsteuerung des Darms beitragen. Auch bestimmte Medikamentengruppen haben einen unguten Einfluss auf den Darm. Für einen gesunden Darm sollten Sie beispielsweise Antazida (Medikamente zur Neutralisierung der Magensäure) nur einnehmen, wenn es unumgänglich ist.[33] Dasselbe gilt für frei verkäufliche Schmerzmittel wie Ibuprofen[34] und verschreibungspflichtige Schmerzmittel[35], aber auch für orale Verhütungsmittel[36] und Antibiotika.[37] Das sind natürlich sehr allgemeine Empfehlungen, die individuell abzuwägen sind. Stellen Sie verordnete Medikamente nie ohne vorherige Rücksprache mit Ihrem Arzt um. Es geht auch nicht darum, all diese Arzneimittel jederzeit zu 100 Prozent zu meiden. Ich möchte nur dazu auffordern, bei der Entscheidung miteinzubeziehen, was das für die Darmgesundheit bedeuten könnte.

Um den Darm zu beruhigen, empfehle ich Knochenbrühe, weil sie das Kollagengerüst für die Heilung der Darmschleimhaut liefert. Geklärte Butter liefert Butyrat (Buttersäure) als natürlichen Treibstoff für die Zellen der Schleimhaut sowie Glutamin, eine Aminosäure, die an der Reparatur dieser Gewebe beteiligt ist. Darüber hinaus sollte der Darm mit erwünschten Bakterien neu geimpft werden. Die meisten Menschen denken dabei an Probiotika, also gesunde, lebende Mikroorganismen in Kapselform. Solche Präparate können zwar einen Beitrag leisten, aber der eigentliche Grundpfeiler für die Neubesiedelung mit wünschenswerten Bakterien ist der regelmäßige Konsum fermentierter Speisen wie Sauerkraut und stärkehaltiger Knollen wie Süßkartoffeln (die den erwünschten Bakterien als Präbiotikum das nötige Futter liefern). Manche Menschen müssen bei der Zufuhr wünschenswerter Bakterien besonders vorsichtig vorgehen. Wenn wie bei meiner Patientin Joni starke Blähungen oder Aufstoßen auftreten, könnte ein übermäßiges Bakterienwachstum im Dünndarm vorliegen. In diesem Fall muss ein Teil dieser Fehlbesiedelung zunächst abgetötet werden, ehe man gute Bakterien zuführt. Wenden Sie sich bei einer bakteriellen Fehlbesiedelung des Dünndarms bitte an einen Arzt für Naturheilkunde oder Funktionsmedizin.

Mein letzter Ratschlag für einen gesunden Darm lautet: Stehen Sie sich nicht selbst im Weg. Die Heilung des Darms benötigt Energie, die nur durch Ruhe dort ankommt. Kulturell lösen wir Probleme am liebsten, indem wir das neueste Mittel dagegen kaufen. Die erforderlichen Verhaltensänderungen fühlen sich mitunter nebensächlich an. Nachdem ich jedoch über Jahre mit Patientinnen und Patienten an der Gesundheit ihres Darms gearbeitet habe, halte ich diesen Punkt für unverzichtbar. Ohne Ruhe und Stressabbau kann der Darm nicht heilen, und wenn Sie sich noch so lange glutenfrei ernähren und Brühe trinken. Wer Darmprobleme und Angst überwinden will, muss dem Körper Ruhe gönnen. Es fühlt sich so an, als müssten Sie Berge versetzen, um ausreichend Schlaf und Stressabbau zu ermöglichen? Versetzen Sie den Berg! Schlafen Sie genug, machen Sie insgesamt weniger und schieben Sie jeden Tag bewusste Entspannung ein.

Sollten Sie Lisdexamfetamin einnehmen (z. B. gegen ADHS), so müssen Sie sich klarmachen, dass Heilungsprozesse nur ablaufen können, wenn das Nervensystem im parasympathischen Zustand ist, also entspannt. Für die Darmheilung gilt dies ganz besonders. Amphetamine versetzen den Körper jedoch in eine Stressreaktion. Bei vielen meiner Patienten konnte die Heilung erst einsetzen, als sie ihre stimulierenden Mittel absetzten, weil der Körper in einer stimulationsinduzierten Stressreaktion festhing, die eine echte Genesung behinderte.

Und besorgen Sie sich einen Toilettenhocker für eine natürlichere Haltung auf dem Örtchen. Einfach googlen – danken dürfen Sie mir später.

Angst behandeln durch Neukalibrierung des Immunsystems

Es ist möglich, dem Immunsystem über die Nahrung Informationen zu liefern, die es wieder ins Gleichgewicht versetzen und damit auch Depression und Angst lindern können. Meine Patienten schrauben dazu nicht nur den Konsum entzündungsfördernder Produkte herunter, sondern wirken Entzündungen über bestimmte Lebensmittel und Übungen entgegen. Am Anfang steht meist Kurkumin, der Wirkstoff aus dem Gewürz Kurkuma. Kurkumin beeinflusst im Immunsystem die Schaltstelle NF-κB[38,39], der es in erster Linie vermittelt: *Reg dich nicht über Kleinkram auf.* Ich empfehle Patienten, Kurkumin über Currygerichte aufzunehmen oder Kurkumapaste mit geklärter Butter und Wasser zur traditionellen indischen „Goldenen Milch" aufzuschlagen. Schwarzer Pfeffer unterstützt beim Kochen die Wirkung von Kurkuma und erhöht die entzündungshemmende Wirkung. Ingwer[40], Knoblauch[41], Zwiebeln[42], Omega-3-reiche Lebensmittel wie Lachs[43] und fast alle kräftig gefärbten Gemüsearten[44] (wie dunkelgrünes Blattgemüse und Rote Bete) tun einem aufgekratzten Immunsystem ebenfalls gut.

Neben einer Eindämmung der Entzündungsbereitschaft muss das Immunsystem aber auch neu *kalibriert* werden. Schließlich ist das Immunsystem eine mächtige, komplexe Maschinerie, die sich seinerzeit unter völlig anderen Lebensbedingungen entwickeln konnte, als wir sie heute kennen. Im Verlauf der Evolution waren wir Menschen ständig mit Mikroben konfrontiert. Manche davon waren harmlos, manche symbiotisch (das heißt, sie halfen uns), andere waren Krankheitserreger oder Parasiten (die uns schaden konnten). Vom Geburtskanal bis zum Dreck im Essen bis hin zur Nähe zu Tieren und deren Ausscheidungen waren wir ständig Mikroben ausgesetzt, und aus all diesen Kontakten entstand ein vielfältiges Ökosystem von Mitbewohnern im menschlichen Verdauungstrakt. Dieses Mikrobiom *kalibriert* das Immunsystem; das heißt, die Bakterien und Viren in unserem Körper kommunizieren ständig mit dem Immunsystem. Über ein breit gefächertes Ökosystem und damit einen ebenso breit gefächerten Austausch wird das Immunsystem ständig trainiert und lernt, zwischen gefährlich und hilfreich, Freund oder Feind zu unterscheiden.

Und heute? Die Einschränkungen in der Darmflora beginnen vielfach schon vor dem ersten Atemzug. Bei Babys, die per Kaiserschnitt geboren werden (was gegenwärtig 32 Prozent der Entbindungen in Amerika und knapp 30 Prozent in Deutschland betrifft[45]), kommt der Verdauungstrakt nicht zuerst mit der Vaginalflora der Mutter in Kontakt, sondern mit den Mikroben aus der Krankenhausluft und von der Haut des OP-Teams.[46] Eine vaginale Geburt hingegen gibt dem Kind ein buntes Gemisch mütterlicher Mikroben mit auf den Weg. Doch selbst dieser Transfer erwünschter Bakterien kann unterbunden werden, wenn Mütter mit bestimmten B-Streptokokken (die in der Vagina ganz normal sind) während der Wehen ein Breitbandantibiotikum erhalten. (In den Vereinigten Staaten erhalten etwa 40 Prozent der Frauen während der Entbindung Antibiotika.[47]) Ich will Frauen damit keineswegs vorwerfen, dass sie einen – oft unvermeidlichen und lebensrettenden – Kaiserschnitt hatten. Dennoch handelt es sich dabei um Aspekte des modernen Lebens, die unser Mikrobiom beeinflussen und zu einer Fehlsteuerung des Immunsystems beitragen. Und wir sollten uns daher mit offenen Augen um entsprechende Lösungen bemühen. Der Mikrobiomforscher Dr. Martin J. Blaser schreibt dazu in seinem Buch *Missing Microbes*: „Ich will weder Antibiotika noch Kaiserschnitte verbieten – das wäre, als würde man das Auto verbieten wollen. Mir geht es nur darum, sie überlegter einzusetzen und Mittel gegen ihre schlimmsten unerwünschten Wirkungen zu entwickeln."[48]

Nach der Geburt sind wir in einer Welt unterwegs, die immer wieder Attacken auf die Diversität der Darmflora startet. Ein 20-jähriger Amerikaner hat heutzutage durchschnittlich 17 Antibiotikabehandlungen hinter sich.[49] In Kombination mit Zucker und Fertigprodukten, chronischem Stress, Alkohol, Antazida, hormonell wirksamen Verhütungsmitteln, Psychopharmaka, Antibiotikarückständen in tierischen Produkten und gechlortem Trinkwasser steht das Ökosystem des Verdauungstrakts unter Dauerbeschuss. Das Ende des Lieds ist ein anspruchsvolles Immunsystem, dem das Grundtraining fehlt. Erkennbar wird dies an den chronischen, entzündlichen Erkrankungen wie Asthma, atopischem Ekzem, Allergien und Lebensmittelunverträglichkeiten, die bei Kindern inzwischen epidemische Ausmaße annehmen. Ich möchte sogar behaupten, dass auch manche Fälle von Hyperaktivität mit Aufmerksamkeitsdefizit (ADHS) entzündungsbedingt sind.[50] Und das ist nur eine Ergänzung zum weniger bekannten Zusammenhang zwischen chronischer Entzündung und vielen verbreiteten Erkrankungen von Herzkrankheiten[51] und Krebs[52] bis hin zu Demenz[53] und natürlich psychischen Krankheiten.[54,55]

Und wie sollen wir dieses Problem nun angehen? Manche Faktoren unterliegen nicht unserer Kontrolle, aber bestimmte Schritte *sind* dennoch möglich. Die folgende Liste lege ich allen Betroffenen ans Herz. Vieles überschneidet sich ohnehin mit den Hinweisen, die ich zum Angstabbau gebe.

1. Meiden Sie entzündungsfördernde Lebensmittel wie pflanzliche Öle. Ergänzen Sie entzündungshemmende Substanzen wie Kurkuma.

2. Fördern Sie ein vielfältiges Ökosystem im Darm, indem Sie Antibiotika nur im Notfall einnehmen und fermentierte Lebensmittel und stärkehaltiges Knollengemüse essen.

3. Lassen Sie den Darm abheilen, indem Sie alles meiden, was ihn reizt, etwa Produkte mit Pestizidrückständen. Unterstützen Sie den Darm mit Knochenbrühe und nährenden Suppen.
4. Stellen Sie dem Immunsystem alle Nährstoffe zur Verfügung, die es für seine korrekte Funktion braucht, darunter Zink, Vitamin A und C sowie die B-Vitamine.
5. Meiden Sie nach Sonnenuntergang blaues Licht. Das Hormon Melatonin fördert die gesunde Immunaktivität, wird aber nur bei Dunkelheit ausgeschüttet. (Mehr Informationen zu blauem Licht finden Sie in Kapitel 5.)
6. Gönnen Sie sich ausreichend Schlaf. Im Schlaf erledigt das Immunsystem den Großteil seiner Arbeit.
7. Entspannen Sie sich. Dauerstress stört die Immunaktivität.
8. Lassen Sie Ihren Vitamin-D-Spiegel überprüfen und achten Sie darauf, ausreichend Sonnenlicht zu tanken (mehr dazu im nächsten Abschnitt). Wenn Sie nicht genug Sonne bekommen, sollten Sie Vitamin D einnehmen.

Wie üblich ist das moderne Leben praktisch das Gegenteil dieser Empfehlungen. Unsere Nahrung ist nährstoffarm und fördert Entzündungen, wir bekommen zu wenig Schlaf, wir halten uns viel zu viel in Innenräumen auf (damit fehlt uns tagsüber das volle Spektrum des Sonnenlichts, wohingegen wir nachts unsere Umgebung hell beleuchten), und wir leben dank pausenloser, schlechter Nachrichten in ständiger Furcht. Wenn Sie nur einige dieser Faktoren ändern können, sind Sie auf einem guten Weg zu einem ausgewogeneren Immunsystem und weniger Angst.

Das richtige Maß an Sonnenlicht

Sonnenschein hebt auf vielerlei Weise die Stimmung, aber sein wichtigster Beitrag zur psychischen Gesundheit dürfte sicherlich die

Produktion von Vitamin D über die Haut sein. Und Vitamin D ist gesundheitlich weitaus wichtiger, als viele glauben. Ein gesunder Vitamin-D-Spiegel ist die Voraussetzung für Ausgeglichenheit und hilft vorbeugend gegen Erkältungen und Autoimmunerkrankungen.

Dieses Vitamin ist so unverzichtbar, dass die Evolution kein Risiko eingegangen ist. Der Körper ist in der Lage, es selbst zu erzeugen, solange etwas so Zuverlässiges und Allgegenwärtiges vorhanden ist wie die Sonne. Die Idee war also genial – jedenfalls so lange, bis Sonnencreme, Videospiele und Homeoffice praktisch alles Sonnenlicht herausgefiltert haben.

Aber was ist das Besondere an Vitamin D, und warum legt die Evolution so viel Wert darauf? Nun, zunächst einmal ist die Bezeichnung „Vitamin" geradezu irreführend, denn es übernimmt im Körper eher Hormonfunktionen. Vitamin D ist unverzichtbar für die korrekte Immunfunktion (so trägt es zur Infektabwehr[56] und möglicherweise auch zur Beseitigung von Krebsvorstufen bei[57]) und kalibriert das Immunsystem, damit wir einen Angriff echter Krankheitserreger (wie COVID-19) überstehen,[58] ohne übertrieben auf harmlose Allergene anzuspringen (wie es bei Asthma oder Heuschnupfen der Fall ist)[59] oder dem Immunsystem ein falsches Ziel vorzugeben (wie bei autoimmunen Störungen).[60] Ein gesunder Vitamin-D-Spiegel *ist* wichtig für kognitive Funktionen und Demenzprävention[61], gesunde Herzgefäße[62], Knochendichte und Osteoporosevorbeugung[63], Fruchtbarkeit und ausgeglichene Hormonspiegel[64] sowie für die Prävention bestimmter Krebsarten.[65-70] Darüber hinaus ist Vitamin D auch sehr wichtig für die Psyche: Studien zufolge kommt es bei einem gesunden Vitamin-D-Spiegel seltener zu Depressionen und Angst.[71,72]

Die Weltgesundheitsorganisation WHO geht davon aus, dass der Körper mit 5-15 Minuten Sonneneinstrahlung pro Tag an 2-3 Tagen pro Woche ausreichend Vitamin D bilden kann. Tatsächlich reicht eine Viertelstunde jedoch nicht aus. Untersuchungen ergaben, dass die Mehrheit der Amerikaner einen zu niedrigen Vitamin-D-Spiegel aufweisen.[73-75] Dabei orientierte man sich allerdings am gängigen Referenzwert von 30 ng/ml, der vermutlich zu niedrig angesetzt ist.

(Wenn es um einen optimalen Vitamin-D-Spiegel ginge, der eher bei 50 ng/ml[76] angesiedelt wäre, gäbe es weit mehr Menschen mit „Vitamin-D-Mangel"). In meiner Praxis habe ich so viele Laborwerte gesehen, dass ich überzeugt davon bin, dass wir alle mit leeren Vitamin-D-Speichern durchs Leben gehen. Im Zweifelsfall orientiere ich mich dabei gerne an den Umweltbedingungen, unter denen sich der Mensch einst entwickelte. Fragen Sie sich selbst: *Waren wir damals an zwei bis drei Tagen pro Woche eine Viertelstunde draußen?*

Wir haben gelernt, die Sonne zu fürchten, und jeden Quadratzentimeter Haut mit Sunblocker zu schützen. Natürlich kann der Schutz vor Sonnenbrand und UV-Licht vielen Hautkrebsfällen und einigen Todesfällen vorbeugen. Aber ich frage mich, ob diese extreme Vorsicht in Bezug auf die Sonne womöglich ihren Preis hat – nämlich den eines weitverbreiteten Vitamin-D-Mangels, der besonders Menschen mit stärker pigmentierter Haut betrifft.[77] Es ist an der Zeit, Risiken und Vorzüge des Sonnenlichts neu zu beleuchten. Trotz des sehr realen Hautkrebsrisikos ist das Pendel vielleicht zu weit in die Gegenrichtung geschwungen.

Unsere Beziehung zur Sonne muss zu einem sensiblen Gleichgewicht zwischen dem Vitamin-D-Bedarf einerseits und dem Hautkrebsrisiko andererseits gelangen. Früher löste der Körper diese widerstreitenden Prioritäten über die Hautfarbe. Entwickelten sich unsere Vorfahren vor allem in Gebieten mit starker Sonneneinstrahlung, sitzt das Melanin (oder Pigment) dicht an der Oberfläche der Hautzellen. Dadurch wirkt die Haut dunkler und bildet einen Schutzschild vor DNA-Schäden durch Sonnenlicht und somit vor Hautkrebs. Stammen wir hingegen von Menschen ab, die traditionell in weniger sonnigen Gegenden lebten, sitzt das Melanin tiefer in den Zellen. Dort bietet es weniger Schutz vor Hautkrebs, erleichtert dem Körper jedoch, auch bei geringerer Sonneneinstrahlung noch Vitamin D zu erzeugen. Das Gleichgewicht zwischen Vitamin-D-Bildung und Hautkrebsentstehung ist so elementar, dass sich die für die Hautfarbe verantwortlichen Gene veränderten Bedingungen ziemlich rasch anpassen. Bestimmende Faktoren für die Hautfarbe wie die Gene SLC24A5 und MFSD12 liegen auf einem hoch konservierten

Genomabschnitt und waren damit starker einer natürlichen Selektion ausgesetzt.[78] An diesen Genen gab es sogar einen sogenannten *selective sweep*, bei dem sich vor etwa 70 000 Jahren bei eurasischen Populationen die Genexpression änderte, als diese Afrika den Rücken kehrten.[79] Die Evolution hatte bei diesem Gleichgewicht also gar keinen Spielraum, weder in die eine, noch in die andere Richtung: Hautkrebs kann tödlich sein, aber unter einem Vitamin-D-Mangel leidet eben die Gesundheit des ganzen Körpers.

In Bezug auf die Hautkrebsprävention geht es vor allem darum, keinen Sonnenbrand zu bekommen. Wenn wir versuchen, uns aus lauter Angst vor Hautkrebs gar nicht mehr der Sonne auszusetzen, kann dies die Haut ironischerweise empfindlicher machen, wenn wir doch einmal mehr Zeit in der Sonne verbringen. Viele Menschen versuchen, sich möglichst gut zu schützen und hellhäutig zu bleiben. Wenn wir dann aber in den Urlaub fahren oder bei einem Fest im Freien die Sonnencreme vergessen haben, kommt es leichter zu einem Sonnenbrand. Und dadurch steigt das Hautkrebsrisiko stärker an, als hätten wir das ganze Jahr über eine gewisse Grundmenge an Sonnenstrahlen zugelassen.

Zudem leistet die gut gemeinte, allgemeine Empfehlung, direktes Sonnenlicht zu meiden, allen Menschen mit dunklerem Hauttyp einen schlechten Dienst. Bei pigmentreicher Haut ist es in Nordamerika sehr unwahrscheinlich, dass 15 Minuten Sonnenschein am Tag eine ausreichende Vitamin-D-Produktion ermöglichen. Zudem wissen viele Menschen mit dunkler Haut gar nicht, dass ihr Hautkrebsrisiko aufgrund von Sonneneinstrahlung eher gering ist.[80-82] Der daraus resultierende Vitamin-D-Mangel hingegen wird mit Diabetes[83,84], Adipositas[85], einer erhöhten Mortalität oder häufigerer Intensivbehandlung bei COVID-19[86,87], Demenz[88], Krebs ganz allgemein[89,90], kardiovaskulären Erkrankungen[91-93], Osteoporose[94], Asthma[95], Autoimmunerkrankungen[96,97], Depressionen[98] und Angst[99] in Verbindung gebracht.

Die richtige Menge an Sonnenkontakt ist so individuell wie die Kombinationen aus Hautton und Breitengrad. In die persönliche Risikoanalyse sollten Hautton, eventuelle Hautkrebsfälle in der

Familie, Wohnsitz, Lebensstil und die Häufigkeit von eigenen Sonnenbränden in der Kindheit einfließen. Hilfreich ist dabei auch die Überlegung, ob wir geografisch noch in denselben Breiten leben wie unsere Vorfahren damals. Für einen Schwarzen in Chicago könnte somit das Risiko für einen Vitamin-D-Mangel höher sein als das Hautkrebsrisiko, wohingegen jemand mit nordeuropäischen Wurzeln in Äquatornähe stärker auf das Hautkrebsrisiko achten sollte als auf einen denkbaren Vitamin-D-Mangel.

Und auch wenn es einfacher erscheint, die Haut von der Sonne fernzuhalten und stattdessen ein Vitamin-D-Präparat einzunehmen, bin ich davon überzeugt, dass Nahrungsergänzungsmittel die Natur nicht ersetzen. Wie bei so vielen Gesundheitsaspekten ist die Dynamik von Vitamin D komplexer als das, was eine Pille erreichen kann.[100,101] Studien haben wiederholt aufgezeigt, dass ein niedriger Vitamin-D-Spiegel mit diversen Krankheitsbildern und ungünstigen Verläufen einhergeht. Allerdings fehlen Nachweise, dass die medikamentöse Wiederherstellung eines gesunden Vitamin-D-Spiegels diese Problematik beheben konnte. Die fehlende Wechselwirkung könnte darauf hindeuten, dass bei der Reaktion des Körpers auf Sonnenlicht mehr involviert ist, als wir am Vitamin-D-Spiegel ablesen können. Tatsächlich bilden Menschen bei Kontakt mit UVB-Licht diverse weitere „Photoprodukte“[102,103], darunter Beta-Endorphin, Adrenocorticotropes Hormon (ACTH), Calcitonin Gene-Related Peptide (CGRP), Stickstoffmonoxid und Substanz P, die bei Schmerzen, Stress, Bluthochdruck und Entzündungen hilfreich sein können.[104-109]

Sonnenlicht scheint Gesundheit und Psyche gut zu tun, und Studien legen sogar nahe, dass die damit verbundenen Vorteile das erhöhte Sterberisiko durch Hautkrebs mehr als aufwiegen könnten.[110] Eine schwedische Langzeitstudie, die knapp 30 000 Menschen 20 Jahre lang beobachtete, kam zu dem Ergebnis, dass Teilnehmende, die der Sonne aus dem Weg gingen, ein insgesamt doppelt so hohes Sterberisiko hatten (erfasst wurden alle Todesursachen).[111] Eine verantwortungsbewusste Einnahme von Vitamin D aufgrund gezielter Untersuchungen und kombiniert mit anderen wichtigen Mikronährstoffen wie Magnesium, Phosphor und den Vitaminen A und K ist zwar eine ausgezeichnete Strategie, um unseren Vitamin-D-Bedarf abzurunden – und tut besonders im Winter insgesamt gut –, aber der Kontakt mit Sonnenlicht hat spezielle Vorteile, die schwer zu messen sind und über eine Erhöhung des Vitamin-D-Spiegels deutlich hinausgehen.

Borreliose und Schimmel

Die komplexen Zusammenhänge bei Borreliose sowie dem sogenannten *Chronic Inflammatory Response Syndrome,* dem oft eine Schimmelexposition vorausgeht, übersteigt den Umfang dieses Buches. Ich möchte jedoch zumindest darauf hinweisen, dass Angst in vielen Fällen ein Symptom der ganz erheblichen Immunaktivierung ist, die durch diese Erkrankungen in Gang kommen kann. Wenn Sie Grund zur Annahme haben, dass Sie bei einem Zeckenstich mit Borreliose infiziert wurden, oder wenn Sie in einem Gebäude mit Wasserschaden oder Schimmel leben oder arbeiten, lohnt sich eine Abklärung und eventuelle Behandlung durch einen Spezialisten für funktionelle Medizin. Sowohl Borreliose als auch die Folgen von Schimmelkontakt können mit hochgradiger Angst einhergehen, werden von ausschließlich klassisch ausgebildeten Medizinern jedoch häufig übersehen oder als unwichtig abgetan.

Gluten und Kuhmilch unter der Lupe

Wie haben Sie gerade reagiert, als Sie „Gluten und Kuhmilch" lasen? Die meisten verdrehen entweder die Augen, weil sie von der angeblichen Überempfindlichkeit, über die alle Welt spricht, nichts mehr hören wollen, oder sie verdrehen die Augen, weil dieses Thema schon ein alter Hut für sie ist – sie kennen jedes Buch dazu und haben so viele Podcasts gehört, dass sie über Gluten und Kuhmilch glatt eine eigene Doktorarbeit schreiben könnten. Hier kommen nun neue Informationen, die im Hinblick auf Angst eine neue Sichtweise eröffnen.

Ja, ich weiß, Glutenunverträglichkeit ist etwas, worüber sich viele gerne lustig machen, und Käse ist heilig. Dass wir so defensiv reagieren, wenn uns jemand Gluten und Milchprodukte wegnehmen will, ist also kein Wunder. Schließlich stellt dieses Duo unsere beliebteste, sozial akzeptierte Droge dar. Zahllose Snacks oder beliebte schnelle Gerichte kombinieren Weizen und Kuhmilch: Kekse, Brownies, Milcheis, Spagetti mit Käsesoße, übergrilltes Käsesandwich oder Pizza. Diese Zusammensetzung wird oft als Inbegriff von kulinarischem Glück und Trostessen betrachtet. Ich nehme es also niemandem krumm, der jetzt denkt: *Warum will diese fiese Ärztin mir auch noch dieses Menschenrecht verwehren?*

Leider muss ich den unmittelbaren Zusammenhang von Gluten und Milchprodukten mit Angst dennoch ansprechen. Diese Lebensmittel reizen den Darm und nähren nicht nur systemische Entzündungen im ganzen Körper, sondern machen auch süchtig, erhöhen die Entzündungsbereitschaft und lassen uns nach einem kurzfristigen Kick ins Entzugstief abrutschen, das uns ängstigt.

Obwohl Menschen seit Jahrtausenden ohne größere Probleme glutenhaltiges Getreide verzehren, ist Glutensensitivität ohne Zöliakie extrem verbreitet.[112] Ich kann nicht die Augen davor verschließen, dass es so vielen meiner Angstpatienten besser geht, wenn sie von Gluten Abstand nehmen. Das Verwirrende daran ist: Viele meiner Patienten – auch ich – entwickeln nur dann Symptome, wenn wir Gluten in den USA verzehren. In Europa oder Asien hingegen tolerieren wir es. Zöliakie bleibt Zöliakie, ganz gleich, wo man sich aufhält. Bei Glutenintoleranz hingegen scheinen die Symptome geografisch zu variieren. Das könnte den Gedanken provozieren: *Klar, im Urlaub reagiert man entspannter.* Tatsächlich funktioniert die Verdauung in entspanntem Zustand besser, aber erklärt das wirklich ausreichend, warum dieselbe Pasta in den Flitterwochen in Italien so problemlos erscheint, während wir zu Hause im Alltag schmerzhafte Blähungen davon bekommen? Vor einigen Jahren war ich meine eigene Versuchsperson. Damals habe ich sieben Monate auf mehreren Kontinenten gelebt und gearbeitet. In Italien, Griechenland, Israel, Hongkong, Australien und Neuseeland habe ich alles Mögliche mit Gluten gegessen. Dennoch war meine Haut frisch und gesund, und meine Verdauung funktionierte zuverlässig. Dann landete ich in Kauai, auf der nördlichsten Insel des hawaiianischen Archipels. Ich betrat amerikanischen Boden und aß Produkte amerikanischer Herkunft. Ein Bissen von der Pita, und alle Symptome meiner Glutenintoleranz kehrten schlagartig zurück. Damals war ich immer noch ganz im Urlaubsmodus und befand mich im Inbegriff des Paradieses, und dennoch krümmte ich mich vor Schmerzen. Wie kann das sein? Meiner Theorie nach hängt die Glutenintoleranz vieler Amerikaner mit Glyphosat zusammen, jenem Pestizid, das wir so freigiebig auf unseren Weizen sprühen. Das würde zu den geografischen Überlegungen passen, weil der Einsatz von Glyphosat in vielen Teilen der Welt streng reguliert ist.[113,114] Könnte die Glutenintoleranz vieler Amerikaner in Wahrheit eine Reaktion auf Glyphosat sein?

Was hat es mit Roundup auf sich? Glyphosat ist der aktive Wirkstoff in bestimmten Pestiziden wie Roundup und erzeugt nachweislich eine erhöhte Durchlässigkeit der Darmschleimhaut (Leaky-Gut-Syndrom).[115] (Die amerikanische Umweltschutzagentur EPA hegt den Verdacht, dass Glyphosat für 93 Prozent der in Amerika gesetzlich geschützten Arten schädlich oder tödlich sein dürfte[116], aber das ist ein anderes erschütterndes Thema.) Ein übermäßig durchlässiger Darm lässt gewisse Inhalte aus dem Verdauungstrakt ins Blut übertreten, darunter auch unzureichend verdautes Glutenprotein. Bei entsprechender genetischer Veranlagung ruft das eine Phalanx aus Antikörpern auf den Plan, die das Gluten angreifen. Weil unser Weizen so intensiv mit Roundup behandelt wird, verzehren wir sozusagen den Doppelpack: Mit dem Gluten nehmen wir eine Substanz auf, die den Darm „löchrig" macht. Auf diese Weise gelangt ein gewisser Anteil Gluten ins Blut, wo daraufhin Antikörper gegen Gluten gebildet werden. Diese Antikörper können wiederum die Dünndarmschleimhaut attackieren, wenn mehr Gluten verzehrt wird, was zu einem Teufelskreis aus Darmentzündungen führt. (Manche führen an diesem Punkt an, dass diese Antikörper gegen Gluten über sogenannte „molekulare Mimikry" auch Schilddrüsengewebe angreifen, das der Aminosäuresequenz von Gluten relativ ähnlich ist. Die Antikörper greifen dann die Schilddrüse an, weil sie glauben, dort befände sich Gluten.[117,118] Das deutet auf einen denkbaren

Zusammenhang zwischen Gluten, Schilddrüsenerkrankungen und psychischen Problemen wie Angst und bipolarer Störung hin, denn das sind mitunter lediglich Symptome einer kranken Schilddrüse.) Glyphosat, das die Weltgesundheitsorganisation WHO als wahrscheinlich krebserzeugend[119] eingestuft hat, steht auch im Verdacht, die bakterielle Vielfalt im Darm zu schädigen und damit das enterische Nervensystem aus dem Takt zu bringen.

Vielleicht fragen Sie sich jetzt: *Na gut, dann esse ich eben Produkte aus Biogetreide, die nie mit Glyphosat in Kontakt waren.* Für manche Menschen kann das die Lösung sein. Diese Personen vertragen zum Beispiel ein gründlich fermentiertes Sauerteigbrot, in dem das Gluten während der Gärzeit teilweise vorverdaut wurde und keinerlei Glyphosatrückstände vorhanden sind. Bei anderen hingegen, die ihr Leben lang glyphosathaltiges Brot verzehrt haben, kann auch fermentiertes Gluten aus dem Bioanbau Entzündungen in Gang setzen, vor allem dann, wenn der Darm noch nicht wieder intakt ist. Das würde nicht nur bedeuten, dass Glyphosat den Körper dazu bringt, Antikörper gegen Gluten zu entwickeln, sondern auch, dass diese Antikörper langfristig erhalten bleiben.[120]

Wenn Sie feststellen, dass Ihre Angst bei Glutenverzicht nachlässt, Sie aber trotzdem gern gewisse Mengen glutenhaltiger Produkte essen möchten, können Sie – sofern Sie nicht von Zöliakie betroffen sind – Sauerteig aus Biogetreide ausprobieren und Glutenhaltiges auf internationalen Reisen an Orten essen, an denen Glyphosat im Getreideanbau verboten ist. Letztlich geht es dabei immer um die Frage: *Wie geht es Ihnen?* Wenn Sie damit klarkommen, ohne körperliche Symptome oder Angstattacken zu erleben – Halleluja! Falls Sie jedoch feststellen, dass Sie nervös, traurig, ängstlich oder unkonzentriert reagieren oder nach dem Verzehr von Gluten stundenlang schmerzhafte Blähungen haben, dann seien Sie ehrlich genug, diese Substanz nur mit großer Vorsicht zu sich zu nehmen.

Milchprodukte sind ein ganz anderes Thema. Bei der Verträglichkeit tierischer Milch ist das Spektrum breit gefächert, und das gilt auch für die verschiedenen daraus hergestellten Produkte. An einem Ende des Spektrums liegen Lebensmittel wie Butter und

Butterreinfett, was viele Menschen gut vertragen. Der Anteil derer, die mit nicht pasteurisierten, vollfetten, fermentierten Schafs- und Ziegenmilchprodukten zurechtkommen (z. B. Kefir), ist schon geringer. Und auf der anderen Seite der Skala steht ein Glas Magermilch aus hormon- und antibiotikabelasteter Massenproduktion. Milch kann noch so sehr als „gesund" angepriesen werden – es handelt sich dabei um ein stark verarbeitetes Produkt, das zumindest im Tierversuch eine gewisse Entzündungsreaktion im Blut hervorruft.[121] Wenn Sie nicht bereits wissen, dass Sie auf Milcheis mit Magenschmerzen und Durchfall reagieren, lohnt sich ein Selbstversuch. Verzichten Sie probehalber einen Monat lang auf alle Milchprodukte. Schreiben Sie auf, wie es Ihnen damit geht. Dann können Sie diese Erzeugnisse wieder einführen, sollten dabei aber auch auf körperliche und psychische Symptome achten. Seien Sie ehrlich zu sich selbst, wenn Ihr Körper Nein sagt. Wenn Milchprodukte bei Ihnen Entzündungen auslösen und Sie trotzdem nicht darauf verzichten, kann dies zu Angst beitragen.

Womit wir beim letzten schwierigen Aspekt rund um Gluten und Milchprodukte sind, nämlich Gluteomorphin und Kasomorphin. Sie erkennen den zweiten Teil wieder: *-morphin* wie Morphium. In der Tat können sich Gluteomorphin und Kasomorphin im Körper wie Opiate verhalten.[122] Wenn diese Bestandteile von Weizen und Milch durch eine Barrierestörung des Darms ins Blut gelangen, können sie die Blut-Hirn-Schranke überwinden und im Gehirn potenziell an Opiatrezeptoren andocken.[123-127] Für eine Person mit entzündetem Darm kann ein Stück Pizza also wie eine winzige Dosis Morphium sein. Das ist einer der Gründe, weshalb wir Pizza lieben. Es kann uns aber auch nach dem Essen leicht benommen und benebelt machen, und sobald das kurze Hoch verfliegt, reagieren wir unruhig und wollen mehr. Der scheinbar so harmlose Muffin oder Käseteller macht süchtig, und das Auf und Ab kann zu Angst beitragen.

Nahrungsmittelunverträglichkeiten sind nicht immer leicht zu erkennen. Bei Symptomen wie Aufstoßen, Blähungen, Bauchschmerzen, Durchfall, Verstopfung oder Schleim im Stuhl nach dem

Verzehr bestimmter Dinge kann es offensichtlich sein. Bei manchen Menschen sind die Symptome jedoch weniger nachvollziehbar, denn sie reagieren mit Akne, Gelenkschmerzen, Ausschlägen, Ekzem, Verschleimung der Atemwege, postnasalem Drip, Juckreiz oder Migräne oder noch subtiler mit „Nebel im Gehirn" und steigender Angst. Um herauszufinden, ob Sie mit Gluten und Milchprodukten gut klarkommen, lohnt sich eine gut strukturierte, einmonatige Ausschlussdiät. Achten Sie in dieser Zeit auf versteckte Quellen für Gluten und Milchbestandteile. Verdächtig sind Suppen, Salatdressings, Sojasoße, Bratensoße, frittierte und panierte Speisen sowie Haferflocken (sofern sie nicht ausdrücklich als „glutenfrei" gekennzeichnet sind). Diesen einen Monat sollten Sie wirklich ganz streng sein, um das Ergebnis nicht zu verfälschen. Anschließend fügen Sie die gestrichenen Produkte bitte einzeln und systematisch wieder hinzu. Beobachten Sie in diesem Monat Ihr Allgemeinbefinden und insbesondere das Angstniveau. Wenn die Angst in den ersten Tagen der Ausschlussdiät aufgrund des Entzugs schlimmer wird, dann aber kontinuierlich nachlässt, deutet dies darauf hin, dass etwas, das Sie weggelassen haben, Ihre Angst befeuert. Sobald Ihnen klar ist, wie Ihr Körper mit diesen Nahrungsmitteln zurechtkommt, können Sie bewusste Entscheidungen treffen. Was Sie mit diesen Informationen anstellen, ist ganz allein Ihre Sache. Vielleicht ist ein Eis gelegentlich ein paar Blähungen wert, aber der Pfannkuchen rechtfertigt nicht die Panikattacke.

Ich weiß, dass Ernährungseinschränkungen einen schlechten Ruf haben. Außenstehende sehen möglicherweise nur einen Haufen Leute, die sich „anstellen" und andere zwingen, besondere Rücksicht zu nehmen. Oder sie denken an eine verkappte Essstörung. In Wahrheit kann eine Ernährungsumstellung ein mutiger Akt der Selbstliebe und Selbstfürsorge sein, damit es einem damit gut geht. In unserer Gesellschaft braucht man dafür Entschlossenheit und den Mut, gegen den Strom zu schwimmen. Das geht aber nur, wenn Sie Ihren Körper gut kennen und deshalb Tag für Tag bewusste Entscheidungen zu Ihrem eigenen Besten treffen.

Herpes und Angst

Wenn ich mit meinen Patienten überprüfe, worauf ihre Angst beruhen könnte, suche ich nach Mustern. Ein Muster, das ich überraschend häufig beobachte, ist, dass Angst, Panik, Depression und Hoffnungslosigkeit unmittelbar vor und während einer Herpesattacke spürbar ansteigen. Ich vermute, dass dies an der damit einhergehenden Entzündungsreaktion liegt, weil durch das Aufflackern das Immunsystem aktiviert wird.[128,129] Sobald der Schub nachlässt (und damit die Entzündung), normalisiert sich auch die Stimmungslage. Falls Sie Herpes haben und merken, dass Ihre Angst ansteigt, wenn die Bläschen kommen, rate ich dazu, die Schritte im Abschnitt „Angst behandeln durch Neukalibrierung des Immunsystems" durchzugehen (siehe Seite 118–121). Manchmal empfiehlt sich auch der Einsatz von Nahrungsergänzungsmitteln oder Medikamenten wie L-Lysin, niedrig dosiertem Naltrexon (LDN) oder Valaciclovir. Sollten Sie feststellen, dass Ihre Psyche auf Herpesattacken reagiert, sollten Sie hausärztlichen Rat einholen, damit Sie diese unterschätzte Ursache für Entzündungsgeschehen im Gehirn und psychisches Leid in den Griff bekommen.

KAPITEL 9

Weiblicher Hormonstatus und Angst

Eine Gemeinschaft ist nur so stark wie die Gesundheit ihrer Frauen.

Michelle Obama

Eine spezielle Variante unechter Angst existiert für Frauen seit ewigen Zeiten und hat weder mit Entzündungsprozessen noch mit Schlafmangel zu tun, sondern damit, dass normale, berechtigte Verhaltensweisen unzutreffenderweise aufgrund von Genderzuweisungen als „psychisch krank“ eingestuft wurden. Um 1900 vor Christus kam die Vorstellung auf, dass weibliche Stimmungslagen von der Position der Gebärmutter abhingen. Dieser Gedanke hielt sich sehr lange. Der griechische Arzt Hippokrates (460-377 v. Chr.) war der Erste, der das Wort *hysteria* verwendete, um die emotionalen Schwankungen von Frauen samt ihrer Verbindung zum Uterus zu beschreiben. Und Sigmund Freud (1856-1939), der Vater der Psychoanalyse, hielt fest, dass eine hysterische Frau eine Besessene sei, vom Mangel an „libidinöser Evolution“ getrieben.[1] Bis heute hallen solche Vorstellungen zumindest unterschwellig in den Arztpraxen nach. Meiner Beobachtung nach neigen viele Ärzte zu einer gewissen Herablassung oder vermitteln meinen Patientinnen das Gefühl, sie seien übermäßig anspruchsvoll oder übererregbar (was moderne Euphemismen für „hysterisch“ sind), sobald diese ihre Therapie gründlich hinterfragen oder kommentieren.

Solche Voreingenommenheiten habe ich schon häufig erlebt. Spricht eine Frau beim Hausarzt Beschwerden wie häufige Magenschmerzen oder neurologische Erscheinungen an, hört sie nicht selten, das sei alles nur wegen ihrer Angst. Also alles nur Einbildung. Ein Beispiel hierfür ist meine Patientin Celeste, eine 59-jährige Marketingleiterin, die wegen Prickeln in den Händen und Gallenblasenbeschwerden über Monate hinweg verschiedene Ärzte aufsuchte und immer wieder hörte, dass diese Empfindungen nur von ihrer Angst und ihrem Reizdarmsyndrom herrührten. Als sie endlich einen Arzt fand, der ihre Beschwerden ernst genug nahm, um eine Ultraschalluntersuchung durchzuführen und Blutwerte zu bestimmen, entdeckte er Gallensteine und einen Vitamin-B_{12}-Mangel. Ich gehe davon aus, dass die gleiche Sensibilität, die Menschen Angst macht, die Betroffenen auch Unstimmigkeiten im Körper besser wahrnehmen lässt. Um mit Celeste zu sprechen: Angstpatienten sind „zuverlässige Erzähler“, und wir dürfen ihre Wahrnehmungen normalerweise als nützliche Angaben einstufen.

Einer anderen Patientin, Charisse (33), wurde eingeredet, dass sie ihre Grenzen überschreite, als sie versuchte, in ihre Behandlung miteinbezogen zu werden. Charisse hatte Menstruationsprobleme und wandte sich deswegen an eine Gynäkologin. Vorher hatte sie mit mir darüber gesprochen, dass sie keine Medikamente mehr einnehmen wollte, nachdem sie im Vorjahr einen Entzug des Antidepressivums Sertralin durchlaufen hatte. Als Charisse bei ihrem Termin fragte, wie man ihre Beschwerden ohne Medikation behandeln könnte, sagte die Ärztin in herablassendem Ton, dass die Pille die einzige vernünftige Option sei: „Sie können meine Empfehlung aber gern ignorieren, das ist Ihr gutes Recht.“ Als Afroamerikanerin war Charisse der implizite systemische Rassismus in dieser Praxis sehr bewusst, und sie gab nach. Anschließend kehrte sie frustriert zu mir zurück. Beim nächsten Termin in der Frauenarztpraxis berichtete sie ihrer Gynäkologin, sie hätte häufig Weinkrämpfe, seit sie die

Pille nähme, und würde befürchten, davon depressiv zu werden. Anstatt anzuerkennen, dass die Pille für Charisse vielleicht nicht die optimale Lösung war, überging die Ärztin auch diese Bedenken und riet ihr dazu, wieder Sertralin zu nehmen.

Frauen werden aber nicht nur zum Schweigen gebracht (mitunter auch durch andere Frauen), sondern ich beobachte noch ein zweites Phänomen. Wenn Patientinnen nicht in der Lage sind, ihre Bedürfnisse zu kommunizieren, übernimmt ihr Körper das irgendwann für sie. Eine Patientin, die keine Möglichkeit sieht, ihre Gefühle und Bedürfnisse auszudrücken (oder die systematisch ignoriert wird), kann die Tendenz entwickeln, tief vergrabene Emotionen in körperliche Symptome umzuwandeln, also zu „somatisieren“. So etwas sehe ich meist bei Patientinnen, die in anderen Lebensbereichen unterdrückt und entrechtet wurden – weil sie gesellschaftlich benachteiligt sind oder so konditioniert wurden, dass sie in Beziehungen sich selbst hintenanstellen oder ihre Wünsche anderweitig unterdrücken, weil die Kultur weibliche Selbstaufgabe positiv verstärkt. Irgendwann begehrt ihr Körper auf und sagt dann an ihrer Stelle: *Hier stimmt etwas nicht. Das tut weh.* Dieses Phänomen ist natürlich nicht neu. Beispiele dafür sind die klinische Erschöpfung, Konversionsstörungen oder die Pseudokrampfanfälle von einst. Heute beobachte ich am häufigsten Krankheiten wie Fibromyalgie, die sich in erster Linie durch allgemeine Schmerzen und Überempfindlichkeit bemerkbar macht, sowie das Chronische Fatigue-Syndrom (CFS). Beide Erkrankungen sind gründlich untersucht und bewirken sehr reale Schmerzen und Leiden. Allerdings liegen sie auch an der Schnittstelle zwischen körperlicher und psychospiritueller Gesundheit. Ich glaube, dass diese Krankheiten auf ein komplexes Zusammenspiel der Toxine unserer modernen Welt (bei Fibromyalgie spielt Dysbiose eine Rolle[2]; bei CFS ist eine gestörte Mitochondrienfunktion beteiligt[3]) *und* gesellschaftlicher Zwänge zurückgehen. Schließlich ist es nach wie vor weniger peinlich und stigmatisierend, über körperliche Schmerzen zu klagen als über psychische Probleme. In solchen Fällen werden körperliche Symptome nicht so leicht mit dem Satz „Das ist nur Angst“ abgetan, und die psychischen Probleme manifestieren sich als körperliches Leid. Bei diesen Frauen – und es sind vor allem Frauen, weil Fibromyalgie zu 90 Prozent Frauen betrifft[4] – bleiben Depression und Angst häufig unbehandelt.

Alles in allem bedeutet dies: Wenn Sie ein Gesundheitsproblem haben und vom Arzt herablassend behandelt oder nicht ernst genommen werden, lassen Sie sich nicht brav zum Schweigen bringen. Vertrauen Sie Ihrem Körper. Sie kennen sich am besten. Widersprechen Sie, begehren Sie auf, treten Sie für sich ein. Hinterfragen Sie nicht sich selbst, sondern das System. Wir haben noch immer einen weiten Weg vor uns, und wir alle müssen uns gemeinsam bemühen, das kaputte System zu verbessern.

Schilddrüsenfunktionsstörungen

Etwa 20 Millionen Amerikanerinnen und Amerikaner haben eine gestörte Schilddrüsenfunktion[5] – und zwar mehrheitlich Frauen. Studien zufolge entwickelt jede achte Amerikanerin im Laufe ihres Lebens eine Schilddrüsenerkrankung[6], bei Frauen über 65 ist jede fünfte von einer Schilddrüsenunterfunktion betroffen, was jedoch vielfach nie diagnostiziert wird.[7,8] Die Schilddrüse ist eine kleine Drüse im vorderen Halsbereich, die den Energiehaushalt im ganzen Körper reguliert. Ihre Hormone steuern in erster Linie den Stoffwechsel. Hypothyreose oder Hypothyreoidismus, die Schilddrüsenunterfunktion, ist weit verbreitet und wird durch die Einnahme von Schilddrüsenhormonen behandelt. Eine unzureichende Schilddrüsenaktivität macht sich durch Symptome wie Abgeschlagenheit, Depression, Verstopfung, Haarausfall, trockene Haut, Gehirnnebel, Gewichtszunahme, Muskelschmerzen und Belastungsintoleranz bemerkbar. Auffällig ist mitunter, dass das äußere Drittel der Augenbrauen sehr schmal ist oder fehlt. Das Gegenstück ist die Hyperthyreose oder der Hyperthyreoidismus, die Schilddrüsenüberfunktion. Hier erzeugen übermäßig hohe Mengen an Schilddrüsenhormon sehr viel Energie, aber auch Schlafstörungen, Agitiertheit, Durchfall, Herzrasen, Palpitationen, Hitzegefühl und übermäßiges Schwitzen, unbeabsichtigte Gewichtsabnahme und Angst.

Laut Lehrbuch handelt es sich um zwei unterschiedliche, einander ausschließende Krankheiten, aber meiner Beobachtung nach ist die Sache komplizierter. Manchmal geht einer Unterfunktion eine Überfunktion voraus. Und bei einer Schilddrüsenunterfunktion weisen die Betroffenen häufig Symptome beider Erscheinungsbilder auf. Zumindest kenne ich viele Patienten, bei denen trotz einer Hypothyreose auch Angst zur Symptomatik zählt.

Wenn Sie bei sich eine Schilddrüsenfunktionsstörung vermuten, sollten Sie diese ärztlich abklären lassen, und zwar am besten bei einem Arzt für Naturheilkunde oder Funktionsmedizin. (Das ist mein Ernst: Die Mehrheit meiner Patienten profitiert in Sachen Schilddrüse am Ende mehr von Diagnose und Therapie durch einen ganzheitlich ausgerichteten Arzt, als wenn sie sich an ihre Hausärzte oder einen klassischen Endokrinologen wenden.) Bei nachgewiesener Funktionsstörung der Schilddrüse kommen verschiedene Behandlungsansätze in Betracht – von Medikamenten bis hin zu Ernährungsumstellung und Entgiftung.

Menstruationszyklus und Psyche

Am bekanntesten ist bei Frauen die spürbare Reizbarkeit, die mit dem Hormonabfall kurz vor dem Einsetzen der Periode zusammenhängt, doch der Zyklus geht mit weiteren hormonellen Phasen und davon beeinflussten Stimmungslagen einher. Die Follikelphase beginnt mit dem ersten Tag der Periode und umfasst die etwa 14 Tage bis zum Eisprung. In dieser Zeit überwiegt der langsam ansteigende Östrogeneinfluss, und Frauen sind selbstbewusst, kontaktfreudig, sozial und voller Energie. In dieser Phase sind wir nicht so leicht zu erschüttern. Um die Ovulation herum können die erhöhten Östrogen- und Androgenspiegel zu vermehrter Libido und mehr Energie führen. Danach folgt die sogenannte Lutealphase, in der der Einfluss des Gelbkörperhormons (Progesteron) überwiegt. Rückt die Menstruation näher, werden viele Frauen reizbar oder fühlen sich abgeschlagen. Sie wollen vielleicht lieber zu Hause bleiben und ein Bad nehmen, als ausgehen und Leute treffen.

Das Vernünftigste wäre, den Ruhebedarf des Körpers in diesem Zeitraum zu akzeptieren, denn das ist auch die Zeit, in der viele Frauen PMS-Beschwerden entwickeln, weil die Schwankungen von Östrogen-, Progesteron- und Serotoninspiegel zu Gefühlen wie Angst, Depression, Erschöpfung, Heißhunger auf bestimmte Lebensmittel und Schlafstörungen beitragen. PMS, das prämenstruelle Syndrom, ist ebenso unangenehm wie verbreitet und betrifft etwa drei von vier menstruierenden Frauen.[9]

Viele meiner Patientinnen ringen jedoch mit pathologischen PMS-Beschwerden, weil ihre Hormone aus dem Gleichgewicht geraten sind. In meiner Praxis begegnen mir Frauen, die in den Tagen vor ihrer Periode vor Schmerzen nicht mehr einsatzfähig sind, massive Stimmungsschwankungen haben und sogar Suizidgedanken hegen. Selbst wenn das häufig vorkommen mag, ist es *nicht* normal, sondern ein Hinweis auf ein Ungleichgewicht im Körper, das behandelt werden sollte. Viel zu oft stoße ich bei massiven PMS-Beschwerden nur auf müde Resignation – als wäre das bei Frauen eben so. Aber das muss nicht so sein! Wir sollten daher überlegen, wie wir unsere Hormone wieder so ausbalancieren, dass derart heftige Symptome eines „unechten PMS“ nicht mehr auftreten.

Was mir in der Praxis häufig begegnet, ist die sogenannte Östrogendominanz. Ihre Existenz ist umstritten, aber für mich liegt das Konzept in der modernen Welt biologisch auf der Hand. Dahinter steckt der Gedanke, dass der Östrogenspiegel bei Frauen zu hoch ist und der Progesteronspiegel zu niedrig, womit das hormonelle Gleichgewicht nicht mehr gewahrt ist. In der Lutealphase, also der Zeit nach dem Eisprung und vor der Periode, führt dies zu einem Hormoncrash, der sich wie ausgeprägtes PMS oder gar eine prämenstruelle Dysphoriestörung (PMDS) anfühlen kann, eine schwerere Ausprägung von PMS, die mit erheblicher Reizbarkeit, Angst und Depression in den ein bis zwei Wochen vor Einsetzen der Blutung einhergeht. Der überhöhte Östrogenspiegel kann darauf zurückgeführt werden, dass wir ständig mit Fremdöstrogenen und endokrinen Störfaktoren konfrontiert werden, die eine östrogenähnliche Wirkung haben und somit die normale Hormonfunktion verändern.

Diese Substanzen stecken in Körperpflegeprodukten[10], Make-up[11], Parfüm[12], Reinigungsmitteln[13], Desinfektionsmitteln[14], Kunststoffen[15], Thermopapier[16] und Pestiziden.[17,18] Und der zu niedrige Progesteronspiegel beruht auf modernen Ernährungstrends und chronischem Stress. Zur Progesteronproduktion brauchen wir Cholesterin[19] und eine Hormonvorstufe namens Pregnenolon. Auf Cholesterin kommen wir gleich noch zu sprechen. In der Fachliteratur und in den Medien hat es einen so schlechten Ruf, dass manche Menschen inzwischen Spiegeleier ohne Eigelb essen, um ihren Körper zu entlasten – zusätzlich zur medikamentösen Cholesterinsenkung durch Statine, die manche Menschen einnehmen. Zu wenig Pregnenolon haben wir, weil dies zugleich die Vorstufe für ein weiteres wichtiges Hormon im Körper ist, nämlich das Stresshormon Kortisol. Sobald wir unter Stress geraten, wird das Pregnenolon bevorzugt für die Kortisolbildung genutzt. Da die meisten Frauen unter Dauerstress stehen, kann man sich leicht ausmalen, wie wenig davon dann noch für Progesteron übrig ist. Dieser Prozess, der als „Pregnenolon-Diebstahl" bezeichnet wird, bedeutet, dass viele Frauen erschreckend wenig Progesteron bilden.[20,21] Das ist die perfekte Ausgangsbasis für ein unausgewogenes Östrogen-Gestagen-Verhältnis, das in den Tagen vor der Periode einen steileren Hormonabfall bewirkt und damit „unechtes PMS". (Progesteron ist ein Gestagen; Anm. d. Übers.)

Die gute Nachricht lautet, dass wir Schritte einleiten können, um die Hormonbalance wieder herzustellen. Wir können zum Beispiel natürliche Hautpflegeprodukte verwenden, uns weniger Pestiziden und Kunststoffen aussetzen, bittere Kräuter zur Unterstützung der Leber verzehren (die Östrogene filtert und zerlegt) und Stress abbauen. Wenn wir einen ausgewogenen Hormonspiegel anpeilen, geht es nicht darum, die verschiedenen Zyklusphasen zu leugnen, sondern darum, dass wir leichter und weniger ängstlich mit dem Zyklus mitschwingen können.

Außerdem glaube ich, dass Frauen, die ihre PMS-Symptomatik körperlich besser regulieren können, auch die unerwartet positiven Seiten der Lutealphase besser nutzen können. Im Gegensatz zur gängigen kulturellen Auffassung, dass die emotionalen Erfahrungen einer Frau in diesem Zeitraum als irrational abgetan werden können, bin ich fest davon überzeugt, dass diese Phase im Zyklus Zugang zu tiefsitzenden Überzeugungen gewährt. Es ist nicht der Zeitpunkt, an dem wir weniger zugänglich und vernünftig sind, sondern der Zeitpunkt, an dem wir weniger duldsam sind, wenn jemand uns für dumm verkaufen will. Wir sollten zu schätzen wissen, was die ungeschminkten, empfindsamen und aufbrausenden Emotionen der Lutealphase und des PMS aufzeigen: Es wird Zeit, zur Ruhe zu kommen, nach innen zu sehen und dem nachzuspüren, was nur während dieser speziellen Tage hochgespült wird.

Die Pille und die Angst

Wenn ich die Vermutung habe, dass die Psyche meiner Patientinnen von Hormongaben beeinflusst wird – Hormonen, die von außen zugeführt werden und nicht vom Körper selbst erzeugt werden —, rate ich von oraler Empfängnisverhütung oft ab. Die Pille bietet Frauen viel Freiheit und Selbstbestimmung rund um ihre Sexualität und Fruchtbarkeit. Endlich haben sie die Wahl! Dennoch wissen wir aus neueren Untersuchungen, dass die Einnahme von Hormonen in den fruchtbaren Jahren zu Stimmungsschwankungen beitragen kann, was bei Jugendlichen besonders ausgeprägt ist.[22] Meiner Erfahrung nach können hormonelle Verhütungsmittel auch bei Angst eine Rolle spielen. Für manche Frauen mag die Pille die richtige Wahl sein, aber ich bin fest davon überzeugt, dass Ärzte und Ärztinnen gründlicher über die Risiken und Nebenwirkungen aufklären müssen, besonders wenn sie sehr jungen Frauen die Pille verordnen. Laut einer Studie von 2020 besteht ein langfristiger Zusammenhang zwischen der Einnahme der Pille im Jugendalter und dem Risiko für Depressionen bei Erwachsenen, und zwar unabhängig davon, ob weiterhin orale Kontrazeptiva verwendet werden oder nicht. Ausdrücklich wird dabei betont, dass die Ergebnisse darauf hindeuten, „dass die Adoleszenz ein sensibler Zeitraum sein kann, in dem die Verwendung [oraler Kontrazeptiva] das Depressionsrisiko für Frauen noch Jahre nach der Ersteinnahme erhöhen könnte."[23] Hormonelle Empfängnisverhütung in jungen Jahren scheint demnach unerwünschte psychische Wirkungen zu begünstigen, und dieser Effekt könnte jahrelang anhalten.

Aber die Pille geht nicht nur mit einem erhöhten Risiko für Affektstörungen einher, sondern führt auch zu vermehrtem Entzündungsgeschehen[24], erhöht den Verbrauch an Mikronährstoffen (besonders B-Vitaminen, die mit Angst und Depression in Zusammenhang stehen)[25,26] und steht im Verdacht, Veränderungen im Mikrobiom anzustoßen.[27] Manche Präparate erhöhen zudem langfristig das Risiko für Gallenblasenprobleme[28] und bestimmte Autoimmunerkrankungen.[29,30] Ein Aspekt der oralen Verhütung, der mich schon lange irritiert, ist die vermehrte Produktion von Bindungsproteinen wie dem sexualhormonbindenden Globulin (SHBG), das dann im Blut zirkuliert und an andere Hormone bindet, zum Beispiel Androgene (bei denen wir zuallererst an Testosteron denken).[31] Damit sinkt der verfügbare Androgenanteil, was wiederum Einfluss auf Energie, Libido und natürlich die Stimmung haben kann.[32]

Als Naomi (36) den Weg zu mir fand, nahm sie aufgrund diverser Diagnosen eine ganze Reihe von Medikamenten wie Bupropion gegen ihre Depressionen, Lisdexamfetamin gegen ihr Aufmerksamkeitsdefizit und Alprazolam gegen ihre Angst. Und sie verhütete mit der Pille. Schon beim ersten Termin sprach ich sie darauf an, ob sie eventuell anders verhüten könne. Sie wollte jedoch keinesfalls auf die Pille verzichten, die ihre Akne und Menstruationskrämpfe linderte – und natürlich verließ sie sich auf die Verhütungswirkung. Naomi arbeitete hart an den Ursachen für ihre Depressionen, die Angst und ihr ADHS. Sie stellte die Ernährung um, achtete auf bessere Schlafgewohnheiten, baute mehr Bewegung in den Tagesablauf ein und konnte sogar bei der Arbeit neue Grenzen setzen. So konnte sie schließlich das Antidepressivum und auch das Amphetamin absetzen, was sie als sehr befreiend empfand. Es tat ihr gut, dass sie nicht mehr jeden Abend nach dem Abklingen des Amphetamins erschöpft, reizbar und unendlich hungrig war. Ihre Depressionen ließen nach, und sie konnte sich besser konzentrieren. Aber die unterschwellige Angst machte ihr weiterhin zu schaffen. Nach einigen Jahren kam es zu einer Trennung von ihrem Partner und da beschloss sie, die Pille abzusetzen.

Die Wirkung setzte schlagartig ein: Naomis Angst war verflogen. Die Panikattacken hörten auf, es ging ihr einfach gut. Ihr Leben war immer noch stressig, aber diesen Stressfaktoren konnte sie mit einer für uns beide erstaunlichen Resilienz begegnen. Diese Verfassung hielt an, bis sie eine neue Beziehung einging und diesmal mit einer Hormonspirale (IUD) verhütete, die Progesteron abgab. Angeblich hat das enthaltene Progesteron nur eine lokale Wirkung – es soll nur die Gebärmutterschleimhaut beeinflussen. Doch wenn Progesteron in der Gebärmutter freigesetzt wird, gelangt es auch ins Blut und damit in den ganzen Körper bis ins Gehirn.

Ich hatte zwar versucht, Naomi auch nicht-hormonelle Verhütungsmethoden nahezulegen (wie die Kupferspirale, Fruchtbarkeitstracking und Kondome), aber davon hielt sie nichts. Ihre Freundinnen hatten ihr „Horrorgeschichten" über schlimmere Perioden mit der Kupferspirale erzählt, die Selbstbeobachtung und Disziplin fürs Fruchtbarkeitstracking traute sie sich nicht zu, und Kondome kamen für ihren Freund nicht in Frage. Schon zwei Wochen nach dem Einsetzen der Hormonspirale hatte Naomi wieder genauso viel Angst wie vor all den Jahren bei ihrem Erstbesuch.

Ich wies sie auf die zeitliche Synchronizität zwischen dem Einsetzen der Spirale und der Wiederkehr ihrer Angst hin, worauf sie mir hektisch erzählte, wie viel sie gerade zu tun hätte. Natürlich war das wahnsinnig viel. Das war es *immer*. Aber dieser anstrengende Job war einst unerträglich stressig gewesen, dann war das Stressniveau akzeptabel geworden, und jetzt war es plötzlich wieder unerträglich. Nicht Naomis Job hatte sich verändert, sondern ihre Hormonlage. Einige Monate später hatte Naomis Angst ein derartiges Ausmaß angenommen, dass sie bereit war, *alles* zu tun – einschließlich der Entfernung der Spirale. Und innerhalb weniger Wochen nach dem Ziehen verschwand die Angst wieder.

Damit stand fest, dass Naomis Angst auf hormoneller Empfängnisverhütung beruhte. Daraufhin sah ich mir ihre Patientenakte noch einmal gründlich an, und beim Durchgehen der Notizen aus unserer allerersten Sitzung fiel mir etwas auf, das ich bis dahin übersehen hatte: Als Naomi 16 war, hatte man ihr gegen ihre Akne die Pille verordnet, und in diesen Zeitraum fiel auch die Erstdiagnose für Depressionen und Angst. Da wurde mir klar, dass *alle* psychischen Schwierigkeiten von Naomi erst festgestellt worden waren, nachdem sie im Teenageralter die Pille genommen hatte. Manchmal sind neue Symptome in Wahrheit unerwünschte Wirkungen neuer Arzneimittel. Niemand hatte die chronologische Reihenfolge zwischen dem Beginn von Naomis Depression und Angst und dem erstmaligen Einnehmen der Pille erkannt – in diesem Fall auch ich nicht.

Es stimmt mich unglaublich traurig und wütend, wenn ich daran denke, auf wie viele Arten dies Naomis Leben 20 Jahre lang bestimmt hatte – all das Leid, die Auswirkungen auf ihre Beziehungen, auf ihr berufliches Fortkommen und auf ihre Selbstachtung. Und Naomi ist nur eine von vielen Patientinnen, deren Angst auf hormonelle Empfängnisverhütungsmittel zurückzuführen war. Ihre Angststörung begann zu dem Zeitpunkt, als ihr die Pille verschrieben wurde, und die Angst nahm zu oder ging zurück, je nachdem, ob sie Hormone bekam oder nicht. Doch die ganze Zeit hieß es, sie sei psychisch krank. Seit dieser Erkenntnis verhütet Naomi zum Glück nur noch hormonfrei. Wenn Sie nun ähnliche Verbindungen zu Ihrer psychischen Entwicklung vermuten, beachten Sie bitte: Vor jeder Diagnose sollten Sie ausschließen, dass Sie unter unerwünschten Nebenwirkungen leiden, die sich vergleichbar bemerkbar machen wie eine psychische Erkrankung. Die Pille könnte eine denkbare Ursache sein.[33] Psychische Diagnosen können auf schicksalhafte Weise mit der Identität verschmelzen, zeigen aber mitunter nur ein vorübergehendes Ungleichgewicht an, das sich auch wieder ändern kann.

Das polyzystische Ovarialsyndrom

Das polyzystische Ovarialsyndrom (PCOS) ist eine hormonelle Erkrankung, die sich durch eine unregelmäßige oder verlängerte Menstruation und Symptome eines erhöhten Androgenspiegels äußert. Als ich in den sozialen Medien von meinem funktionsmedizinischen Behandlungsansatz bei PCOS erzählte, äußerten einige Kritiker, dass ich Menschen in die Irre führen würde, denn dagegen gäbe es kein Heilmittel.

Die verbreitete Hoffnung auf ein „Heilmittel" beruht auf der veralteten Vorstellung eines Heureka-Moments in der Wissenschaft. Auf einmal hat man die „Lösung" für eine Krankheit. Krankheitsprozesse sind jedoch meist weitaus komplexer, und Prävention ist immer besser als Therapie. Unsere Gesundheit beruht auf einer Kombination aus genetischer Veranlagung und Umwelteinflüssen (darunter Ernährung, Lebensstil, Stress und Chemikalien oder Krankheitserreger). Unsere Gene können wir uns nicht aussuchen, aber wir können gewisse Umwelteinflüsse und die *Genexpression* steuern.

Die genetische Anfälligkeit für PCOS ist uralt[34], aber dennoch nimmt PCOS zu[35], und dafür scheinen Umwelteinflüsse verantwortlich zu sein.[36-38] Zu den Auslösern von PCOS zählen ein hoher Kortisolspiegel[39], Insulinresistenz und Adipositas[40] sowie chronische Entzündungen.[41] Sobald wir uns von der heute üblichen Ernährung und Lebensweise lösen, die so viele Menschen krank macht, lässt die PCOS-Symptomatik oft nach. Über Begrifflichkeiten wie Therapie, Reversion, Heilung oder Lösung können wir gerne debattieren, doch eine Frau, die nach einem unregelmäßigen Zyklus, Unfruchtbarkeit und Hirsutismus wieder fruchtbar wird und sich auf ihre Menstruation verlassen kann, schert sich vermutlich nicht um das passende Wort.

Fruchtbarkeit und Angst

Wir leben in merkwürdigen Zeiten. Im Alltag bewegen wir uns durch einen Ozean von Faktoren, die auf die Fruchtbarkeit von Mann und Frau Einfluss nehmen – von chronischem Stress, Pestiziden und hormonähnlichen Substanzen bis hin zum Handy in der Tasche, welches die Spermienzahl beeinträchtigt.[42] Und dennoch hat unsere Kultur in Bezug auf die Fruchtbarkeit nur einen Punkt im Blick: das Alter einer Frau. Alle Welt betont ganz offen das Ticken der „biologischen Uhr", und obwohl wir unsere Fruchtbarkeit besser steuern können als je zuvor, nimmt auch die entsprechende Sorge zu. Die Berufswelt ist auf Vollzeittätigkeit samt Überstunden eingestellt, und berufstätige Mütter jonglieren mit ihrem Einsatz für die Familie (und der Rolle als erste Ansprechpartnerin, wenn ein Kind in der Schule plötzlich Fieber bekommt) und dem Risiko, in den entscheidenden Jahren der Generativität auf der „Mami-Schiene" zu landen. Deshalb setzen so viele Frauen auf hormonelle Verhütung, um nicht vorzeitig schwanger zu werden, und landen am Ende in der Kinderwunschsprechstunde, wenn sie schließlich für ein Kind bereit sind. Manche frieren sogar ihre Eizellen ein, um der modernen Fruchtbarkeitsfalle zu entkommen. Solche Entscheidungen können mehr Selbstbestimmung ermöglichen, dennoch bewegen wir uns dabei auf dünnem Eis: Da ist der Druck, sich fortzupflanzen, der Druck, sich nicht von einem Kind die Karriere vermasseln zu lassen, und der Druck, nicht so lange zu warten, dass eine Schwangerschaft zu riskant wird oder wir womöglich gar keine Familie mehr gründen können. Und selbst Frauen, die gar keine eigenen Kinder möchten, stehen ständig unter Druck, ungebetene Fragen zu ihrer Entscheidung zu beantworten. So sind Frauen auf ihrem Lebensweg einer schwindelerregenden Vielzahl zeitkritischer Entscheidungen ausgesetzt, die meinen Patientinnen im gebärfähigen Alter zunehmend Angst machen.

Und diese Angst endet keineswegs mit der Schwangerschaft. An diesem Punkt scheinen dem Gehirn ganz im Gegenteil zusätzliche Windungen zu wachsen, die nur dazu da sind, nachts wachzuliegen und sich nervös alles Erdenkliche auszumalen, was schiefgehen könnte (und das geht mit der Mutterschaft nahtlos so weiter). 2018 ermittelte eine Studie an 634 Schwangeren im ersten Trimester, dass bei 29,5 Prozent von ihnen „hochgradige Angst" vorlag.[43]

Auch Fehlgeburten sind natürlich eine große Herausforderung. Eine Fehlgeburt ist inzwischen zwar weniger stigmatisiert, zählt aber doch zu jenen gesundheitlichen Einschnitten im Leben einer Frau, für die es zu wenige Ressourcen, Verständnis und Unterstützung gibt. Teilweise liegt das daran, dass Frauen über derartige

Erfahrungen lange nicht offen sprachen – dabei enden 8-15 Prozent aller klinisch festgestellten Schwangerschaften (und 30 Prozent aller Schwangerschaften) mit einer Fehlgeburt[44], mehrheitlich innerhalb der ersten zwölf Wochen. Deshalb reden Frauen oft erst über ihre Schwangerschaft, wenn sie das erste Schwangerschaftsdrittel hinter sich haben. Ich verstehe den Wunsch nach Privatsphäre und Abgrenzung, doch ich wünschte, wir würden uns sicher genug fühlen, diese Neuigkeiten früher auszusprechen. Dann müssten weniger Frauen in aller Stille leiden. Dieses Thema ist mir so wichtig, dass ich das Risiko einging und meine zweite Schwangerschaft frühzeitig bekannt gab. In der zehnten Woche erzählte ich auf Instagram davon – und nach 11 ½ Wochen verlor ich das Kind.

Als Ärztin ist mir bewusst, dass Fehlgeburten etwas ganz Natürliches sind, was häufig vorkommt. Ein nicht geringer Anteil aller Embryonen hat fehlerhafte Gene, und eine Fehlgeburt sorgt dafür, dass nicht lebensfähige Embryonen die Frühstadien der Schwangerschaft nicht überstehen. Dieses System besteht seit Anbeginn der menschlichen Evolution. Fehlerhafte Gene kommen mit zunehmendem Alter beider Elternteile häufiger vor, können aber in *jedem* Alter auftreten. Zudem sind Chromosomenveränderungen nicht der einzige Grund für Fehlgeburten. Auch eine ungünstige Lage oder Entwicklung der Plazenta, Gerinnungsstörungen und andere schwer greifbare Faktoren können ursächlich sein. Mir war klar, dass eine Fehlgeburt immer möglich ist und nicht bedeutet, dass mit dieser Frau etwas nicht stimmt oder dass sie etwas falsch gemacht hat – doch all dieses Wissen machte diese Erfahrung für mich nicht einfacher.

Emotional schlugen die Wogen in mir eine ganze Weile sehr hoch, und als sich dies legte, empfand ich eine Kombination aus Trauer und Frieden. Diese beiden scheinbar widersprüchlichen Gefühle halten bis heute an. Eine Fehlgeburt ist ein krasser Verlust, und ich habe mit vielen Patientinnen gearbeitet, die nach dem vorzeitigen Ende einer Schwangerschaft mit Angst und Depressionen zu kämpfen hatten. Manche von ihnen hatten sogar mehrere Fehlgeburten hintereinander, nachdem sie sich diversen Fruchtbarkeitsbehandlungen unterzogen hatten. Meinem Eindruck nach begünstigen die fortwährende Trauer und die schroffen Hormonschwankungen ernstere Ausprägungen von Angst und Depression. Ein verwirrendes Chaos aus bitterer Enttäuschung, Hoffnungslosigkeit, Wut, Gefühlstaubheit und sogar Erleichterung (und das alles gleichzeitig!) ist völlig normal. Bei Gefühlen gibt es kein Richtig oder Falsch.

Durch meine Fehlgeburtserfahrung begriff ich, dass die Medizin nur sehr begrenzt versteht, was Körper und Psyche im Anschluss brauchen. Ich hatte so starke Blutungen, dass mir davon schwindelig war. Meine Gebärmutter begann, ihre Position zu verändern (man spricht von einem Gebärmuttervorfall oder Prolaps). Der Körper verlangte nach Ruhe, doch stattdessen sollte ich mich am Morgen nach der Fehlgeburt an verschiedenen Stellen zusätzlichen Ultraschall- und Blutuntersuchungen unterziehen und Infusionen erhalten. Was ich brauchte, war keine Wartezeit in der Notaufnahme auf einer unbequemen Liege. Ich hätte mich viel lieber mit einer Decke auf der Couch zusammengerollt, Tee getrunken und dabei allmählich begriffen, was gerade geschehen war. Natürlich ist es nach einer Fehlgeburt wichtig, ärztlichen Rat zu befolgen. Schließlich könnte es zu ernsten Komplikationen kommen. Ebenso notwendig ist es jedoch, auf den eigenen Körper zu hören und einzufordern, was für das psychische und körperliche Wohlergehen Not tut.

Ich hatte das große Glück, in dieser Lage Kimberley Ann Johnson anrufen zu dürfen, Doula, Traumaexpertin und Autorin von *Call of the Wild*.

Als ich sie um Unterstützung bat, erklärte sie mir, dass „eine Fehlgeburt im Grunde wie eine postpartale Periode" ist, je nachdem, wie weit die Schwangerschaft fortgeschritten war. Der Unterschied zwischen der Zeit nach einer Fehlgeburt und der Zeit nach einer Geburt ist jedoch, dass Frauen in unserer Kultur nach einer Fehlgeburt traditionell nicht so viel Ruhe und Schonung zugestanden wird wie nach einer Geburt. Wie auch, wenn über die Frühschwangerschaft und über frühe Fehlgeburten so wenig gesprochen wird? (In Amerika gelten weniger strenge Mutterschutzgesetze nach der Geburt, und von einer angemessenen Schonzeit nach Fehlgeburten ist die Gesellschaft weit entfernt.)

Ich nahm mir einige Wochen Zeit, um zu heilen und nachzudenken. Dann berichtete ich auf Instagram von meiner Fehlgeburt. Mein Beitrag wurde mit unglaublich viel Wärme und Unterstützung aufgenommen. Natürlich tat mir das gut, aber vor allem hatte ich anscheinend bei anderen, die ähnliche Erfahrungen gemacht hatten, einen wichtigen Prozess in Gang gesetzt. Die Frauen erzählten freiwillig von ihren eigenen Erfahrungen mit Fehlgeburten, und ich erkannte, was für eine Ehre es war, so viel empfindsamer Verarbeitung Raum zu geben. Es war wie ein kollektiver Stoßseufzer von Frauen aus allen Ecken dieser Welt, die erleichtert sagten: *Ich bin so froh, dass wir darüber reden können.* In meinen Augen sind wir gesellschaftlich so weit, dass wir ermessen und aushalten können, wie hart eine Fehlgeburt ist. Ich hoffe, dass wir alle anfangen können, jederzeit über eine Schwangerschaft zu sprechen, auch über Fehlgeburten. So legen wir Schuldgefühle ab und kommen auf die Dauer zu der Versorgung und Unterstützung, die wir in diesem schmerzhaften Kapitel unseres Lebens brauchen.

Postpartale Angst

Von allen Staaten der sogenannten ersten Welt gehen die USA mit Müttern am schlechtesten um. Im Jahr 2018 lag die Müttersterblichkeit in den Vereinigten Staaten bei 17,4 pro 100 000 Schwangerschaften (660 Todesfälle). Damit bilden wir unter den Industrieländern das Schlusslicht.[45] Und laut der Gesundheitsbehörde CDC sterben schwarze Frauen dreimal so häufig wie weiße Frauen im Zusammenhang mit einer Schwangerschaft.[46]

Und wenn wir diese Schwelle überwunden haben, befinden wir uns in der gleichen Situation wie Frauen auf der ganzen Welt, denn wir kämpfen gegen ungleiche Entlohnung und eine insgesamt ungleiche Verteilung unbezahlter Familienarbeit.[47] Erschwerend kommt hinzu, dass rund 11 Prozent der Bevölkerung keine Krankenversicherung haben, die bei Schwangerschaft und Geburt zahlen würde.[48] Frauen, die außer Haus arbeiten, müssen sich mit unzureichenden oder nicht vorhandenen Vorgaben für Elternzeit und

Urlaubstage für kranke Kinder, unerschwinglichen Gebühren für Kindertagesstätten und potenziell unsicheren Jobs herumschlagen. Deshalb ist es kein Wunder, wenn frisch gebackene Mütter immer ängstlicher reagieren. Unter den jungen Müttern oder Schwangeren, die zwischen 2017 und 2019 im Rahmen von *Mental Health America* ein standardisiertes psychologisches Screening durchliefen, wurde bei 74 Prozent eine mittlere bis schwere psychische Erkrankung festgestellt.[49] Die Prävalenz für Angststörungen liegt in der Zeit nach der Geburt bei 17 Prozent und damit deutlich über jener von postpartalen Depressionen (Wochenbettdepression).[50] Dennoch hinkt das Bewusstsein für postpartale Angst (PPA) weiter hinter dem für postpartale Depression (PPD) hinterher. Das liegt zum Teil daran, dass die PPA gegenüber der PPD eine neuere Diagnose darstellt.[51] Die Allgemeinheit ist über diese Form der Angst aber auch schlechter informiert und tendiert zu der Auffassung, dass Frauen nach der Geburt psychisch vor allem von Depressionen betroffen sind. Postpartale Angst kann eigenständig oder gemeinsam mit postpartaler Depression auftreten. Die betroffenen Frauen sind dann voller Furcht und fühlen sich überfordert. Weitere Symptome dieser Angststörung sind sich überschlagende Gedanken, Nicht-zur-Ruhekommen, körperlich auch Schwindel, Hitzewallungen oder Übelkeit. An dieser Stelle lohnt sich der Hinweis, dass auch der Schlafmangel bei der Versorgung eines Neugeborenen zu solchen Gefühlen beitragen oder sich damit vermischen kann.

Und als wären all diese kulturellen, sozialen und finanziellen Faktoren nicht schon schwierig genug, sind die physischen Anforderungen, ein Kind im eigenen Körper heranwachsen zu lassen, die Geburt durchzustehen und sich davon zu erholen, und das Stillen (oder auch nicht) samt Schlafmangel und fehlender Zeit für sich selbst das perfekte Rezept für einen Nährstoffmangel. Ich glaube, dass dieser Raubbau an den Nährstoffspeichern des Körpers eine wichtige und zugleich unterschätzte Ursache von postpartaler Angst ist. Das wiederum hieße, dass für eine Heilung eine Auffüllung der verbrauchten Nährstoffe genauso wichtig sein könnte wie eine Psychotherapie zur Verarbeitung des Übergangs in die Mutterschaft.

In der postpartalen Periode gibt es aber noch ein weiteres, ganz anderes Einfallstor, das uns gesundheitlich anfällig macht. Während der Schwangerschaft drosselt der Körper die Immunaktivität, damit das Baby und die Plazenta nicht als „fremd" definiert und angegriffen werden.[52] Meine Patientinnen mit Autoimmunerkrankungen profitieren vielfach von dieser Reaktion. Nach der Geburt wird das Immunsystem jedoch wieder deutlich aktiver, weshalb frisch gebackene Mütter besonders anfällig für Entzündungsprozesse und das Entstehen autoimmuner Störungen sind.[53]

Deshalb kommt es zwingend darauf an, gerade in diesem Zeitraum sanft mit dem Immunsystem umzugehen, um es nicht zum Kippen zu bringen. Bei bekannter Lebensmittelunverträglichkeit sollten Sie diese Produkte in den ersten Wochen nach der Geburt konsequent meiden. Später können Sie neu entscheiden, ob ein Croissant das Risiko wert ist. Aber nach der Geburt folgen einige Monate der erhöhten Sensitivität, in denen sich besonders leicht eine Autoimmunreaktion entwickeln oder verschlimmern kann. Zudem tragen übermäßige Entzündungsprozesse natürlich unmittelbar zu Angst bei, sodass umgekehrt alles, was Entzündungen eindämmt, auch die postpartale Angst mindert.

Nach der Geburt brauchen Frauen die Unterstützung eines ganzen Dorfs, die Weisheit der Generationen, Hilfe beim Stillen, warme Brühe, nährstoffreiche Speisen und Menschen, die ihnen zuhören, damit sie ihre Geburtserfahrung und die Veränderungen an Körper, Leben und Identität verarbeiten können. Ganz zu schweigen von jenen, die genau diese warme Brühe zubereiten und das Baby nehmen, damit die Mutter duschen und schlafen kann. Das gegenwärtige System in meinem Land hingegen bildet im Verbund mit einem erheblichen Umbruch im Leben und starker körperlicher Belastung die perfekten Ausgangsbedingungen für Angst. Wir sollten diesbezüglich also laut werden und aufzeigen, welch ein immenser Bedarf besteht und welche Schritte machbar sind, um uns und andere Mütter zu unterstützen.

KAPITEL 10

Die lautlose Epidemie

Keine Geschichte wird je wieder so erzählt werden,
als wäre sie die einzige.

John Berger

Obwohl ich davon ausgehe, dass Ärzte und Ärztinnen den hippokratischen Eid beherzigen und ihren Patienten und Patientinnen „nicht schaden" wollen, denke ich, dass wir derzeit ein Problem haben, wenngleich unbeabsichtigt, weil gerne verordnete Arzneimittel auf ihre Weise unechte Angst erzeugen. Das gilt insbesondere für die psychische Gesundheit, und das ist das gegenwärtige Dilemma der Psychiatrie: Menschen bekommen eine Diagnose, als wäre dies ihr genetisches Schicksal. Dann bietet man ihnen Medikamente an, welche die eigentliche Ursache der Erkrankung überspielen und in manchen Fällen das Problem, das sie beheben sollen, noch verschlimmern. Gleichzeitig vernachlässigen wir sowohl das Eingehen auf unerwünschte Nebenwirkungen und Langzeitfolgen als auch den mitunter quälenden Entzugsprozess bei einem späteren Absetzen.

Besonders bedeutsam sind diese Punkte, weil wir nie zuvor so viele Medikamente verwendet haben wie heute: Bei den verordnungspflichtigen Medikamenten liegen die Vereinigten Staaten in der Welt auf Platz 1. Die Hälfte unserer Bürger nehmen mindestens ein verordnetes Medikament ein, und bei den unter 60-Jährigen stehen dabei Antidepressiva an erster Stelle.[1] Hinzu kommt, dass die Anzahl derer, die Psychopharmaka einnehmen, während der COVID-19-Pandemie noch einmal deutlich gestiegen ist. Von Mitte Februar bis Mitte März 2020 sind die Verordnungen für angstlösende Medikamente (z. B. Benzodiazepine) in den USA um 34,1 Prozent gestiegen; die Antidepressiva-Verordnungen stiegen parallel dazu um 18,6 Prozent.[2]

Die unechte Angst, die auf diese Mittel zurückgeht, kann sich über verschiedene Signalwege bemerkbar machen. Bestimmte medikamentös genutzte Amphetamine, aber auch Antidepressiva wie Bupropion verschärfen die Angst unmittelbar über die Modulation von Dopamin und Stresshormonen wie Norepinephrin und erzeugen einen agitierten Zustand, der sich wie Angst anfühlen kann. Andere Medikamente, etwa selektive Serotonin-Wiederaufnahmehemmer (SSRI) und Benzodiazepine, können zwischen den einzelnen Dosen zu Entzugserscheinungen führen, wenn der pharmakologische Spiegel im Körper seinen Tiefpunkt erreicht. Dabei kommt es zu einem chemischen Prozess, bei dem der Körper sehnsüchtig auf die nächste Dosis wartet. Die vielleicht massivste Folge ist jedoch, dass Benzodiazepine (oder „Benzos") langfristig die GABA-Rezeptor-Expression beeinträchtigen können. Dann fällt es den damit behandelten Betroffenen schwerer, eigenständig zur Ruhe zu kommen, ohne mehr davon einzunehmen.

Der steile Zuwachs der Benzodiazepin-Verordnungen bringt uns in eine prekäre Lage, die in der Medizin weitgehend übersehen wird. Der Psychologe und Stanford-Professor Keith Humphreys bezeichnet Benzodiazepine als die „Rodney Dangerfields unter den Medikamenten", weil sie trotz ihres Suchtpotenzials und ihrer zerstörerischen Wirkung ganz selbstverständlich dazuzugehören scheinen. „Viele glauben, dass diese Mittel nicht so schlimm seien. Schließlich hat der Arzt sie ja verschrieben", sagte Humphreys.[3]

Ein Hauptproblem bei den Benzodiazepinen ist ihre Wirkung auf das Verhalten der GABA-Rezeptoren. GABA ist im Zentralnervensystem der wichtigste hemmende Neurotransmitter (siehe auch Kapitel 2). Das ist die Substanz, die uns das Gefühl *Schon gut, ganz ruhig, alles okay* vermittelt und uns damit in die Lage versetzt, ruhig und gelassen zu reagieren.[4,5] Im Gegensatz zum Schrotflintenansatz der SSRI, die zwar auf einen einzigen Neurotransmitter abzielen, dabei aber viele andere stören, gestatten Benzodiazepine einen gezielten Schuss. Sie wirken direkt auf den GABA-A-Rezeptor und erzeugen damit in unseren Synapsen die Wirkung einer GABA-Dusche, was sich natürlich fantastisch anfühlen kann.[6] Vielen kommt die Welt plötzlich wie ein friedlicher, guter Ort vor, sobald sie ein Benzodiazepin geschluckt haben. Deshalb verstehe ich vollkommen, warum manche ihr Verhältnis zu diesen Arzneien nur widerstrebend überdenken wollen. Für Angstpatienten ist die Einnahme von Benzodiazepinen wie eine liebevolle Umarmung. In derart stressbeladenen Zeiten wie heute ist das eine einfache und zuverlässige Methode, also sehr einladend.

Aber das ist leider nicht das Ende der Geschichte. Die Wirkung hält nicht lange an, und hinterher fühlt man sich mitunter schlimmer als zuvor. Der menschliche Körper ist auf Überleben programmiert, nicht auf Ruhe und Entspannung. Nach einem GABA-Rausch an den Synapsen bemühte er sich um die Wiederherstellung der Homöostase, also des ursprünglichen Gleichgewichts. Die Meldung lautet: *Das war zu viel GABA. Was, wenn jetzt eine echte Gefahr käme? Dann wären wir viel zu entspannt, würden zu spät reagieren, und wir wären tot.* Als Reaktion auf die Benzodiazepine reguliert er somit die GABA-Rezeptoren herunter.[7] Und danach kommt es uns so vor, als könne das Gehirn diese Substanz gar nicht mehr wahrnehmen. Klingt die Wirkung ab, ist das GABA-Level zwar normal, aber es fehlt an „aufnehmenden“ Rezeptoren. Das wiederum erzeugt einen Zustand des relativen GABA-Entzugs. Mit der Zeit kann die Wirkung der Benzodiazepine auf die GABA-Signalgebung steigen und der Entzug sich aufgrund der immer weiter zurückgehenden Menge an Rezeptoren immer schlimmer anfühlen. Das äußert sich in Angst und Reizbarkeit und kann schier unerträglich sein. Eine Patientin sagte, es sei, als würde sie an den Haaren durch die Hölle geschleift. Benzodiazepintoleranz ist ein Zustand, in dem der Körper sich an diese Mittel gewöhnt und für dieselbe Wirkung immer mehr braucht.[8] Viele Menschen haben dann mehr Angst als *vor* dem Beginn der medikamentösen Behandlung. Dass Benzodiazepine Angst (also genau das, was sie behandeln sollen) langfristig verschlimmern, ist gut belegt.[9] Sie sind wie ein Pflaster, das nach dem Abziehen eine schlimmere Wunde hinterlässt als die ursprüngliche Verletzung. Und diese neue Wunde ist eine benzodiazepininduzierte unechte Angst.

Dass Benzodiazepine körperlich abhängig (sprich: süchtig) machen, ist natürlich bekannt. Wenn jemand also nach zwei Wochen um das Folgerezept bittet, weil diese Pille im Moment das Einzige ist, was die Angst noch lindert, reagieren manche Ärzte zurückhaltend oder gar vorwurfsvoll. Plötzlich heißt es: *Sie müssen von dem Zeug wegkommen – langfristig ist das keine Lösung.* „Man möchte meinen, Ärzte wären sich darüber im Klaren, wenn sie Benzodiazepine verordnen, wie schwer man später wieder davon loskommt“, schrieb ein Psychiater, der unter dem Pseudonym Scott Alexander bloggt. „Doch Wunsch und Wirklichkeit haben oft nichts miteinander zu tun.“[10]

Entzug: Die stille Epidemie

Wie hart der Entzug bei Psychopharmaka sein kann, habe ich an meinen Patienten immer wieder gesehen. Ich habe so viele Menschen mit Entzugssymptomen kämpfen sehen, dass ich dieses Problem als stille Epidemie betrachte. 2019 ergab eine Analyse von James Davies und John Read, die in London forschen, dass 56 Prozent aller Betroffenen, die Antidepressiva absetzen wollen, Entzugssymptome erleben, und 46 Prozent sogar schwere Symptome durchmachen.[11] Das bedeutet, dass der jüngste pandemiebedingte Anstieg derer, die sowohl Antidepressiva als auch Benzodiazepine erhalten, sich wahrscheinlich drastisch bemerkbar machen wird, wenn diese Millionen Menschen beschließen, lieber wieder ohne diese Mittel auskommen zu wollen.

Wenn Arzneimittel so leicht abzusetzen wären, würde ich sie viel bereitwilliger verschreiben. Dummerweise kämpfen unzählige Menschen da draußen mit Entzugssymptomen wie Schlafstörungen,

Reizbarkeit, Depressionen, Angst, Benommenheit, Müdigkeit, Übelkeit, Panikattacken und Empfindungsstörungen, die sich wie kurze Stromstöße anfühlen (sogenannte *Brain zaps*). Viele Betroffene fühlen sich allein gelassen und finden nur schwer die nötige ärztliche Unterstützung und Anleitung. Besonders besorgniserregend ist aus meiner Sicht, dass nicht wenige Menschen während des Entzugs Suizidgedanken entwickeln. Das habe ich sogar bei Patienten beobachtet, die vor dem Entzug nie entsprechende Gedanken hegten.

Damit ist der Entzug bei Benzodiazepinen besonders risikoreich. Da GABA die Essenz des „*Alles*-okay-Gefühls" ist, ist ein GABA-Entzug der Inbegriff von „*Nichts*-ist-okay". Ich bin schon eine ganze Weile in der Psychiatrie tätig, und von allen Entzugsprozessen, die ich mitangesehen habe, von Amphetaminen bis hin zu Heroin, ist der Benzodiazepinentzug für meine Patienten vermutlich am schmerzhaftesten. Sie reagieren reizbar und ängstlich, können nicht mehr schlafen, geraten in Panikspiralen, verzweifeln, sind suizidal und möchten am liebsten die eigene Haut abstreifen.

Nach drei bis vier Monaten täglicher Anwendung kann es manchen Menschen unglaublich schwerfallen, davon loszukommen. Wer das unbeschadet übersteht und wer am Haken zappelt, ist im Vorfeld schwer zu beurteilen. Niemand möchte die eigenen Patienten süchtig machen, und doch geschieht dies sehr oft, weil diese Medikamente den Bedarf an eben diesen Mitteln erhöhen. Im Zustand des Entzugs braucht man beispielsweise *mehr* Benzodiazepine, um sich wenigstens wieder „normal" zu fühlen – wobei „normal" hier bedeutet, dass man so viel Angst hat wie vor der Ersteinnahme, nicht etwa Entspannung. Und je länger und regelmäßiger diese Mittel eingenommen werden, desto zäher springen die GABA-Rezeptoren zumeist wieder an. Kann das wirklich die ideale Methode sein, um Angstpatienten zu helfen?

Wenn ich Patienten beim Benzodiazepinentzug helfen will, konzentriere ich mich auf den Wiederaufbau der natürlichen GABA-Aktivität (siehe auch Kapitel 7). Hierzu gehören eine verbesserte Nährstoffversorgung und mehr Schlaf, die Verringerung des Alkoholkonsums sowie Atemübungen, Meditation, Yoga, Mantras oder Akupunktur. All das trägt zur natürlichen GABA-Resilienz bei. Diese Maßnahmen unterstützen die Betroffenen, machen den Entzug aber dennoch nicht zum Spaziergang.

Noch komplizierter wird die Situation, wenn Psychiater nicht einmal wissen, wie man Menschen beim Entzug unterstützt. In den USA lernt man in der Ausbildung, dass Symptome nach dem Absetzen von Antidepressiva – also Hinweise auf vermehrte Angst, Panik, Schlafstörungen, Weinattacken oder verstärkte Affektstörungen – nicht als *Entzug*, sondern als *Rückfall* einzuordnen sind. Natürlich ist auch ein Rückfall möglich. Dennoch ist ein echter Rückfall meiner Ansicht nach in den ersten Wochen nach dem Ausschleichen des Medikaments, in denen Hirnchemie und Rezeptorexpression sich noch neu kalibrieren, gar nicht so leicht zu diagnostizieren. Wenn ein ehemals depressiver Patient am Morgen schlecht gelaunt und lethargisch aufwacht, weil er am Abend zuvor Kokain genommen hat – würden wir dann von einem Rückfall sprechen, oder würden wir erkennen, dass dieser Stimmungsabfall an der abklingenden Drogenwirkung liegt? Antidepressiva sind starke psychoaktive Substanzen, das sollte man nicht vergessen, und ihr Absetzen bewirkt einen echten Entzug. Gegenwärtig sehen wir zahllose Menschen mit Entzugssymptomen ringen, ohne dass sie wissen, dass diese Symptome von ihren Medikamenten stammen. Stattdessen machen sie entweder sich selbst Vorwürfe, oder sie glauben, es sei ein Rückfall und das klare Zeichen dafür, dass die Medikation geholfen hat.

Meine Patientin Tova litt über Jahre (von der Pubertät bis Mitte 20) unter einer mittelgradigen Depression und Angst, bis ihr Allgemeinmediziner ihr im Alter von 25 Jahren den Serotonin-Wiederaufnahmehemmer Escitalopram verschrieb. Ihre Stimmung besserte sich nicht schlagartig, aber mit der Zeit merkte sie, dass sie seltener weinen musste und beruflich und auch privat besser funktionierte. Bald ging es Tova so gut, dass sie sich fragte, ob sie ihr Antidepressivum noch brauchte. Kurzerhand setzte sie es ab, und „das war die Hölle“, wie sie es ausdrückte. Sie war aufbrausend und voller Angst, fauchte ihre Mitbewohnerinnen und ihre Mutter an und konnte überhaupt nicht mehr schlafen. Also nahm sie ihre

Medikamente weiter. Diese vergeblichen Versuche, die Tabletten abzusetzen, sobald es ihr wieder besser ging, nur um dann immer unglücklicher zu werden, bis sie wieder zu ihnen zurückkehrte, wiederholten sich im Laufe der Jahre mehrmals. Und immer war die Wirkung schließlich wie ein Geschenk des Himmels – Tova wurde wieder ruhig und „normal". Als sie schließlich bei mir landete, ging sie davon aus, dass Escitalopram ihr das Leben gerettet hatte.

Ihre Anamnese allerdings deutete darauf hin, dass die eigentliche Ursache ihrer psychischen Schwierigkeiten womöglich doch nicht auf einem chemischen Ungleichgewicht beruhte. Außerdem vermutete ich, dass sie das Medikament nach jedem kalten Entzug deswegen wieder einnehmen „musste", weil es sie schlicht und ergreifend vor den Entzugserscheinungen „rettete". Während Tova ihr Escitalopram also als Rettung in der Not betrachtete, ging ich davon aus, dass es ihre Emotionen anfangs so gedämpft hatte, dass es zu wirken schien, und später nur noch seinen eigenen Entzug behob. Tova hatte bemerkt, dass das Antidepressivum ihre Libido zurückgehen ließ. Als ich jedoch ansprach, es irgendwann auszuschleichen, reagierte sie verständlicherweise defensiv. Sie fühlte sich sofort verurteilt und stemmte sich gegen die Vorstellung, ich würde sie ihrer wichtigsten Stütze berauben. Ich versicherte ihr, dass mir sehr gut bewusst sei, wie hart sie kämpfte und wie wichtig ihr etwas sei, das Erleichterung versprach. Und natürlich gibt es in meiner Praxis keinerlei Vorwürfe, wenn für die psychische Gesundheit Medikamente benötigt werden. Mir geht es nur um das Bewusstsein, dass diese Arzneimittel eben auch Einschränkungen mit sich bringen.

Im Verlauf mehrerer Monate gingen Tova und ich der Frage nach, woher ihre Depressionen und ihre Angst rühren mochten. Dabei fanden wir heraus, dass ihre Affektstörungen vermutlich mit einer Kombination aus Diäten und eingeschränkter Kalorienzufuhr, zu wenig gesunden Fetten, Koffeinsensitivität, unerwünschten Wirkungen der Pille, Selbstverleugnung, um wichtigen Menschen in ihrem Leben zu gefallen, und chronischer Borreliose zusammenhingen. Diese Punkte arbeiteten wir nach und nach ab, um wieder ein solides Fundament herzustellen. Nach all diesen Veränderungen fühlte sich Tova stabil genug für den Versuch, ihr Antidepressivum ganz langsam auszuschleichen. Sie senkte die Dosis um nur zehn Prozent pro Monat, anstatt wie früher von jetzt auf gleich nichts mehr zu nehmen. Unterstützend achteten wir auf eine bessere Ernährung, auf ausreichend Schlaf, Meditation und die Nutzung einer Infrarotsauna, um die Entgiftung zu fördern, während auch ihre Borreliose behandelt wurde. Sie lernte, in Beziehungen Grenzen zu setzen und für ihre eigenen Bedürfnisse einzustehen. Nach einem Jahr benötigte Tova kein Escitalopram mehr und war zugleich von ihren Depressionen und der Angst erlöst.

Grundkurs Entzug

Wenn ich Patienten unterstütze, die ihre Psychopharmaka absetzen wollen, ist für mich jeder Fall eine einzigartige Situation, denn in meinen Augen ist eine Medikationsveränderung eine ausgesprochen individuelle Erfahrung. Einige erprobte Vorgehensweisen gelten aber für alle meine Patienten in diesem Zeitraum: Die Dosierung wird zunächst nur um jeweils zehn Prozent gesenkt. Begleitend dazu gibt es Entgiftungsmaßnahmen, Unterstützung für das Nervensystem und einen sicheren Rahmen für Emotionen.

Die Senkung der Medikation um zehn Prozent (ausgehend vom letzten Monatsbedarf) empfehle ich zur Minimierung der Entzugssymptome.[12] Damit meine Patientinnen und Patienten zu Hause keine Pillen teilen müssen, was ziemlich unpräzise wäre, arbeite ich mit Apotheken zusammen, die das Präparat aus generischen Substanzen exakt abwiegen und die gewünschten Präparate in der individuellen Dosierung herstellen. Damit sind wir von den kommerziellen Fertigprodukten der Hersteller unabhängig.

Falls die Betroffenen Bedenken hegen, weil sie einen vorherigen Entzug als traumatisch erlebt haben, betone ich, dass die langsame Entwöhnung deutlich weniger schmerzhaft ist als ein abruptes, übergangsloses Absetzen. Manche Patienten sind jedoch so darauf versessen, ihre Medikamente loszuwerden, dass ihnen eine Reduzierung um zehn Prozent pro Monat als zu langsam erscheint. (Da gelegentlich eine Pause oder eine Nachjustierung erforderlich wird, dauert dieser Prozess etwa ein Jahr.) Meine Antwort lautet dann, dass es wichtiger ist, langsam und erfolgreich vorzugehen – geht man die Sache zu schnell an, ist es nicht nachhaltig, weil viele Menschen doch wieder zu ihren Medikamenten zurückkehren, um die Entzugssymptome zu lindern. Wichtig ist auch die Information, dass niedrigere Dosierungen nicht bedeuten, dass sie ihr Medikament noch „brauchen", da es sich irgendwann nicht mehr um eine therapeutische Dosis handelt. Es ist nur gerade eben so viel Wirkstoff, dass der Körper keine Entzugserscheinungen entwickelt. In den letzten Monaten des Ausschleichens findet keine effektive medikamentöse Behandlung mehr statt, sondern mit den kleinen Mengen wird nur der Entzug abgewehrt.

Während des Ausschleichens kommt es darauf an, die Entgiftungsmechanismen des Körpers zu stärken und ihm zu helfen, die Abbauprodukte aus dem Medikamentenstoffwechsel auszuscheiden. Hierzu empfehle ich in der Regel, ausreichend Wasser zu trinken, Bäder in Bittersalz (Magnesiumsulfat) und – falls vor Ort möglich und bezahlbar – regelmäßige Besuche in einer Infrarotsauna. Manche meiner Patienten profitieren auch von Kaffeeeinläufen. Dabei wird zimmerwarmer Kaffee ins Rektum eingeleitet, um eine gründliche Entleerung des Dickdarms zu provozieren und so die Entgiftung zu fördern. Diese Vorgehensweise ist zwar nicht sonderlich beliebt, konnte in schwierigen Phasen aber immer wieder helfen.

Ich stelle regelmäßig fest, dass das Nervensystem während des Ausschleichens ziemlich aus dem Takt gerät, was sich in Form von Stimmungsschwankungen, Reizbarkeit, Schlafstörungen und einem Gefühl von allgemeiner Überforderung bemerkbar macht. Deshalb empfehle ich tägliche Meditations- und Atemübungen, um wenigstens einmal am Tag bewusst zu entspannen. Und natürlich rate ich zu guten Schlafgewohnheiten und nahrhaftem Essen. Beides ist enorm wichtig, damit der Körper die Rezeptoren und Neurotransmittervorräte im Gehirn neu aufbauen kann.

Zu guter Letzt kommen bei den meisten Menschen während des Ausschleichens viele Gefühle hoch. Auch diese äußern sich sehr individuell: Manchmal fluten Trauer und Angst in Wellen an, bei anderen kehrt die Verzweiflung zyklisch zurück. Nüchtern betrachtet liegt dies vermutlich an der Neukalibrierung der Neurochemie. Auf psychospiritueller Ebene hingegen glaube ich, dass all die Emotionen, die durch die Medikation unterdrückt wurden, jetzt rekapituliert werden und ein Ventil brauchen. Wenn jemand unter Medikamenten einen geliebten Menschen verloren hat, so sehe ich während des Entzugs häufig einen aufgeschobenen Trauerprozess. Meine Einstellung zu solchen Emotionsausbrüchen während eines Entzugs gleicht der einer Hebamme gegenüber gesunden Wehen: Ich nehme den Schmerz wahr, fürchte ihn jedoch nicht. Also bleibe ich präsent, gebe allem Raum, was an die Oberfläche kommt, und vermittele meinen Patientinnen und Patienten immer wieder: *Ich bin hier bei dir, und dein Gefühl ist jetzt so.* Es ist ein Prozess, aber er ist insofern zuverlässig, als ich regelmäßig erlebe, wie die Betroffenen am Ende ein neues Gleichgewicht entwickeln und sich wieder stabilisieren, sobald sie sich an ihre neuen Emotionen angepasst haben.

Gründliche Aufklärung

Ob man ein Medikament einnehmen sollte oder nicht, sollte grundsätzlich erst nach einem eingehenden und ernsthaft geführten Arzt-Patienten-Gespräch (oder mehreren) entschieden werden. Erst das ist ausreichende Aufklärung. Leider bleibt für solche Gespräche in der Eile unserer Welt heute kaum noch Zeit. Vielfach werden Patientinnen und Patienten über mögliche Nebenwirkungen von Psychopharmaka – wie Gewichtszunahme, Verdauungsstörungen und Libidoverlust – nur unzureichend aufgeklärt. Am meisten irritiert mich dabei, dass vorab praktisch nie angesprochen wird, was bei einem eventuellen Entzug passieren könnte. Ich sehe alle Ärzte in der Pflicht, ihren Patienten zu helfen, indem sie diese Überlegung gegen den potenziellen Segen abwägen, ehe sie die erste Tablette verschreiben.

Und was unbedingt betont werden muss: Wenn dieses Kapitel Sie eher abgeschreckt hat, weil Sie jetzt glauben, Sie müssten Ihre Medikamente ewig einnehmen, oder weil Sie den Entzug fürchten – es ist *nicht* hoffnungslos! Das menschliche Gehirn ist ziemlich anpassungsfähig und plastisch. Dazu ist es da: *Es lernt.* Ein Gehirn kann lernen, sich auf Medikamente zu verlassen, und es kann lernen, sich irgendwann wieder selbst zu regulieren. Es gibt immer Grund zur Hoffnung.

KAPITEL 11

Stressabbau und bewusste Entspannung

Die Berge, die du mit dir herumschleppst,
solltest du eigentlich nur erklimmen.

Najwa Zebian

Die unechte Angst, die über die Stressreaktion des Körpers erzeugt wird, lässt sich teilweise über Veränderungen der Ernährung und der täglichen Gewohnheiten beeinflussen. Es gibt jedoch noch weitere wichtige Punkte, die im Körper zu einem physiologischen Angsterleben beitragen, nämlich den Umgang mit Stress und bewusstes Entspannen.

Das bewusste Herbeiführen einer Entspannungsreaktion ist wie eine Art Multivitaminpräparat gegen Angst. Die Übungen helfen dem Körper, die Stressschwelle zu erhöhen. Damit verfallen wir bei Angst nicht so leicht in den Stressreaktionszyklus. Wir können den Stressreaktionszyklus aber auch *abschließen,* indem wir anerkennen, dass es im Leben unvermeidbare Stressfaktoren gibt und dass es wichtig ist, die angestaute Energie abzubauen, damit der Körper sein Gleichgewicht wiederfindet. Je mehr wir das parasympathische Nervensystem, das für die Entspannungsreaktion zuständig ist, jeden Tag unterstützen und dazu das sympathische Nervensystem bewusst ausbremsen, desto weniger Angst werden wir empfinden.

Die Entspannungsreaktion

„Entspann dich doch einfach!“ – diesen Satz haben wir alle schon gehört. Darum wissen wir auch alle, wie nutzlos er ist, zumal so eine Aufforderung die Angst oder Fehlregulierung, in der wir gerade feststecken, häufig noch verstärkt. Dennoch gibt es Methoden, mit denen wir dem Körper nachweislich helfen können, wieder zur Ruhe zu kommen. Um die Angst insgesamt in Schach zu halten, sollte man sich täglich Zeit für Übungen nehmen, die das autonome Nervensystem ansprechen. Das autonome Nervensystem besteht aus zwei Teilen, dem Sympathikus und dem Parasympathikus. Der Sympathikus regelt die Stressreaktion, der Parasympathikus die Entspannungsreaktion. Bisher haben wir vor allem über das sympathische Nervensystem gesprochen, das unsere Stressreaktion steuert und festlegt, ob ein Kampf oder die Flucht ansteht. Über die Stresshormone Kortisol, Adrenalin und Norepinephrin teilt es uns mit, wenn es uns nicht gut geht, und es versucht, etwas dagegen zu unternehmen. Sein Hauptaugenmerk gilt dabei unserem momentanen Überleben. Seine Aktivierung fühlt sich daher für viele Menschen wie Angst an. Das Gegenteil der Stressreaktion ist die Entspannungsreaktion. Sie tritt ein, wenn das parasympathische Nervensystem „vor Zufriedenheit mit dem Leben schnurrt“, während Neurotransmitter wie Acetylcholin, Serotonin und GABA aktiv sind, wie es der Arzt und ehemalige Direktor des Benson-Henry Institute for Mind Body Medicine (einer Harvard-Ausgründung) in seinem Buch *The Relaxation Response* ausdrückte. Damit animiert es den Körper, zu Ruhe, Verdauung und Reparaturprozessen überzugehen.

Stress- und Entspannungsprozesse schließen sich gegenseitig aus. Das Nervensystem kann nicht in beiden Zuständen gleichzeitig sein. So lange Sie den Körper also im Entspannungsmodus verweilen lassen, verhindern Sie nicht nur eine Stressreaktion, sondern erhöhen auch die Stressschwelle. Es ist, als hätte das Nervensystem eine Nulllinie. Je weiter wir es oberhalb dieser Nulllinie in den Entspannungsbereich anheben, desto weiter ist der Weg, bis es darunter in die Stressreaktion verfällt. Ein paar Minuten gezielter Entspannung können also dazu beitragen, dass wir an einem x-beliebigen Tag nicht so leicht in die Angst abrutschen.

Und wie verbringen wir mehr Zeit im Entspannungszustand? Für den Einstieg bietet sich die altmodische Methode an – buchstäblich entspannt sein (ja, wirklich). Dazu gehört normalerweise, dass Sie ausreichend schlafen, dem Körper alle Nährstoffe zuführen, die er braucht, Magen und Darm ruhig vor sich gluckern, Sie keine verdrängten Traumata und keine Trauer mit sich herumschleppen – die Welt ist für Sie und Ihre Familie ein sicherer Ort. Sie haben genug, Sie sind genug und Sie brauchen sich nicht aufgrund einer Pandemie zu verbarrikadieren. Alles in allem bedeutet das: Entspannung ist dieser Tage gar nicht so leicht. Also sollten wir bewusst nachhelfen.

Zunächst einmal sollten wir begreifen, dass Psychosomatik keine Einbahnstraße ist. Wenn die Psyche entspannt, fordert sie das Nervensystem auf, langsamer und tiefer zu atmen. Der Kiefer entspannt sich, die Verdauung legt los, die Blutgefäße in Händen und Füßen weiten sich. Das Ergebnis ist ein Gefühl körperlicher Ruhe. Umgekehrt schickt ein entspannter Körper ein Signal an das Gehirn, dass alles in Ordnung ist, und richtet damit unsere Gedanken auf Leichtigkeit, Dankbarkeit und Staunen aus. Erinnern Sie sich? Ein Großteil der Kommunikation entlang des Vagusnervs sind *afferente*, also sensorische Impulse, die aus dem Körper zum Gehirn gefunkt werden.[1,2] Das bedeutet, dass wir unser leichtgläubiges Gehirn zur Entspannung verleiten können, indem wir bestimmte Merkmale eines entspannten Körpers bewusst herbeiführen.

Die körperlichen Voraussetzungen für Entspannung lassen sich über verschiedene Techniken erzielen, darunter beispielsweise Yoga, Meditation, Tai Chi, Akupunktur, Kraniosakraltherapie, Reiki, Yoga Nidra, Atemtechniken (siehe S. 165) und progressive Muskelentspannung. Zusätzlich lässt sich der Vagusnerv über Gurgeln, Chanten, Summen, Atemarbeit, kalte Duschen und sogar den Sprung ins kalte Wasser direkt stimulieren.

Die Stressreaktion unterbrechen

Ein besonders effektiver Ansatzpunkt zur Kultivierung der Entspannungsreaktion ist eine veränderte Atemtechnik. Wenn wir langsamer atmen, schickt das Zwerchfell dem Gehirn eine Botschaft: *Hurra! Ich kann es gar nicht fassen, aber wir sind tatsächlich mal entspannt.* Das heißt, sobald Sie atmen wie ein entspannter Mensch, teilt der Körper dem Gehirn mit, dass Sie *wirklich* ein entspannter Mensch sind.

Atemübungen, die das Ausatmen im Vergleich zum Einatmen verlängern, können die Entspannungsreaktion in Gang setzen, weil ein längeres Ausatmen dem entspricht, was der Körper tut, wenn er tatsächlich entspannt ist.[3,4] Probieren Sie es gleich einmal aus. Legen Sie sich auf den Rücken, legen Sie beide Hände auf den Bauch und atmen Sie nach dem folgenden Muster: Beim Einatmen bis 4 zählen, entspannt die Luft anhalten und bis 7 weiterzählen, dann ausatmen und dabei neu bis 8 zählen. Die Übung soll sich ruhig und angenehm anfühlen. Zählen Sie nicht unbedingt Sekunden, sondern wählen Sie jedwedes gleichmäßiges Intervall, mit dem Sie diese Übung unangestrengt durchführen können. Nach einigen Durchgängen prüfen Sie Ihre Verfassung. Wie geht es Ihnen? Hat sich Ihre Angst irgendwie verändert?

Hinweis: Wenn wir anfangen, auf den Atem zu achten, halten wir ihn mitunter unwillkürlich an, ohne das zu bemerken. Damit wird die Atmung angestrengt, was wiederum Angst auslöst. Wenn Sie merken, dass Ihr Atem bemüht abläuft, konzentrieren Sie sich lieber darauf, ihn leicht und natürlich *zuzulassen*, anstatt ihm einen bestimmten Rhythmus aufzuzwingen. Um den Atem zur Ruhe zu bringen, können Sie auch jederzeit einen „Reinigungszug“ durchführen: Durch die Nase einatmen und mit hörbarem Seufzen durch den Mund ausatmen.

Atmen ist auch ein Ansatz für eine andere Methode, mit unechter Angst umzugehen. Viele meiner Patienten und Patientinnen haben sich eine flache, schnelle Atmung angewöhnt. Mit Atemübungen kann ich ihnen zu einem entspannteren Atemrhythmus verhelfen. Manchen fällt die richtige Atemtechnik aufgrund von strukturellen oder physiologischen Gründen schwer. Das kann viel zu Angst beitragen. Bedenken Sie, dass Angst häufig infolge einer Stressreaktion auftritt. Was könnte ein stärkeres Stresssignal sein, als wenn der Körper glaubt, er bekäme zu wenig Sauerstoff und müsse ersticken?

Wenn Sie vermuten, dass Ihre Atmung beeinträchtigt ist, weil Sie regelmäßig durch den Mund atmen oder nachts stark schnarchen, sollten Sie der Sache nachgehen. Manuelle Funktionstherapie kann den harten Gaumen weiten und helfen, die Nasenwege zu befreien, Osteopathie kann zur korrekten Zwerchfellfunktion beitragen, und vielleicht muss eine Schlafapnoe behandelt werden. Manchmal reicht bereits milbenundurchlässige Bettwäsche. In jedem Fall sollten Sie sich bewusstmachen, dass die Atmung unmittelbaren Bezug zur Angst hat. Die Wiederherstellung tiefer, langsamer Nasenatmung mit Zwerchfellbeteiligung zählt zu den wirksamsten Signalwegen gegen unechte Angst und hin zu Entspannung.

Die Polyvagal-Theorie

Bis zu diesem Punkt haben wir das Nervensystem der Einfachheit halber als duales System mit zwei Ästen betrachtet: dem Parasympathikus (Ruhe, Verdauung und Reparatur) und dem Sympathikus (Kampf oder Flucht). In Wahrheit ist die Sache jedoch wie bei jedem anderen Aspekt des Körpers weitaus komplexer. Jüngere Forschungsarbeiten legen ein völlig neues Konzept für das Nervensystem nahe. 1994 schlug der Psychologe Stephen Porges als neues Modell für das Nervensystem die Polyvagal-Theorie vor. Bei diesem Denkansatz bleibt unsere Vorstellung vom sympathischen Nervensystem weitgehend gleich – es entspricht immer noch verschiedenen Mobilisierungszuständen (Kämpfen und Fliehen). Bei der sympathischen Reaktion liegt eine starke Erregung (Hyperarousal) vor, die mit einem Adrenalinstoß und nachfolgend mit schnellem Herzschlag, erhöhtem Blutdruck, erhöhter Muskelspannung und flachen Atemzügen einhergeht. Typische Emotionen dabei sind Angst, Ärger, Aggression und Schreck.

Das parasympathische System wird in Porges Modell jedoch erweitert. Die Polyvagal-Theorie geht davon aus, dass die parasympathische Reaktion beim Menschen zwei Wege nutzt, den ventralen und den dorsalen Vagus. Der ventrale Vagalkomplex ist für die Funktionen verantwortlich, die wir üblicherweise der parasympathischen Reaktion zuordnen (Ruhe, Verdauung, Entspannung), wohingegen der dorsale Vagalkomplex Immobilisierungszustände umfasst (Dissoziation oder Erstarren als Stressreaktion).[5]

Der dorsale Vagalkomplex stellt eine andere und in vielerlei Hinsicht später erfolgende Stressreaktion dar. Anstelle einer Mobilisierung erstarren wir. Das ist ein Zustand des Hypoarousal, in dem wir uns müde und emotional taub fühlen. Zu dorsal vagalen Gedanken könnte gehören: *Alles fühlt sich hoffnungslos an* oder *Wozu das alles?* Das Feststecken in einer dorsalen Vagusreaktion ist häufig mit traumatischen Erfahrungen aus der Vergangenheit assoziiert, in denen Reglosigkeit und ein dissoziierter Zustand dazu dienten, das Trauma zu erdulden und zu überleben.

Bei der ventralen Vagusreaktion hingegen ist der Körper entspannt. Die Lungenkapazität ist erhöht, wir können tief durchatmen, die Herzrate ist variabler (die sogenannte Herzratenvariabilität misst wechselnde Abstände zwischen den Herzschlägen und gilt als Indikator für Gesundheit und Lebenserwartung).[6,7] Wir sind positiv gestimmt, und unsere Gedanken sind von Vertrauen, Sicherheit und dem Gefühl geprägt, alles meistern zu können, was kommt. In diesem Zustand sind wir in der Lage, Herausforderungen diplomatisch zu bewältigen und gegenseitiges Verständnis zu erzielen. Menschen, die unter Angst leiden, sollten nicht nur anstreben, mehr Zeit in der ventralen Vagusreaktion zu verbringen (über die hier vorgestellten Übungen zur bewussten Entspannung), sondern auch versuchen, Verbindungen zwischen der dorsalen und der ventralen Reaktion einzuschleifen, indem sie den Vagusnerv aktivieren und die automatische Stressreaktion neu programmieren, um bei Immobilisierung und Hoffnungslosigkeit einen Ausweg zu kennen.

Sich kümmern und anschließen

Im Jahr 2000 entdeckte ein Team der UCLA (University of California, Los Angeles) eine bis dahin übersehene weitere Stressreaktion, die sogenannte „Tend-and-befriend-Reaktion", also das Sich-Kümmern-und-Anschließen, die besonders bei Frauen auftritt.[8] Die Leiterin der Studie, Shelley E. Taylor, Psychologieprofessorin an der UCLA schreibt: „Dass die Forschung an den Parametern der Kampf-oder-Flucht-Reaktion in erster Linie an männlichen Versuchstieren, insbesondere Rattenmännchen durchgeführt wurde, ist eine weitgehend unbekannte Tatsache."[9] Wie so oft in der Medizin wurde also die einzigartige Biologie von Frauen bei den Theorien zur Stressreaktion bisher ausgeblendet.

Dankenswerterweise haben Taylor und ihr Team eigene Untersuchungen angestellt, um diese Lücke zu schließen. Dabei stellte sich heraus, dass die männliche Stressreaktion stärker über das sympathische Arousal – das von Androgenen wie Testosteron gesteuert und aktiviert wird – und die Kampf-oder-Flucht-Reaktion („fight or flight") erfolgen könnte, die in der Stressforschung seit 70 Jahren ein Hauptthema ist. Die weibliche Stressreaktion hingegen könnte zumindest teilweise mit der Freisetzung von Oxytocin und dessen verhaltensbiologischer Assoziation zum Versorgen verknüpft sein, dem Instinkt, sich um andere zu kümmern und sich anzufreunden („tend and befriend"). Evolutionstechnisch wäre das nachvollziehbar, da eine Stressreaktion, die Kampf oder Flucht bevorzugt, nicht den speziellen Bedürfnissen der Frauen entspricht, insbesondere wenn es darum geht, ihre Kinder zu schützen. „Die Erfordernisse während Schwangerschaft, Stillzeit und Säuglingspflege machen Frauen extrem verwundbar für Bedrohungen von außen", schreiben die Forscher. „Wenn eine Mutter in diesem Zeitraum bei Gefahr ein Raubtier angreifen oder vor ihm fliehen würde, könnte dies ihren Nachwuchs das Leben kosten. Alternative Verhaltensweisen – Kinder aus dem Weg schaffen, sie aus gefährlichen Umständen retten, sie trösten und beruhigen, sie vor weiteren Gefahren bewahren und schützende Maßnahmen gegen akute Stressauslöser ergreifen – all das kann die Überlebenschancen des Nachwuchses erhöhen."[10] Dieser Theorie zufolge würden Frauen angesichts einer Gefahr nicht mit Kampf oder Flucht reagieren, sondern sich um ihre Kinder kümmern. Zudem würden sie nicht nur im eigenen Beziehungsnetz Schutz suchen, sondern sich auch jenen anschließen oder ihnen Gefälligkeiten erweisen, die eine Bedrohung darstellen, um für sich und ihre Kinder Sicherheit zu erlangen. Und diese Reaktion weicht tatsächlich weit von dem Kampf-oder-Flucht-Klischee ab, das seit Jahrzehnten in den Lehrbüchern zu finden ist.

Den Stressreaktionszyklus abschließen

Während die Kampf-oder-Flucht-Reaktion relativ geradlinig erscheint, hilft uns die Polyvagal-Theorie, auch das Erstarren zu verstehen. Trifft etwa ein Beutetier (z. B. ein Kaninchen) auf einen Jäger (z. B. einen Wolf), entscheidet das Gehirn automatisch: *Bin ich schnell genug, um um mein Leben zu rennen? Bin ich stark genug, um mich zu wehren? Oder ist beides aussichtslos?* Im dritten Szenario wird das Tier ganz still und stellt sich tot, während die Gefahr näherkommt. Das ist keine bewusste Entscheidung! Das Kaninchen verharrt angesichts der bedrohlichen Situation regungslos und dissoziiert. Der Wolf hingegen schnüffelt vielleicht an dem schlaffen Tier herum, hält es für krank und zieht weiter. Sobald das Nervensystem des Kaninchens der Meinung ist, dass die Gefahr vorüber ist, kommt das Tier zu sich und schüttelt sich kräftig. Durch das Schütteln löst es das Adrenalin und stellt die Grundentspannung wieder her. Auch wir Menschen sind starken Stressauslösern ausgesetzt und neigen angesichts von Gefahren mitunter zu Erstarren und Dissoziation. Der entscheidende Unterschied zum Kaninchen ist jedoch, dass wir uns nicht schütteln. Warum nicht? Nun, das liegt vor allem an unserer sozialen Konditionierung.

Wann sind Sie zum letzten Mal die Straße entlang gegangen und gestolpert, konnten aber gerade noch das Gleichgewicht halten, anstatt auf das Gesicht zu fallen? Wenn so etwas geschieht, läuft im

Körper eine kleine Stressreaktion ab. Haben Sie hinterher einen Moment innegehalten, sich gesammelt und den Stress abgeschüttelt? Natürlich nicht. In der Regel läuft man weiter und hofft, nicht aufzufallen. Aber wahrscheinlich waren Sie ein paar Minuten zittrig, weil immer noch Adrenalin durch Ihr Blut rauschte. Wir neigen dazu, solche kleinen Momente im Leben zu überspielen, und das gilt auch für Schlimmeres wie das Erdulden körperlicher Gewalt (oder Zeuge davon zu werden), den ständigen Druck eines Lebens unter systemischem Rassismus oder existenzielle Gefahren wie Naturkatastrophen und Pandemien. Meistens gestehen wir uns kaum zu, den Stress zwischendurch abzubauen und wieder zur Nulllinie zurückzukehren.

Wenn wir uns jedoch ständig zusammenreißen und der Stresskreislauf nie zu einem Ende kommt, kann der Stress sich auch nie auflösen, sondern sammelt sich an. Und wenn wir dissoziieren oder unsere Gefühle unterdrücken, bleibt das limbische System dauerhaft aktiviert. Auch wenn der Stressauslöser nicht mehr vorhanden ist, fühlen wir uns nicht sicher, weil der Körper weiterhin die Reaktionsmuster des Arousals mit sich herumschleppt, die von solchen alten Stressfaktoren und Traumata herrühren. Und das erleben wir als Angst. Jetzt und hier haben wir den Eindruck, dass unsere Gedanken und Emotionen den unangenehmen Stress erzeugen, aber das eigentliche Problem ist, dass das limbische System dauerhaft angeschaltet wurde. Dieser Schalter lässt sich auch mit noch so viel Gedankenkraft nicht umlegen. Das Einzige, was wir tun können, ist eine Neuprogrammierung des Nervensystems auf den Ruhezustand, die mit dem Abschluss des Stressreaktionszyklus beginnt.

Um Stress erfolgreich abzubauen und wieder ins Gleichgewicht zu kommen, gibt es in erster Linie drei Methoden: Bewegung, Selbstausdruck und Verbundenheit. Beispiele für Bewegung sind Tanzen, Sport oder eine spezielle Schütteltechnik. Für den Selbstausdruck bieten sich Tagebuch schreiben, Singen, Musizieren oder künstlerisches Schaffen an (womit freies Gestalten wie bei Dreijährigen gemeint ist, ohne Kritik oder Bewertung – einfach herauslassen, was in Ihnen steckt). Auch Verbundenheit mit anderen kann den Stresszyklus abschließen. Wir können uns umarmen oder kuscheln, uns ausschütten vor Lachen oder gemeinsam ausheulen oder uns einfach unverstellt und authentisch zeigen – die eigene Wahrheit erzählen, wenn jemand ernsthaft zuhört und uns zeigt, dass wir trotzdem akzeptiert werden und dazugehören. Wie Elisabeth Kübler-Ross und David Kessler es in *Dem Leben neu vertrauen* ausdrückten: „Wenn Ihnen jemand immer wieder seine Geschichte erzählt, will der Betreffende sich über etwas klar werden."[11] Die widersprüchlichen Emotionen, die wir mit uns herumtragen, hörbar in Worte zu fassen und dabei in dieser Form wahrgenommen und gehalten zu werden, kann für das Nervensystem therapeutisch sehr wertvoll sein.

Ich selbst bringe Stress am liebsten durch schamanistisches Schütteln zur Ruhe. Diese Methode habe ich 2012 während des Studiums der Integrativen Medizin an der University of Arizona erlernt. Wir nutzten dazu ein spezielles Stück von James Asher, „Amma (Extended Mix)", und diese Musik verwende ich bis heute, also seit zehn Jahren. Die Übung ist einfach: Musik einschalten, Augen schließen, leicht in die Knie gehen und den Körper absolut locker lassen. Dann ein paar Minuten einfach schütteln und bewegen, wie der Körper es verlangt.

Wenn der Körper im Stressmodus wie ein abgestürzter Computer dicht macht, gleicht Schütteln dem Notausgang bei Windows über „Strg-Alt-Entf". So kann man aus der Stressreaktion ausbrechen und wieder in die Entspannungsreaktion zurückkehren. Die Schamanentrommeln tragen dazu bei, die Gehirnwellen in das besonders entspannte Muster der Thetawellen zu lotsen[12], und das Schütteln entspricht in etwa der Weise, wie Tiere sich nach einem stressreichen Erlebnis schütteln. Wie bei allem, was den Stresskreislauf beendet, scheint Schütteln dem Nervensystem auf eine alte, fest verdrahtete Weise mitzuteilen, dass die Bedrohung vorbei ist und wir jetzt in Sicherheit sind. Meiner Erfahrung nach lockert die Bewegung auch muskuläre Anspannung und setzt blockierte Emotionen frei, mitunter auch unbewusste. Dabei können auch alte Erinnerungen aufsteigen. In diesem Fall kann ich nur dazu raten, im Moment zu bleiben und darüber zu meditieren. Freies Schütteln hat den zusätzlichen Vorteil, dass es dem Körper dazu verhilft, sich so zu bewegen, *wie er es möchte* – nicht, wie wir es von ihm erwarten. Lassen Sie den Körper selbst entscheiden. Seine Bedürfnisse zu würdigen, kann im Einzelfall tiefe Reparatur- und Neuprogrammierungsprozesse anstoßen, die Sie besser auf die eigenen Bedürfnisse einstimmen, anstatt sich an äußerem Druck zu orientieren. Ich gebe gerne zu, dass es sich verrückt anfühlt. Aber es ist kostenlos, nimmt nur zwei Minuten in Anspruch und kann einen guten Beitrag zum Abschluss des Stresskreislaufs leisten – und die Last der Angst lindern.

Kiefergelenkbeschwerden

Stellen Sie sich einen angriffslustigen Hund vor: Er spannt den Kiefer an, fletscht die Zähne und knurrt. Auf ähnliche Weise spannen wir Menschen bei einer Stressreaktion den Kiefer an, dazu die Hüftbeuger und den Trapezius. Sie alle werden stark vom Sympathikus innerviert. Bei Stress steigt automatisch die Kieferspannung, weil wir so einst Aggression, Stärke und Kampfbereitschaft vermittelt haben. Für einen Hund, der sich zum Kampf rüstet, mag das passend sein, aber wer lediglich unter chronischem Bürostress leidet, sollte nachts nicht mit Kieferschmerzen aufwachen. Zudem verläuft auch die Verbindung zwischen Kiefer und Zentralnervensystem zweigleisig. Wir beißen bei Stress die Zähne zusammen, und umgekehrt teilt ein angespannter Kiefer dem Gehirn mit, dass wir kämpfen müssen. Das erhöht die Angst, und schon hängen wir in der Spirale fest.

Kiefergelenkbeschwerden entstehen oft durch chronische und zudem schmerzhafte Kieferanspannung. Vielfach knirschen die Betroffenen auch mit den Zähnen (Bruxismus). Die Ursachen liegen häufig im modernen Lebensstil: ① unverarbeiteter Stress; ② bestimmte Arzneimittel wie einige selektive Serotonin-Wiederaufnahmehemmer und stimulierende Mittel[13], aber auch illegale Drogen wie Kokain oder Ecstasy (3,4-Methylenedioxymethamphetamine)[14]; ③ eine Ernährung mit vornehmlich weichen, stark verarbeiteten Lebensmitteln (schon im Kindesalter braucht der Körper „echtes Essen", das taktiles Feedback vermittelt und uns hilft, starke, gut aufeinander abgestimmte Kieferknochen zu entwickeln – der Kiefer muss auch einmal etwas abnagen, nicht immer nur weiche Sachen essen);[15] und ④ die typische Kopfhaltung bei der Bildschirmarbeit und beim Blick aufs Handy, welche die Anspannung in Nackenmuskulatur und Kiefergelenk erhöht.

Gegen zu viel Pudding in der Jugend können wir nichts mehr unternehmen, aber aus dem heutigen Stresszyklus können wir aussteigen und die Kieferanspannung verringern. Interessanterweise scheint über das Bindegewebe eine Verbindung zwischen Kiefer und Hüfte zu bestehen. Wenn Sie also Mühe haben, die Kieferspannung zu lösen, könnten Yoga-Übungen zur Hüftöffnung helfen, zum Beispiel die Taube (Kapotasana), ein Ausfallschritt oder andere Haltungen, die den Hüftbeuger dehnen und lösen. Denn so wie ein verkrampfter Kiefer signalisiert, dass wir gleich kämpfen müssen, vermittelt ein entspannter Kiefer, dass alles in bester Ordnung ist.

Sitzen ist das neue Rauchen – und Sport das neue Beruhigungsmittel

Dass Sport als wirksame Behandlung bei Angst gilt, wissen Sie sicher. Und auch die Warnungen vor den Gefahren der sitzenden Lebensweise dürften alle kennen. Wann immer die Wirkung von Sport auf den Prüfstand kommt, stellt er sich als wirkungsvolles Mittel gegen Angst heraus.[16-18] Dabei kommen verschiedene Aspekte zum Tragen, darunter die Wirkung von Sport auf die Entzündungsbereitschaft[19], die Norepinephrinmodulation[20] (Stress senkend) und die Freisetzung endogener Opioide.[21] Das heißt, Sport lässt den Körper selbsterzeugte Schmerzen abbauen, und das entspannt. Gleichzeitig eignet sich Sport hervorragend zur Beendigung des Stressreaktionszyklus.

Wenn Sie derzeit keinen Sport treiben, habe ich volles Verständnis. Als eigenständige Aktivität mit spezieller (enger) Sportkleidung kann Sport zeitraubend sein und ist dann in unserem anstrengenden, eng getakteten Leben oftmals schwer unterzubringen. Vielleicht gehören Sie auch zu den Menschen mit guten Neujahrsvorsätzen. In der ersten Januarwoche schreiben Sie sich im Studio ein oder buchen Trainerstunden. Am 19. Januar kommt dann etwas dazwischen – eine Dienstreise, eine Erkältung oder einfach keine Lust –, und plötzlich verstreichen Monate ohne einen Liegestütz.

Dagegen hilft nur, die Anforderungen zu senken, denn der Trick bei Sport lautet: Das Alles-oder-Nichts-Prinzip gilt hier nicht. Regelmäßige Bewegung kann schon in kleinen Mengen signifikant die Angst lindern und die Energie insgesamt verbessern. Irgendwo zwischen Couch und Ultramarathon liegt also Ihr persönliches Fitnessziel – das Maß an Bewegung, das Ihnen guttut und sich realistisch in Ihr Leben einfügt.

Früher habe ich mehrmals die Woche an anderthalbstündigen Yoga-Kursen teilgenommen. Mit An- und Abfahrt, Umziehen und Duschen bedeutete das jedes Mal einen Zeitaufwand von mindestens zwei Stunden. Mit einer gut ausgelasteten Praxis und Familie bleiben mir jetzt nicht einmal mehr zwei Stunden pro *Woche*, geschweige denn pro Tag. Darum kann ich Bewegung nur in Mikroportionen in mein Leben einbauen. Es muss aber etwas sein, was Spaß macht, unkompliziert ist und sich jederzeit für wenige Minuten im Wohnzimmer oder in der Nähe meiner Wohnung umsetzen lässt. Mein Zeitpunkt dafür ist, wenn ich meine Tochter ins Bett gebracht habe. Manchmal gehe ich dann kurz um den Block, an anderen Tagen lege ich Whitney Houston auf und tanze dazu in der Wohnung. Manchmal rolle ich auch die Yoga-Matte aus und mache eine Viertelstunde Yoga oder Pilates. Einen Triathlon gewinne ich damit bestimmt nicht, aber was ich tue, ist realistisch und langfristig machbar. In Bezug auf die Gesundheit und den Umgang mit Angst ist etwas, das Sie tatsächlich tun, 100 Prozent besser als jedes höher gesteckte, aber unrealistischere Ziel. Bewegungsbausteine zu erkennen und regelmäßig umzusetzen, sorgt auf natürliche Weise für Ausgeglichenheit und baut Angst ab.

Mit Panikattacken fertigwerden

Alle Übungen und Verhaltensweisen, die ich in diesem Buch empfehle, senken das Angstlevel insgesamt. Das wiederum erhöht die Toleranz im Hinblick auf Stressauslöser, und man gerät nicht so leicht in akute Panik. Manchmal überschreitet die Angst jedoch einen gewissen Punkt, und wir finden uns in einer ausgewachsenen Panikattacke wieder, einem plötzlichen Anfall starker Furcht, der von körperlichen Reaktionen wie Herzrasen und Atemnot begleitet wird, ohne dass eine reale Gefahr oder eine erkennbare Ursache vorliegt. Ich habe meine Patienten schon so vor mir sitzen sehen – überwältigt, zitternd, Hilfe suchend. In solchen Fällen rate ich zu einer dreigleisigen Vorgehensweise: ① die Panik zulassen, ohne sich zu widersetzen, ② sich im Körper erden und ③ die eigene Angst wie ein Wissenschaftler betrachten.

Wenn wir uns gegen die Angst stemmen, anstatt sie zuzulassen und bewusst zu spüren, räumen wir ihr in Wahrheit *mehr* Macht ein. In seinem Buch *Dare* erklärt Barry McDonagh, wie und warum wir der Angst lieber ihren Lauf lassen sollten: „Sie ist nicht unbedingt angenehm. Wenn man jedoch den Punkt erreicht, an dem man die ängstliche Anspannung wirklich akzeptiert und ihr erlaubt präsent zu sein, dann beginnt sie sich zu lösen und wegzufallen. Das ist das Paradoxon, das so wesentlich für die Heilung von Ängsten ist.“[22] McDonagh rät sogar dazu, auf die Angst zuzulaufen, anstatt vor ihr weglaufen zu wollen: „Diese Forderung an das Stresssystem, die Empfindungen weiter zu verstärken, ist ein paradoxer und sehr bestärkender Schritt, den man unternehmen kann, wenn man sich einer Panikattacke stellt. Es ist eine Forderung, die die Angst nicht erfüllen kann. Die Angst lässt dann schnell nach, weil das, was sie antreibt (die Angst vor der Angst), nun nicht mehr zur Verfügung steht.“[23]

Ein Großteil unserer Panik entspringt unseren Gedanken über die unangenehmen Empfindungen oder die Angstgedanken selbst, und das führt zu einem Schneeballeffekt. Die zentrale Emotion einer Panikattacke ist nicht zwingend eine unüberwindbare Barriere. Oft ist sie einigermaßen handhabbar und fließend, man kann sie anders betrachten oder hinterfragen (die besondere Stärke der Kognitiven Verhaltenstherapie). Die Emotionsspirale kommt erst in Gang, wenn wir ihr eine Erzählung verpassen, die oftmals das Feuer der Angst schürt. Falls ein Patient in meiner Gegenwart in Panik gerät, bemühe ich mich bewusst, Akzeptanz und Ruhe auszustrahlen. Anstatt mich zu erschrecken, versuche ich zu zeigen, dass *ich* mit der Angst meiner Patienten umgehen kann, um ihnen zu der Erkenntnis zu verhelfen, dass *sie* ebenfalls dazu in der Lage sind. Erst wenn wir die Panik fließen lassen, kann sie sich vollständig auflösen.

Wenn Ihnen akut keine guten Freunde oder Therapeuten zur Seite stehen können, gibt es noch eine weitere Möglichkeit, leichter mit der Woge mitzuschwimmen, bis das sichere Ufer erreicht ist: Verankern Sie sich körperlich in der Gegenwart. Erinnern Sie sich daran, dass Sie noch am Leben sind und dass Sie noch atmen. Panik ist wie ein immer schneller werdender Zug, wie Energie, die sich immer höher aufschaukelt. Sie können das Gesicht mit kaltem Wasser waschen oder das Fenster öffnen und frische Luft hereinlassen – solche Gesten bringen uns in den Körper und in die Gegenwart zurück. Auch bestimmte Yoga-Haltungen sind eine Hilfe. Ich wähle für solche Momente gerne die Stellung des Kindes (*Balasana*): Knien Sie sich hin, setzen Sie sich auf die Fersen und beugen Sie den Oberkörper vor, bis die Stirn den Boden berührt. Die Arme dürfen locker neben dem Körper liegen. Wenn diese Stellung nicht möglich ist (z. B. im Großraumbüro oder im Security-Bereich des Flughafens), können Sie sich dabei auch aufrecht hinsetzen. Spüren Sie nach, wie der Stuhl Ihren Körper stützt. Eine weitere Methode, sich zu erden, besteht darin, fünf Dinge abzuzählen, die Sie sehen können, vier, die Sie hören können, drei, die Sie berühren können, zwei, die Sie riechen, und eines, das Sie schmecken. So richten Sie die Aufmerksamkeit ganz auf das Jetzt. Panik entspricht oft der Angst, in der Zukunft zu Fall zu kommen, oder sie wurzelt in der Vergangenheit. Wir ringen mit Problemen, die wir uns vorstellen, oder beklagen etwas, das sich nicht mehr ändern lässt. Bewusstsein für den gegenwärtigen Moment ist wie Knoblauch gegen den Panik-Vampir. Sobald Sie wieder ganz in Ihrem Körper sind, erinnern Sie sich daran, dass Sie gerade Panik erleben. Und dass es „nur" eine Stressreaktion ist. Das ist außerordentlich unangenehm, aber Sie sind in Sicherheit.

Am Ende fordere ich meine Patienten auf, ihre Panik mit der aufrichtigen Neugier eines Wissenschaftlers zu erforschen. Machen Sie eine Bestandsaufnahme Ihrer körperlichen Empfindungen: *Das Herz hämmert, der Atem geht schnell, die Hände zittern.* Denken Sie ungefähr: *Das ist ja interessant. Das macht mein Körper bei einer Stressreaktion. Jetzt weiß ich das. Mehr ist da nicht. Schau an, wie gut mein Körper arbeitet, wie er genau das tut, was er tun soll, wenn ich Angst bekomme.* Diese veränderte Perspektive – die Panik als Zeichen dafür betrachten, dass der Körper richtig funktioniert, nicht als Zeichen dafür, dass etwas falsch läuft – kann eine große Hilfe sein. Dieser Gedanke nimmt der Reaktion die emotionale Macht und begegnet ihr mit Interesse, Neugier und sogar Wertschätzung – anstatt mit Furcht.

Spickzettel für Panikattacken

Bei regelmäßigen Panikattacken sollte man sich eine Handvoll zuverlässiger Strategien zurechtlegen, die über solche schwierigen Momente hinweghelfen. Die nachfolgende Liste enthält Ideen für schnelle, wirksame Maßnahmen. Am besten notieren Sie sich ein paar davon und stecken den Zettel ins Portemonnaie oder hängen ihn an den Kühlschrank.

- Ins Freie gehen und das angesammelte Adrenalin durch Bewegung abbauen.
- Zu schamanistischem Trommeln schütteln. Das bringt den Stresskreislauf zu einem Ende, hilft aber auch gegen Panik.

- Auf Sinneseindrücke im aktuellen Moment konzentrieren:
  - Zählen Sie fünf Dinge ab, die Sie sehen.
  - Atmen im 4-7-8-Rhythmus.
  - Zählen Sie vier Dinge ab, die Sie berühren (z. B. Beine, Pullover, Boden, Stuhl).
  - Atmen im 4-7-8-Rhythmus.
  - Zählen Sie drei Dinge ab, die Sie hören können.
  - Atmen im 4-7-8-Rhythmus.
  - Zählen Sie zwei Dinge ab, die Sie riechen können.
  - Atmen im 4-7-8-Rhythmus.
  - Finden Sie ein Ding, das Sie schmecken können.
- Im Quadrat atmen: Beim Einatmen bis vier zählen, nicht atmen und dabei bis vier zählen, beim Ausatmen bis vier zählen, nicht atmen und dabei bis vier zählen. Wiederholen.
- Die Füße fest auf den Boden stellen und mit beiden Händen gegen eine Wand drücken.
- In 7er-Schritten ab 100 rückwärts zählen.
- Die Hände oder Füße durch etwas gleiten lassen, das die Sinne anspricht, ob Wasser, Sand oder Knetmasse.

Flugangst

Mehr als die Hälfte aller Amerikaner haben Angst vor dem Fliegen. Teilweise steckt unechte Angst dahinter, die auf die typischen Stressfaktoren einer Flugreise zurückgeht: Unterbrochener Schlafrhythmus, Hetzerei durch den Flughafen, Sorge, ob man den Flieger erwischt, Sicherheitskontrollen oder ausgefallene Mahlzeiten, die man durch Fast Food ersetzt. Bei Flugangst denke ich aber auch an die *doshas,* die bioenergetische Typologie aus der ayurvedischen Medizin.

Im Ayurveda, dem alten Heilsystem des indischen Subkontinents, gibt es drei Hauptdoshas: *vata, pitta* und *kapha*. Vata ist gekennzeichnet durch eine Tendenz zu Kälte, Trockenheit, Bewegung und Veränderung, aber auch durch sich überschlagende Gedanken, Sorgen, Unruhe und Angst. Außerdem ist Vata das Element Luft, das die Bewegung regiert. Für ein ausgewogenes Vata sorgt am besten ein gleichbleibender Tagesablauf. Eine Flugreise ist für Vata in jeder Hinsicht Gift – sie unterbricht Gewohnheiten, und man wird in einem kalten, trockenen Flugzeug durch die Luft transportiert. Um Vata zum Kippen zu bringen, ist die Durchquerung von Zeitzonen und das buchstäbliche Fliegen durch die Luft also geradezu „perfekt". Deshalb würden sich Vata-Typen, zu denen viele meiner Angstpatienten zählen, auf Flugreisen am liebsten vor Angst zusammenrollen, brauchen Beruhigungsmittel oder klammern sich bei jeder Turbulenz an die Armlehnen.

Das beste Gegenmittel bei Flugangst besteht daher im Ausgleichen von Vata. Am Reisetag können Sie dazu beitragen, indem Sie sich mit einem Schal und dicken Socken warmhalten. Stecken Sie Teebeutel ins Handgepäck, damit Sie im Flugzeug einen heißen Entspannungstee trinken können. Essen Sie regelmäßig (und nicht das Frühstück auslassen), am besten warme Speisen mit gesunden Fetten, nichts Rohes oder Kaltes. Gönnen Sie sich reichlich Schlaf (ein Flug, der sich tagsüber bequem erreichen lässt, kostet mitunter mehr als jener um sechs Uhr morgens oder über Nacht). Verzichten Sie auf anregende Substanzen wie Koffein oder Zucker. Wer mag, kann ein Ritual mit Düften (Bergamotte, Sandelholz, Rose) einschieben, die Vata beruhigen. All diese Methoden können dazu beitragen, die Angst während der Reise im Zaum zu halten. Am allerwichtigsten jedoch ist Geduld. Erkennen Sie an, dass Ihre Angst an Reisetagen zum Strudel werden kann. Dann werden Sie automatisch ruhiger, sobald Sie am Ziel angekommen sind.

Und akzeptieren Sie die metaphorische Macht des Fliegens, bei dem wir große Räume überwinden, ohne dies selbst beeinflussen zu können. Es ist nicht viel anders als das Leben selbst. Kontrolle war schon immer eine Illusion – wir haben und hatten sie nie. Betrachten Sie Flugangst also als eine Ausdrucksform echter Angst, die Ihnen zuflüstert, dass Sie Ihr Kontrollbedürfnis aufgeben sollten. Nicht wir sorgen dafür, dass sich die Erde weiterdreht. Wie wäre es, einfach loszulassen und auf das zu vertrauen, was dafür zuständig ist – in dem Wissen, dass wir irgendwann unser Ziel erreichen? Manchmal tut es gut, das Ruder aus der Hand zu geben.

TEIL 3

Echte Angst

KAPITEL 12

Hinhören und nachspüren

Wie du mit deiner Seele in Verbindung bleibst:
Wenn auf der Welt etwas geschieht, das falsch ist,
versuche nicht, mit deinem Leben weiterzumachen,
als sei es richtig. Die Stimme in dir, die sagt: „Das ist nicht okay",
ist ein direkter Anruf aus deiner grundsätzlich guten Seele.
Nimm ab. Jedes Mal. Nimm ab. Und bleib am Apparat,
bis du weißt, wie du helfen kannst.

Cleo Wade

Manchmal können wir körperlich in jeder Hinsicht optimal gerüstet sein, aber fühlen uns dennoch unruhig, können uns nicht entspannen und auch nicht optimistisch auf unser Leben blicken. Das ist *echte Angst*, bei der ein emotionaler Kompass uns mitteilt: *Etwas ist nicht gut.* Man sollte nicht versuchen, solche Empfindungen und Emotionen auszuradieren, zumal dies gar nicht möglich ist. Sie gehören zu unseren Erkenntnissen, unseren Traumata und unserem tiefsten Gefühl für Verletzlichkeit und Lebenssinn. Wenn wir begreifen, dass die Angst wichtige Informationen bereithält, kann sich Entscheidendes verändern. Diese unguten Gefühle sind dann nicht mehr der Feind, nicht mehr etwas, das besiegt werden muss, sondern sie werden zu Werkzeugen und treuen Verbündeten.

Natürlich sind die Erkenntnisse infolge von echter Angst nicht immer derart weltbewegend. Manchmal führt der innere Kompass schnurstracks auf das persönliche Ziel zu, manchmal auch nur zum nächsten Schritt, der womöglich darin besteht, dem Kind gegenüber geduldiger zu sein oder sich einen dringend benötigten Ruhetag zu gönnen. Aber selbst diese kleinen Fortschritte im Gewebe des Lebens haben immense Auswirkungen. Echte Angst dient dazu, uns einen kleinen Stups zu geben und zu sagen, dass es an der Zeit ist: *Kündige diesen undankbaren Job.* Oder: *Setze in dieser Beziehung, die nicht gut für dich ist, Grenzen.* Oder: *Erschaffe etwas und leiste damit deinen einzigartigen, wichtigen Beitrag zu dieser Welt.*

Wir sind isoliert und einsam, überarbeitet und besorgt, der Natur entfremdet und erschöpft. Jede und jeder hängt im eigenen Hamsterrad fest, wo wir von Gemeinschaft und Kreativität abgeschnitten sind und uns mitunter hermetisch vor dem Leid um uns herum verschließen, während andere darin untergehen. Wenn die Welt sich gerade nicht wie ein sicherer Ort anfühlt, kann es daran liegen, dass sie dies nicht ist, weil Gewalt und Diskriminierung überhandnehmen. Wer einer oder mehreren der vielen vulnerablen und marginalisierten Gruppen unserer Gesellschaft angehört, hat guten Grund, sich zu fürchten. Ob wir uns als Gesellschaft verändern, hängt nämlich davon ab, dass Sie auf Ihre Angst hören und dann die Gesellschaft auf *Sie* hört. Dieses Wahrnehmen ist dringend erforderlich, und es wird Zeit, sich mit den wichtigen Wahrheiten zu befassen, die unsere Angst zu bieten hat.

Um diese Wahrheit hören zu können, müssen wir jedoch still werden, und die meisten Menschen versuchen, Stille mit aller Macht zu vermeiden. Wann haben Sie zuletzt vor einer Toilette angestanden oder auf den Fahrstuhl gewartet, ohne Ihr Handy zu zücken? Wir halten uns für produktiv, wenn wir prüfen, was es Neues gibt, sobald wir nichts anderes zu tun haben. Dabei sind es gerade solche Momente, in denen wir mit uns und unseren Gedanken alleine sind, die wir brauchen, um das leise Flüstern der echten Angst zu hören. Um in der Lage zu sein, den wahren Kern dessen zu erfassen, was sie uns sagen will, müssen wir still werden und bereit sein, uns allen Emotionen zu stellen, die nun an die Oberfläche gespült werden.

Dieser Zustand stiller Akzeptanz fällt uns aus mehreren Gründen schwer: Erstens lernen wir von Kindesbeinen an, dass Ablenkung hilft, wenn es schwierig wird. Wenn ein Kind einen Wutanfall hat, denken wir: *Was kann ich tun, damit das Gebrüll aufhört?* Mit ein paar Süßigkeiten oder dem Handy ist es vielleicht schnell zufrieden gestellt. Problem gelöst, richtig? Nun, in Wahrheit lernt dieses Kind gerade etwas anderes: *Ich als Erwachsener kann deine starken Emotionen nicht aushalten, du kannst sie nicht aushalten, und wenn du in Zukunft je wieder starke Emotionen fühlst, brauchst du schnell etwas, das dich ablenkt, dir einen Dopaminkick verschafft oder dich betäubt.* Kein Wunder, dass auch wir Erwachsene zum Handy greifen oder aus emotionalen Gründen etwas essen, wenn wir eigentlich nur unsere Gefühle wahrnehmen und ihnen ihren Lauf lassen sollten.

Aber wir haben auch deshalb Mühe, still bei uns selbst zu bleiben, weil wir im Zeitalter der Klimaanlagen und sofortigen Belohnung leben. Räume sollen dauerhaft bei 21 Grad Celsius bleiben, nicht mehr und nicht weniger. Das wahre Leben jedoch ist wechselhaft, und wir können nicht jede Traurigkeit, schlechte Nacht oder Ablenkung mit Medikamenten wegzaubern. Solche unpraktischen Versprechungen führen zu einer kognitiven Umstrukturierung. Wir glauben, wir hätten ein Anrecht darauf, jeden Song zu hören, jeden Film zu sehen oder mit wenigen Anschlägen auf der Tastatur jeglichem Traum nachzujagen. Mittels Kamera und Messenger-Diensten können wir Menschen und Situationen auf der anderen Seite der Welt sehen, und eigene Gedanken fallen dem Scrollen durch die sozialen Medien zum Opfer. Aber um für die Wahrheit hinter unserer Angst zugänglich zu sein, müssen wir das Unbehagen aushalten. Manchmal überfällt uns die Wahrheit wie ein Schneesturm. Dann müssen wir bereit sein, eine Weile im Auge des Orkans zu sitzen, um sie zu begreifen und ihrer Weisheit gemäß zu handeln. Diese Angst auszuhalten, um wichtige Veränderungen anzustoßen, kann sich mitunter so zäh anfühlen, als wollten wir mit einem Fluss eine Schlucht formen.

Besonders wichtig ist dabei, dass wir praktisch immer von Einflüssen umgeben sind, die uns aus dem gegenwärtigen Moment herausreißen. Selbst wenn wir keinen Wutanfall bekommen und uns von einem Bildschirm oder einem Snack beruhigen lassen, stehen unablässig Ablenkungen bereit, die uns verführen, noch besseren Schuhen, einem noch besseren Körper oder einem noch besseren Haus nachzurennen. Und hinter alledem summt natürlich das implizite Versprechen, der eigenen Sterblichkeit zu entkommen.

Echte Angst ist jedoch nicht nur lästig oder ein einschränkendes Symptom, das durch Medikamente unterdrückt oder für leuchtende Versprechungen ignoriert werden soll. Um sie wahrzunehmen, müssen wir langsam werden, stiller und genauer hinhören. Und der einzige Mensch, der ihre beunruhigende Wahrheit hören kann, sind Sie.

Das Körperflüstern

Sich nicht davor zu verschließen, was wir hören, bedeutet,
sich sanft und entschlossen zugleich davon verändern zu lassen.

Mark Nepo

Auch wenn echte Angst normalerweise mit einem Flüstern beginnt, kann sie doch mit der Zeit zum Schrei werden, wenn wir partout nicht hinhören wollen. Und normalerweise ist es der Körper, der ihr zum Ausdruck verhilft, wenn wir nicht lange genug innehalten, um ihr zuzuhören. Das gilt sowohl für unechte als auch für echte Angst. Wenn Ihre unechte Angst beispielsweise mit Blutzuckerschwankungen zusammenhängt, könnten Sie zunächst eine leichte Unterzuckerung registrieren – Sie reagieren bei Hunger hin und wieder reizbar und zugleich beunruhigt. Das ist das Flüstern des Körpers. Werden diese Symptome jedoch schlimmer, wird die Angst stärker und hält länger an. Ein Blutzuckerabfall um 17 Uhr kann dann zu Panik führen, weil der Körper schreit: *Hilf mir, ich habe ein ungestilltes Bedürfnis!* Bei der unechten Angst liegt die Lösung allerdings auf der Hand und kann prompt erfolgen: Halten Sie den Blutzucker stabil.

Und selbst wenn die Lösung im Fall von echter Angst etwas komplexer ist, so ist der Prozess dennoch ähnlich. Wenn Sie im falschen Job sind oder in der falschen Beziehung, beginnt der Körper zu flüstern: *Etwas fühlt sich verkehrt an.* Anfangs registrieren Sie vielleicht nur ein vages Gefühl, sind rastlos oder unangenehm berührt. Vielleicht passt Ihnen nicht, wie jemand mit Ihnen umgeht, oder Sie fühlen sich in einer Besprechung übergangen. Vorübergehend lassen sich solche Gefühle leicht verdrängen, aber wenn derartige Warnungen systematisch ignoriert werden, weist der Körper irgendwann unüberhörbar daraufhin. An dem Punkt, an dem Sie nicht mehr aus dem Bett kommen, bei der Arbeit wiederholt Panikattacken erleiden oder „dichtmachen", obwohl Sie eigentlich intim werden möchten, meldet sich der Körper lautstark zu Wort. Diese Symptome sind seine Art, ganz deutlich zu sagen: *Unter diesen Umständen mache ich nicht weiter.* Das kommt einem eher wie eine spirituelle Krise vor. Natürlich kann man auch das Gefühl haben, in eine spirituelle Krise zu rutschen, wenn in Wahrheit nur der Blutzucker abgesackt ist, aber unechte Angst lässt sich zeitlich oft einigermaßen vorhersagen – sie naht nach einem Kaffee mit viel Zucker oder äußert sich nach einer schlaflosen Nacht in abgrundtiefer Verzweiflung. Bei echter Angst lassen sich solche Muster nicht feststellen. Hier geht es vielmehr immer um das gleiche Thema. Hören Sie auf die Botschaft Ihrer Angst. Geraten Sie im Flugzeug oder im Fahrstuhl in Panik? Haben Sie vor allem Angst, wenn Sie alleine sind? Oder in Menschenmengen? Oder wenn Ihr Partner von der Arbeit nach Hause kommt? Die Themen der eigenen Angst liefern Hinweise auf gewisse unbewusste Probleme. Wenn es sich bei der Panik um Alleinsein dreht, geht es vielleicht darum, dass Sie in Ihrem Leben mehr Gemeinschaft möchten. Vielleicht fühlen Sie sich in Gesellschaft Ihrer Freunde einsam. Dann könnte es nötig sein, sich authentisch zu zeigen – oder neue Freunde zu finden. Bei Angst im Fahrstuhl kann es um das Gefühl geben, steckenzubleiben. Fragen

Sie sich, ob es andere Aspekte in Ihrem Leben gibt, bei denen Sie in der Falle sitzen, vielleicht im Beruf oder in der Beziehung? Können Sie keine Anfrage oder Bitte abschlagen, sind die Bedürfnisse anderer immer wichtiger als Ihre eigenen? Wenn das die Metapher für Ihre Angst ist, sollten Sie lernen, für Ihre eigenen Bedürfnisse einzustehen und darauf hinarbeiten, sich zu befreien.

Die Botschaften, die der Körper über die Angst vermittelt, führen häufig schnurstracks zum Kern des Problems. Wie Friedrich Nietzsche sagte: „Es ist mehr Vernunft in deinem Leibe, als in deiner besten Weisheit." Wer furchtlos weiterfragt und lange genug still bleibt, *wird* irgendwann begreifen, was der Körper zu sagen versucht. An diesem Punkt müssen Sie auf das vertrauen, was Sie hören. Menschen befürchten, dass sie nie wieder einen Weg herausfinden, wenn sie sich in die dunklen Ecken ihrer Gefühle wagen. In Wahrheit ist das Gegenteil der Fall. Je weniger wir versuchen, stark zu bleiben und der Angst zu widerstehen, desto leichter können wir mitschwimmen und auch wieder herausgleiten.

Manche glauben, dass wir die Botschaften des Körpers getrost überhören können, weil er sich nicht mit Worten ausdrücken kann. Wir glauben, dass es in Ordnung ist, sich selbst zu belügen, solange wir es nur allen anderen Recht machen. Aber am Ende pfeift der Körper uns zurück. Er kann alles bezeugen und kommuniziert unablässig, und irgendwann wird er sich bemerkbar machen. Falls es Ihnen also schwerfällt, sich Ihrer Angst zu stellen, sollten Sie bedenken, dass eine einzige möglicherweise unangenehme Wahrheit, der Sie sich heute stellen, Ihnen im Laufe Ihres Lebens eine Vielzahl unangenehmer Symptome ersparen kann.

Du darfst fühlen

Einmal stand ich bei einer Beerdigung im hinteren Bereich einer Synagoge und ließ mich von den Wogen der Trauer überwältigen. Da beugte sich jemand vor und flüsterte: „Sei stark. Nicht weinen." Wir leben in einer

Kultur, die Emotionen fürchtet und stoischen Gleichmut propagiert. Verletzlichkeit und Empfindlichkeit gelten als Zeichen der Schwäche. Wir entschuldigen uns, wenn wir weinen müssen, und unterdrücken es lieber, anstatt die Tränen fließen zu lassen. Aber hin und wieder sollten wir einen Schritt zurücktreten und uns fragen: *Was macht das mit uns?* Wenn ich mir die himmelhohen Fallzahlen für Angst und Depression so ansehe, glaube ich, dass wir auf dem falschen Weg sind. Wir sollten uns endlich nicht nur gestatten zu fühlen, sondern einen neuen Umgang mit diesen Gefühlen lernen. Es ist viel mutiger (ganz zu schweigen von gesünder), sich schwierigen Emotionen zu stellen, wenn sie aufkommen, als sie zu unterdrücken oder zu ignorieren.

Wer sich mit psychischer Gesundheit befasst, zitiert gern den Begründer der Psychoanalyse Carl Gustav Jung (1875-1961), der uns lehrte, dass etwas, dem wir uns widersetzen, bestehen bleibt. Keine Emotion ließ sich jemals erfolgreich unter den Teppich kehren. Wenn wir denken, *Ich will das nicht fühlen, ich werde es aus meinem Bewusstsein verbannen*, geht dieses Gefühl nicht einfach weg. Im Zweifelsfall wird es nur stärker und setzt sich fest, häufig in Form von chronischen Rücken- oder Kopfschmerzen oder Verdauungsbeschwerden, bis irgendwann der Punkt erreicht ist, an dem die Hutschnur reißt. Sollte also eine Flut an Emotionen über Ihnen zusammenbrechen, so versuchen Sie, in die Woge einzutauchen, anstatt sie über sich zusammenschlagen zu lassen. Lassen Sie das volle Ausmaß Ihrer Traurigkeit oder Wut oder Trauer zu. Wie Wellen brechen normalerweise auch solche Emotionen und fallen in sich zusammen. Die Chance, anschließend aus der Woge aufzutauchen und sich besser zu fühlen, ist viel größer, wenn Sie mitschwimmen, als wenn Sie davor flüchten. Der Psychologe Dr. Marc Brackett drückt es in seinem Buch *Die Kraft der Gefühle* so aus: „Wenn wir lernen, unsere Gefühle – selbst die herausforderndsten – zu erkennen, auszudrücken und einen Zugang zu ihnen zu finden, können wir diese Emotionen nutzen, um ein positives, zufriedenstellendes Leben zu führen."[1] Was die Person bei der Beerdigung also eigentlich hätte sagen sollen, wäre gewesen: „Sei stark. Wein ruhig."

Achtsamkeit und Sterblichkeit

Meine Patientin Jada brachte zu unseren Terminen immer Schreibzeug mit. Sie machte sich viele Notizen über unsere Gespräche, und sie schrieb die Empfehlungen auf, die wir erarbeiteten. Das ist übrigens keineswegs selten, besonders bei Angstpatienten, denen es häufig um Kontrolle geht. Sie möchten ihr Leben in den Griff bekommen und wollen deshalb nichts übersehen oder vergessen. Deshalb überraschte es mich nicht, als Jada mir erzählte, dass sie sich um ihren Vater kümmerte, nachdem bei diesem ein ernstes Herzproblem festgestellt worden war. Dass ihr Vater sterben könnte, war für Jada ihr „Worst-Case-Szenario". Häufig brach sie mitten im Satz ab und sagte, sie könne diesen Gedanken nicht ertragen. Instinktiv versuchte sie, die Situation zu beherrschen, um diese intensiven Gefühle zu unterdrücken. Sie rief ihn häufig an, fragte aber nicht mehr: „Wie geht es dir?" Damit nahm sie ihrem Vater jede Möglichkeit, das zu verarbeiten, was er gerade durchmachte. Sie machte ihm lieber Vorwürfe, wenn er Limonade trank, drängte ihn, Sport zu machen, und ermunterte ihn, die „besten Ärzte" aufzusuchen. Ich machte Jada darauf aufmerksam, dass er sich an einem kritischen Punkt seines Lebens womöglich bestraft fühlte und dass sie ihn als Problem sähe, das gelöst werden müsse, nicht aber *ihn als Mensch.* Ihre bisher natürliche Bindung wurde von immer mehr Furcht und Distanz durchzogen.

Das Problem ist: Tritt der schlimmste Fall tatsächlich ein, überlebt man ihn am besten, indem man sich ganz darauf einlässt. Es gibt keine Möglichkeit, das Schicksal abzuwenden und die Sterblichkeit zu leugnen. Nicht für uns, und auch nicht für unsere Lieben. Alles, was uns am Herzen liegt, werden wir eines Tages verlieren. Das *ist* echte Angst. Es ist die destillierte Furcht in ihrem Zentrum. Um ein erfülltes Leben zu führen, müssen wir uns auf die besondere Erfahrung einlassen, Mensch zu sein – mit aller Verletzlichkeit und allen Emotionen, die dazugehören, Freude, Wut, Verzweiflung und Trauer.

Ich sagte Jada, dass sie mit dieser beängstigenden Situation nur Frieden schließen könne, indem sie die Umstände so annehme, wie sie seien. Das Unterbewusstsein zieht es vor, einen absehbaren Schmerz zu betäuben oder uns davon abzulenken. Aber wenn wir die Verwundbarkeit umgehen, können wir auch die ungeschminkte Erfahrung dessen verpassen, was unserem Leben seinen Sinn gibt. Es ist besser, hellwach zu bleiben. Ich schlug Jada vor, ihrem Vater einen Rat zu geben und dann zurückzutreten und sich in radikaler Akzeptanz zu üben, also das Leben im Jetzt vollständig zur Kenntnis zu nehmen. Für Jada bedeutete dies, die Realität anzunehmen, dass ihr Vater eines Tages sterben würde. Aber hier und jetzt konnte sie für ihn da sein und aufrichtig Zeit mit ihm verbringen und so das Geschenk – und die schmerzliche Sorge – spüren, jemanden so sehr zu lieben.

Die Achtsamkeitsmeditation als Workout

Meditation ist nicht nur ein Ausweg aus der Angst[2,3], sondern auch ein Werkzeug, um ihr zuzuhören. Ganz typisch für Angststörungen sind Sorgenspiralen, die darum kreisen, was in der Zukunft alles schiefgehen könnte. Ein zentrales Ziel der Achtsamkeitsmeditation ist jedoch die Kultivierung der Achtsamkeit für den gegenwärtigen Moment, die nachweislich das zukunftsfixierte Denken begrenzt.[4] Tatsächlich gibt es zunehmend Studien, die nahelegen, dass Achtsamkeitsmeditation mit Veränderungen im Gehirn einhergeht, die die Stimmungsregulation verbessern – das heißt, wenn wir die Fähigkeit stärken, im Hier und Jetzt präsent zu bleiben, scheint dabei die Angst zurückzugehen.[5]

Für mich ist Meditation keine Fähigkeit, sondern der Akt, regelmäßig zu erscheinen und still zu sitzen. Dafür brauchen Sie nicht den perfekten Augenblick am Ende der To-do-Liste, denn dieser Augenblick wird ohnehin niemals kommen. Sie müssen sich nur hinsetzen und ein paar Minuten still und stumm ausharren. Versuchen Sie, die Aufmerksamkeit ganz auf das Erleben des Atmens auszurichten. Spüren Sie das Ein- und Ausatmen und wie es sich anfühlt, in diesem Moment in Ihrem Körper am Leben zu sein. Etwa eine Nanosekunde, nachdem Sie damit begonnen haben, wird ein

Gedanke auftauchen. Fast immer richtet sich dieser Gedanke auf die Zukunft oder die Vergangenheit. Sie werden sich dabei ertappen, dass Sie über den Einkaufszettel nachdenken und über etwas, das jemand vor zehn Jahren gesagt hat und das Ihnen immer noch zu schaffen macht. Nehmen Sie den Gedanken zur Kenntnis und lassen Sie ihn ziehen. Eine Nanosekunde später taucht der nächste Gedanke auf. Lassen Sie ihn ziehen. Jedes Mal, wenn ein Gedanke auftaucht, können Sie sich vorstellen, Sie säßen neben sich und könnten Ihrem Geist bei diesem Prozess zusehen. „Da Sie die Stimme sprechen hören, sind offensichtlich nicht Sie diese Stimme", schreibt Michael A. Singer in seinem Buch *Die Seele will frei sein*. „Sie sind derjenige, der die Stimme hört."[6] Wenn weiterhin Gedanken auftauchen, nehmen Sie eine liebevoll geduldige Haltung ein – wie ein Elternteil, der einem Kind dabei zuschaut, wie es den Umgang mit der Gabel lernt und kaum etwas vom Teller in den Mund befördern kann. Bei jedem dieser Gedanken holen Sie die Aufmerksamkeit wieder in die Gegenwart zurück, zu Ihrem Atem.

Viele meiner Patienten sagen, dass sie nur ungern meditieren, weil sie nicht gut darin sind, sprich, weil ihr Geist ständig umherwandert. Dazu möchte ich an dieser Stelle klarstellen: Beim Meditieren *wird* Ihr Geist abschweifen. Das ist kein Versagen – denn genau darum geht es. Man kann beim Meditieren nicht „schlecht" sein. Meditation bedeutet einfach nur, da zu sein und den Muskel der Achtsamkeit für den gegenwärtigen Moment zu trainieren. Wann immer Ihr Geist ins Wandern gerät, ist dies eine *Chance*, diesen sehr schlappen Muskel zu stärken. Und jedes Mal, wenn wir die Aufmerksamkeit wieder auf das Hier und Jetzt richten, spannen wir diesen Muskel an. Schon bald werden Sie merken, dass dieser gestärkte Muskel Sie auch im Alltag vor automatischen Reaktionen schützt. Sie müssen nicht mehr in alte Muster verfallen, sondern können sich bewusst für eine andere Reaktion entscheiden.

In Bezug auf die Meditationspraxis gibt es ein häufiges Missverständnis, dass es nämlich in erster Linie darum geht, sich besser zu fühlen. Wenn wir anfangen zu meditieren, sollte das Leben demnach rundum gut werden. Diese Vorstellung geht am Kern der Sache vorbei, denn die Welt ist ganz und gar nicht gut. Sie brodelt vor Leid und Unrecht. Meditation ist ein gutes Mittel, um mit all dem Zorn, der Trauer und dem Kummer in Kontakt zu treten, die infolge all dieses Leids und des Unrechts in uns aufsteigen. Das eigentliche Ziel des Meditierens ist für mich das Begreifen der unverfälschten Wahrheit. Wenn ich meditiere, bemühe ich mich zu Beginn um eine neutrale Einstellung. Kommen aber negative Gedanken auf, lasse ich sie zu, besonders weil ich festgestellt habe, dass sie mich zuverlässig zu meiner wahren Angst führen. Dadurch kann ich all das, was in der Welt falsch läuft, besser als Richtschnur für mein aktives Handeln jenseits der Meditation wählen.

Prüfen Sie, ob Sie die Meditation als offene Frage betrachten können, als eine Einladung an die Wahrheit. Erst wenn Sie es am allerwenigsten erwarten, wird sich der eine oder andere Moment einstellen, in dem Sie absolut präsent sind, in dem Sie nicht mehr nur dem Film Ihrer eigenen Gedanken zusehen, sondern den gegenwärtigen Moment erleben. Überflutet von dieser Erkenntnis wird Ihr Unterbewusstsein sich sicher genug fühlen, bedachtsam ein Körnchen der Wahrheit preiszugeben. Das kann ganz leise geschehen oder es kann Sie mit voller Wucht treffen. Wie auch immer – wenn Ihre Intuition ungeschminkt zu Ihnen spricht, sollten Sie dies nicht hinterfragen oder durchdenken. Hören Sie nur hin. Nach Einsichten dieser Art fühlt man sich mitunter leichter, als hätte sich endlich zusammengefügt, was zusammengehört, aber manchmal sind diese Situationen auch nur schwer zu ertragen, weil eine schmerzliche Erkenntnis nicht mehr zu übersehen ist. In jedem Fall ist eine solche Botschaft ein essenzieller Teil Ihres ureigenen Wesens.

Chaosaffin im Erwachsenenalter

Manche Leute werden unter chaotischen Umständen groß. Mit „chaotisch“ meine ich dabei nicht einfach nur hektisch, sondern ich verstehe darunter Haushalte, in denen schlicht keine zuverlässigen, beständigen

Bezugspersonen zur Verfügung stehen oder Kinder nicht immer damit rechnen können, dass ihre Grundbedürfnisse erfüllt werden. Wer in einer derartigen Umgebung aufwächst, entwickelt ein Grundgefühl für Chaos und Unordnung, das nicht nur ein Vorläufer von Angst ist, sondern es auch erschwert, sich im Erwachsenenalter wohlzufühlen, wenn es still wird. Erwachsene, bei denen es zu Hause früher chaotisch zuging, stellen vielleicht fest, dass sie ihr Leben – und jede Chance auf Ruhe – mit Reizen füllen, weil sich das vertraut und somit richtig anfühlt. Wenn mit dem häuslichen Chaos auch traumatische Erinnerungen verbunden sind, kann die Angst zu einer Art Ausweg werden. Wann immer Erwachsene aus chaotischen Elternhäusern merken, dass alles still und gelassen läuft, kann das Trauma zum Vorschein kommen. Unbewusst fühlen sie sich dazu getrieben, die Stille mit Angst zu erfüllen – eine Art panischer Ablenkungszustand, der die traumatische Erinnerung ausblendet, die ihnen auf die Schulter tippt. Unter diesen Umständen bedient *die Angst selbst* das unbewusste Bedürfnis, das Stillwerden zu vermeiden. Eine solche Reaktionsweise aufzulösen, ist sehr schwierig, weil die Psyche sich der Stille vehement widersetzen wird. Hier kommt es darauf an, dranzubleiben und an der Fähigkeit, still dazusitzen, zu arbeiten. Nehmen Sie zur Kenntnis, dass Ihnen das besonders schwerfällt, und seien Sie geduldig und mitfühlend mit sich, wenn der Drang, sich ablenken zu wollen, steigt. Achten Sie darauf, ein unterstützendes Ventil zu haben (wie regelmäßige Sitzungen mit einer Traumatherapeutin), falls traumatische Erinnerungen hochkommen. Gehen Sie freundlich mit sich um, aber bleiben Sie Ihrem Kurs treu. Erinnern Sie sich regelmäßig daran, dass in der echten Angst sich eine innere Führung verbirgt, die in solchen mühsam errungenen Momenten der Stille Ihren Weg erhellt.

Wenn Sie regelmäßig meditieren, durchzieht diese Praxis irgendwann Ihr ganzes Leben. Das ist das Schöne daran, und so kann Meditation das Leben verändern. Man geht die Straße achtsamer entlang. Auch mit Fremden interagieren wir achtsamer. Und der Tanz mit der Angst verläuft achtsamer. Aus einem *Oh Gott, ich kann mit dieser Spirale nicht umgehen,* wird ein *Okay, ich sehe, dass diese Situation gerade so ist, und dabei empfinde ich wirklich Angst.* Auf diese Weise *identifizieren* Sie sich weniger mit Ihren Gedanken und gewöhnen sich daran, die eigenen Gedanken zu *beobachten.* Mit der Zeit werden Sie feststellen, dass diese Gedanken fast immer mit der Befürchtung einhergehen, dass in der Zukunft etwas schlecht ausgehen könnte, und dass dies keineswegs die Weissagungen der echten Angst sind. Wenn ein Angstgedanke aufkommt, verhilft Achtsamkeit zu einer gewissen Distanz. Das ist die fundamentale Auswirkung eines gestärkten Muskels für die achtsame Wahrnehmung der Gegenwart: Wir erkennen diesen kurzen Moment zwischen Reiz und Reaktion und können bewusst wählen, wie wir *agieren* wollen, anstatt uns dem Automatismus der vertrauten emotionalen *Reaktion* zu überlassen. Wenn ich mir diese bewusste Pause zugestehe, kann ich mich leichter an Mitgefühl und Verständnis ausrichten, die eine weniger stürmische Reise durch die Untiefen des Lebens gestatten. Achten Sie jedoch auf Ihre Erwartungen: Mir gelingt dieses kurze Innehalten vielleicht in zehn Prozent der Fälle. (Unter besonders anstrengenden Umständen, zum Beispiel während einer pandemiebedingten Quarantäne mit der Schwiegerfamilie, können Sie eine Erfolgsquote von zwei Prozent anpeilen.) Doch wann immer es Ihnen gelingt, sollten Sie Ihren Erfolg auch wahrnehmen. Ebenso wichtig ist die Reaktion, wenn man wieder einmal „versagt" hat. Machen Sie sich keine Vorwürfe (die führen häufig nur die Konditionierung fort, die wir von unseren Eltern übernommen haben und die diese wiederum von *ihren* Eltern übernommen haben), sondern erkennen Sie an, dass Sie es versucht haben. Nehmen Sie einfühlsam zur Kenntnis, wie überaus hart es ist, diesem Vorsatz im Alltag treu zu bleiben. Sobald das Meditieren selbstverständlicher wird, werden Sie irgendwann feststellen, dass viel Ruhe in den gegenwärtigen Moment eingekehrt ist. Wie Eckhart Tolle so schön sagt: „Auch wenn deine Lebensumstände problematisch sind, wie es meistens der Fall ist, solltest du herausfinden, ob du im jetzigen Augenblick irgendein Problem hast. Nicht in zehn Minuten oder morgen, sondern jetzt. Hast du in diesem Augenblick ein Problem?"[7]

Dankbarkeitsritual

Meiner Erfahrung nach profitieren Patienten, die unter Angst leiden, von einer Konzentration auf Dankbarkeit. Es kommt zu einer inneren Umstellung, und ihr Horizont erweitert sich. Ein Dankbarkeitsritual ist ein Akt der Rebellion, denn man führt es unter widrigen Umständen durch. Wir werden täglich mit Botschaften bombardiert, die uns suggerieren, wir seien nicht genug. Dankbarkeit erkennt eine tiefere Wahrheit an: Dass wir selbst in unseren schwärzesten Momenten Fülle finden können. Die sehr realen Ursachen von Furcht und Leid im Leben werden dadurch keineswegs nichtig. Aber unser Gehirn ist darauf gepolt, sich auf das zu konzentrieren, was fehlt - das ist Teil unseres Überlebensinstinkts. Selbst dafür können wir dankbar sein, denn dadurch wurden unsere Vorfahren am Leben erhalten. Dennoch müssen wir ihr nicht immer ganz so viel „Sendezeit" zugestehen.

Ich schlage ein ganz einfaches Dankbarkeitsritual vor: Schreiben Sie jeden Tag drei Dinge auf, für die Sie dankbar sind. Oder sprechen Sie diese laut aus. Fertig. Ganz gleich, wie schlimm die Situation sich anfühlt (und *ist*) - ein Dankbarkeitsritual zwingt uns dazu, für einen kurzen Moment das wahrzunehmen, was gut ist. Mit der Zeit bildet das Gehirn auf diese Weise neue Nervenbahnen[8] aus und moduliert sogar den medialen präfrontalen Cortex, der an Resilienz und Stimmungsregulierung beteiligt ist. Wenn es soweit ist, bemerken Sie vielleicht, wie Ihr Blick sich weitet und nicht mehr nur wahrnimmt, was verkehrt läuft, sondern die größere, komplexere Wahrheit dessen erfasst, was *ist*.

Echtes Ja, echtes Nein

Das Konzept eines „echten Ja" oder eines ebenso „echten Nein" stammt aus dem Konzept der *Gewaltfreien Kommunikation* von Marshall Rosenberg (1934-2015). Seine Lehren helfen Menschen, ihre ungestillten Bedürfnisse mitfühlend wahrzunehmen und zu befriedigen, um Beziehungen zu anderen zu verbessern. Auf diese Weise durch die Welt zu navigieren, bewahrt uns davor, uns selbst zu verraten. Manchmal tippt uns die echte Angst auf die Schulter, weil wir gewissermaßen uns selbst im Stich gelassen haben. Ein wichtiger Aspekt dieses Konzepts ist die Frage, ob Sie ein echtes Ja oder ein echtes Nein erwidern können, wenn jemand Sie um etwas bittet. Das mag einfach klingen, aber es fällt uns erstaunlich oft schwer, ehrlich anzuerkennen, dass wir einer Bitte in Wahrheit *nicht* nachkommen wollen, und dann auch noch entsprechend zu handeln. Vielen geht das gegen den Kern ihrer *Persona*. Gemocht zu werden, Konfrontationen zu vermeiden oder das Unrecht dieser Welt geradezurücken, ist uns so wichtig, dass wir diese Instinkte über unsere Selbsterhaltung stellen. Am Ende aber ernten wir als „Belohnung fürs Bravsein", wie Rosenberg es nennt, oft Depression und Angst. Wenn wir eine harmonische Beziehung zu unserer Angst aufbauen und die Wahrheit anerkennen wollen, die darin begraben liegt, müssen wir üben, auf das echte Ja oder Nein des Körpers zu hören. Letztlich ist auch das eine Sprache, die der Körper über Empfindungen in einem Spektrum zwischen Zusammenziehen und Ausdehnung ausdrückt.

Die Choreographin Martha Graham, die den modernen Tanz entscheidend geprägt hat, stellte fest, dass jede Bewegung entweder Kontraktion oder Loslassen ist – das ist die Sprache des Körpers. Der Wechsel zwischen Zusammenziehen und Ausdehnung ist in den Muskeln, im Zwerchfell und im Atem wahrnehmbar. Ein echtes *Nein* bedeutet, dass Sie angesichts eines Vorschlags körperlich „wissen", dass dies nicht das Richtige für Sie ist. Es fühlt sich an wie eine Kontraktion, ein Verkrampfen, eine zusammengeschnürte Kehle oder ein Knoten im Inneren. Es kann sich kalt anfühlen, aber auch eklig, ein *Igitt, nein, bloß nicht.*

Ein echtes *Ja* hingegen vermittelt Wärme, Loslassen und Ausdehnung, Offenheit und körperlich spürbare Leichtigkeit. Es kann sich anfühlen, als würde ein Gewicht von uns genommen, eine Anspannung verschwinden. Manchmal ist es auch ein glückliches Kribbeln im Bauch, das Gefühl, dass der Körper flüstert: *Das klingt genau richtig,* oder *Ja, das mag ich.* Ich selbst kenne ein spezielles Prickeln, das mir verrät, dass gerade etwas besonders Gutes passiert – das Gefühl, dass mein nächster Schritt gerade enthüllt wurde. Ein körperliches *Ja* geht über das Gefühl hinaus, das Genuss verspricht. Mitunter ist es ein tief empfundenes Gefühl der Stimmigkeit, wenn eine schwierige, aber wichtige Aufgabe ansteht. Solche körperlich vermittelten Wahrheiten können banal, aber auch tiefgreifend sein. Entscheidend ist, dass unsere Worte und Handlungen dem Gefühl entsprechen, das aus unserer Tiefe kommt.

Wenn wir die Botschaften des Körpers nicht hören können oder aber ignorieren, tappen die meisten von uns in die Falle des unechten *Ja*. Das führt dann dazu, dass wir anderen einen Gefallen tun, den wir bereuen, oder wir lassen uns auf ein zu geringes Gehalt herunterhandeln – oder wir akzeptieren eine unerwünschte Berührung, weil wir uns einreden, das sei schon okay. Erinnern Sie sich an derartige Vorfälle? Können Sie jetzt das Gefühl dabei wieder aufrufen? Wie hat sich das körperlich angefühlt? Haben Sie je erlebt, dass Ihr Bauchgefühl sagte: *Moment mal, langsam jetzt, sonst sagst du gleich etwas, von dem du weißt, dass es nicht wahr ist,* aber Sie haben diese Warnung einfach ignoriert? Das eigene *Nein* wahrzunehmen, beginnt damit, dass wir Alltagsentscheidungen überlegter treffen, indem wir kurz innehalten, um nach innen zu lauschen, ehe wir weitergehen. Natürlich ist es manchmal erforderlich, einen vernünftigen Kompromiss zu finden und dabei ein faires Zugeständnis über das Bauchgefühl zu stellen. Das gilt zum Beispiel, wenn wir unsere Schulden begleichen müssen und deshalb beruflich Aufgaben übernehmen, die wir eigentlich ablehnen. Dennoch sollte man nie vergessen, dass jedes unechte *Ja* ein kleiner Verrat an uns selbst ist – und letztendlich bringen wir dem Körper damit bei, auf unsere Grundwahrheiten verwirrt zu reagieren oder diesbezüglich zu verstummen.

Außerdem kommt bei einem unechten *Ja* einfach *nie* etwas Gutes heraus. Andere zählen auf uns, aber wir versetzen sie in letzter Sekunde. Oder wir ziehen stur durch, was wir versprochen haben, verausgaben uns jedoch dabei. Oder wir hegen am Ende einen Groll gegen die andere Person. Stellen Sie sich eine Frage: Möchten Sie, dass jemand zu Ihnen *Ja* sagt, Ihnen diese Zusage aber später nachträgt?

Überraschenderweise entwickeln wir oft mehr Mitgefühl, indem wir von vorneherein die Wahrheit sagen, anstatt reflexartig allem zuzustimmen, was uns abverlangt wird. Mit den Kollegen, einem Familienangehörigen oder der Freundin unaufrichtig umzugehen, ist unfreundlich ihnen gegenüber. Und um des lieben Friedens willen Ja zu sagen, ist unfreundlich uns selbst gegenüber.

Als Therapeutin arbeite ich mit meinen Patienten häufig am „echten Ja“ und „echten Nein“. Yelena (33) aus Kansas ging dabei ein Licht auf. Sie war unglaublich gut darin, sich um andere zu kümmern. Früher hatte sie ihre drei kleinen Brüder versorgt, heute ist sie Sozialarbeiterin. Auch im Freundeskreis verlassen sich viele weit mehr auf sie, als sie sich auf die anderen verlassen kann. Mit so vielen Sorgen anderer auf den Schultern dürfte es kaum jemanden überraschen, dass Yelena kaum noch wahrnahm, was ihr Körper ihr sagen wollte. Bei unserem ersten Termin hatte sie massive Konzentrationsprobleme und Angst und verließ sich in Bezug auf ihre Panikattacken ganz auf ihr Beruhigungsmittel. Wir arbeiteten mehrere Jahre an ihrer unechten Angst, dämmten das Entzündungsgeschehen ein und verbesserten ihre Ernährung. Als sie schließlich einen Punkt erreichte, an dem es nicht mehr um körperliche Aspekte ging, wandten wir uns tieferen Fragen zu. Sie war mehr als bereit, mit ihrem wahren Selbst und ihrer eigenen Wahrheit Verbindung aufzunehmen, und reagierte ausgesprochen gut auf das echte *Ja* und das echte *Nein*. Bald hatte sie sich so sehr auf das körperliche Gefühl ihres echten *Ja* eingestimmt, welches sie als Begeisterung und Leichtigkeit wahrnahm, dass sie es zu ihrem inneren Kompass erklärte, der prompt ihr Leben auf den Kopf stellte. Sie wechselte den Job, stellte ihre Freundschaften auf eine neue Basis, zog auf die andere Seite des Landes, verliebte (und entliebte) sich und wagte in einer Klinik den Alprazolam-Entzug. Dieser letzte Schritt geschah gegen meinen Rat. Ich hätte ihr einen Entzug in kleineren Schritten empfohlen anstelle einer Entgiftung, aber sie war davon überzeugt, dass dies für sie der richtige nächste Schritt sei. Jede echte *Ja*-Entscheidung, die sie bis dahin getroffen hatte, war angemessen und weise gewesen. Deshalb beugte ich mich auch Yelenas kritischem

Urteilsvermögen. Nachdem ihr Instinkt sie mit Bravour so weit gebracht hatte, hatte ich nicht mehr das Recht, darauf zu beharren, ich wüsste es besser. Wie sich herausstellte, war das Entgiftungsprogramm genau das Richtige für Yelena, und sie schaffte den Entzug.

Aber nicht jeder Mensch kann sich auf die eigene Intuition derart gut verlassen. Es wäre natürlich einfacher, wenn unser echtes *Ja* oder *Nein* häufiger mit dem übereinstimmen würde, was kulturell von uns erwartet wird. Besonders schwierig wird das, wenn die Welt uns einredet, dass wir etwas tun sollen, wovor der Körper zurückschreckt, während das, wozu der Körper uneingeschränkt *Ja* sagt, genau das ist, wovon alle um uns herum sagen, es sei unpraktisch, unrealistisch und *würde niemals geschehen.* Die Erwartungen von Gesellschaft und Familie können uns dazu verleiten, unser wahres *Ja* oder *Nein* zu verraten. Oder sie können uns (was noch schlimmer ist) in die Irre führen, indem sie uns einreden, dass die Wünsche der Gesellschaft unseren eigenen entsprächen.

Insbesondere Frauen werden seit Ewigkeiten darauf konditioniert, *Ja* zu sagen und den Bedürfnissen aller anderen nachzukommen, damit sie ihnen wohlgesonnen sind, ohne auf die eigene Wahrheit oder die Grenzen ihrer Energie Rücksicht zu nehmen. „Bis sie das Erwachsenenalter erreichen, haben die meisten von uns – vor allem diejenigen, die einer Gruppe angehören, die von einer historisch gefestigten Form der sozialen Unterdrückung betroffen ist –, die Fähigkeit verloren, auf ihre innere Stimme zu hören und auf sich selbst zu vertrauen", wie Holly Whitaker es in ihrem Buch *Quit Like a Woman* so treffend formuliert. „Wir orientieren uns an der Außenwelt, da uns immer wieder gesagt worden ist, dass das Wissen, das wir in uns tragen, der falsche Maßstab ist."[9]

Viele von uns empfinden die Unterscheidung zwischen Furcht und Intuition als Herausforderung. Häufig sind diese beiden Gefühle so eng miteinander verwoben, dass es viel Mühe und Disziplin braucht, bis wir gelernt haben, das Knäuel zu entwirren. In dieser Hinsicht stimme ich Glennon Doyles Aussage zu, dass der Unterschied mit einer Vibrationsfrequenz vergleichbar ist: Furcht äußert sich in Form einer höheren Frequenz, fast schon schrill, wohingegen die Intuition als langsame, längere Schwingung daherkommt.[10] Ich selbst habe und hatte oft Schwierigkeiten, diese Gefühle auseinanderzuhalten. Bis vor Kurzem dachte ich, ich müsste mich immer von meiner rationalen, objektiven Seite zeigen, um ernstgenommen zu werden, um in einer Männerwelt akzeptiert zu werden, um Macht zu haben. Obwohl ich meine Intuition deutlich wahrnehme, habe ich sie unterdrückt, um nicht als irrational abgestempelt zu werden.

Dann fing ich an, mich mit alternativen Heilverfahren auseinanderzusetzen. Meine Intuition wurde eine nicht mehr zu unterdrückende Kraft, und ich erlebte aus erster Hand, wie heilsam ganzheitliche Therapien sein können. Während ich die Schichten der Indoktrinierung abzupfte, ging mir allmählich auf, dass ich eine ganze Palette angeborener mächtiger Fähigkeiten geleugnet hatte. Meine echte Angst, mein ehrliches *Ja* oder *Nein*, meine Intuition – all dies stellt einen inneren Kompass dar, der tief verschüttet war und mir heute privat *und* beruflich gute Dienste leistet. Das bedeutet nicht etwa, dass ich mich von Rationalität und Objektivität abwende. Ich gebe mir große Mühe, bei Entscheidungsfindungsprozessen beide Seiten meines Selbst einzubeziehen, die analytische und die mystische. Ich prüfe die Daten und analysiere die praktischen Vor- und Nachteile, aber ich höre auch auf das, wozu mein Körper und meine Intuition mir raten. Am Ende beruhen mein Wohlergehen und meine Ziele auf ständigem Unterscheiden – zwischen dem echten *Nein* und dem unechten *Ja*, zwischen Intuition und Furcht, zwischen gesellschaftlicher Konditionierung und meinem eigenen inneren Wissen.

Ein echtes Nein aussprechen

Sehr viele meiner Angstpatienten wollen es allen recht machen. Das ist verständlich, denn schließlich wurden wir unser Leben lang darauf getrimmt, dass die Welt von uns erwartet, jeder Bitte und Anfrage nachzukommen. Manchmal haben wir schon in der Kindheit gelernt, dass unser Mitmachen von den Eltern mit Wohlwollen gesehen wurde oder gar den Haushalt in Gang hielt. Der daraus resultierende Versuch, verzweifelt allen gerecht zu werden, laugt uns aus, entfremdet uns von unseren eigenen Bedürfnissen und macht uns Angst. Wer sich von solchen Denkmustern lösen will, muss erst einmal üben, wie man die eigene Wahrheit respektvoll ausdrückt und dann zur Tagesordnung übergeht. Ein aufrichtiges Nein kann man ehrlich und entschlossen, zugleich aber auch diplomatisch und freundlich formulieren:

„Danke für die Einladung. Ich gebe mir momentan große Mühe, meiner Familie und der Arbeit Priorität einzuräumen. Darum schraube ich meine sozialen Verpflichtungen aktuell auf ein Minimum zurück."

„Es ist mir eine Ehre, dass Sie bei diesem Projekt an mich gedacht haben, aber dafür habe ich im Moment keine Kapazität."

Oder mit den Worten von Melissa Urban, der Mitgründerin und Chefin von Whole30:

„Das, worum Sie bitten, wäre mir unangenehm. Kann ich Ihnen auf andere Weise behilflich sein?"[11]

Intuition in der Therapie zulassen

Zu den verblüffendsten Erkenntnissen von Holly Whitaker in ihrem Buch *Quit Like a Woman* gehört die Einsicht, dass das Zwölf-Schritte-Programm der *Anonymen Alkoholiker* (AA), die in den 1930er-Jahren in Amerika von weißen Männern der oberen Mittelschicht gegründet wurden, die Bedürfnisse von Frauen im Grunde nicht einbezieht. „Von Frauen jedoch wird von Haus aus erwartet, ihrer nicht gottgleichen Stellung eingedenk zu sein, nicht in den Vordergrund zu treten, Regeln zu befolgen, demütig und sich der eigenen Schwäche bewusst zu sein, sich ihre Fehler einzugestehen und anderen gegenüber zuzugeben, den Mund zu halten und zuzuhören. Diese Verhaltensweisen werden von Frauen gelebt", schreibt sie. „Sie definieren die weibliche Rolle in der Gesellschaft. Für die Männer waren die in den 1930er-Jahren von den AA formulierten

Maßregelungen Medizin. Sie repräsentierten einen außergewöhnlichen, ‚exotischen' Lebensentwurf, der sich nach Freiheit anfühlte. Für Frauen und andere unter Diskriminierung leidende Mitglieder unserer Gesellschaft ist die von den AA erteilte Aufforderung, auf Einflussnahme, Meinungsäußerungen und persönliche Entfaltung zu verzichten, Echo der grundsätzlich an sie gerichteten Ansprüche. Sie ist Spiegel der widerwärtigen Erwartungshaltung, die uns krank macht."[12] Amen.

Wenn es darum geht, wieder mit unserem Inneren in Kontakt zu kommen, sollten wir die Kognitive Verhaltenstherapie durch die gleiche Linse betrachten. Die Kognitive Verhaltenstherapie, die auf der Arbeit von Psychologen wie Albert Ellis (in den 1950er-Jahren) und Aaron T. Beck (in den 1960er-Jahren) beruht, ist in Amerika derzeit eine der beliebtesten Therapiemethoden. Auch bei Angst wird sie häufig eingesetzt. Patientinnen und Patienten sollen lernen zu verstehen, dass ihre Gedanken und Emotionen unzuverlässige Informationsquellen sein können und dass unsere persönliche Geschichte uns die Welt auf eine bestimmte Weise interpretieren lässt. Dieses Phänomen nennt sich kognitive Verzerrung. Im Idealfall verhilft die Kognitive Verhaltenstherapie Betroffenen dazu, destruktive Denkmuster zu erkennen und zu verändern. Zum Beispiel konnte mein Patient Markus, der bei den Sicherheitskontrollen am Flughafen seit Langem Panikattacken erlitt, diese Reaktion dank eines Arbeitsbuchs zur Kognitiven Verhaltenstherapie stoppen. Einige Vorgehensweisen aus der Kognitiven Verhaltenstherapie verwende auch ich in meiner Arbeit. Unsere Gedanken *haben* Einfluss und können die Wahrnehmung mitunter beeinträchtigen. Ich halte Gedanken und Emotionen aber zugleich für eine wichtige Informationsquelle. In dieser Hinsicht scheint die Kognitive Verhaltenstherapie mit ihrem Grundsatz, dass wir unsere Gefühle hinterfragen sollten, besonders Frauen zu unterminieren.

Grundsätzlich geht die Kognitive Verhaltenstherapie davon aus, dass emotionaler Beweisführung nicht zu trauen ist. Wenn Patientinnen also beschreiben, dass sie sich bei einer sozialen Interaktion zum Beispiel ausgegrenzt oder abgelehnt vorkamen, könnte die Kognitive

Verhaltenstherapie ihnen nahelegen, den eigenen Gedanken oder Gefühlen nicht zu vertrauen – solche Eindrücke seien typisch für eine kognitive Verzerrung, zum Beispiel Bestätigungsfehler, Disqualifizierung des Positiven, voreilige Schlüsse (Gedankenlesen) oder Katastrophisieren. *Sei nicht so emotional,* fordert die Kognitive Verhaltenstherapie. *Sei objektiv.* Damit wertet die Kognitive Verhaltenstherapie eine Denkweise auf, die Männern in der Regel stärker entgegenkommt, und sie wertet gleichzeitig das ab, was für die meisten Frauen zur zweiten Natur gehört. Natürlich weiß ich, dass es auch Ausnahmen gibt. Vieles von all dem, was wir für geschlechtstypisch halten, ist ein falsches, sozial konditioniertes Konstrukt. Nicht alle Männer denken objektiv, nicht alle Frauen sind emotional, und die Kognitive Verhaltenstherapie kann für Männer wie Frauen eine unglaubliche Hilfe darstellen. Wenn ich jedoch einen Schritt zurücktrete, glaube ich, dass die Vorstellung, dass nüchternes Nachdenken wertvoller ist als Gefühle und Intuition, zum Kern der Kognitiven Verhaltenstherapie gehört – und diese Vorstellung kann schädlich sein.

Menschen sind komplexe soziale Wesen. Wir registrieren tagtäglich so viele Eindrücke, darunter subtile Mimikveränderungen und Gesten, ein Lachen oder einen schlechten Witz. Ja, wir sind voreingenommen, und wir können aus einer Begegnung falsche Schlüsse ziehen, aber wir – ganz besonders Frauen – haben auch außerordentlich feine Antennen dafür, wie andere empfinden.[13] Solchen Wahrnehmungen kein Gewicht beizumessen, nagt an dem mühsam errungenen Gefühl für die persönliche Realität. Als Therapeutin betrachte ich die Wahrnehmungen meiner Ratsuchenden als etwas, dem wir nachgehen sollten, ob es nun stimmt oder nicht (vermutlich werden wir das nie herausfinden). Unsere Gefühle liefern Indizien – nicht unbedingt die ganze Geschichte, aber doch einen nützlichen Teil davon. Gefühle sind keine Fakten, aber auch keine hysterischen Lügen. Sie sind eine Form der Wahrheit.

Bitte lesen Sie weiter, auch wenn ich jetzt kurz abschweife (es ist relevant, versprochen!). Seit einigen Jahren werden junge Heldinnen in Zeichentrick- und Animationsfilmen für Kinder etwas realistischer dargestellt. Mädchen müssen nicht mehr grundsätzlich gerettet werden (oder brauchen wie Arielle, die Meerjungfrau, buchstäblich den Kuss eines Prinzen, um ihre Stimme zu erhalten). Heute sind Mädchen unbeugsam und kämpferisch wie die Jungen (denken Sie an Astrid in *Drachenzähmen leicht gemacht* oder die gleichnamige Titelheldin in *Mulan*). Für die Darstellung echter weiblicher Macht ist diese Veränderung aber erst ein Teil des Weges. Solche Filme vermitteln die Botschaft: *Mädchen sind genauso stark wie Jungen, wenn sie typisch männliche Verhaltensweisen und Hobbys haben.* Mit einigen bemerkenswerten Ausnahmen wie *Vaiana* und *Raya und der letzte Drache*, in denen die Heldinnen dank typisch weiblicher Fähigkeiten wie Rapport (also Feinfühligkeit), Vertrauen und Teamfähigkeit siegreich sind, repräsentieren diese einflussreichen Charaktere nur selten die wahren Superkräfte von Frauen. Ich habe nichts dagegen, wenn Mädchen die Zuschauer mit ihrem Mut auf dem Schlachtfeld und bravouröser Schwertkunst in den Bann ziehen, solange wir anerkennen, dass es genauso richtig ist, diesen Kampfgeist in alles zu kanalisieren, was das weibliche Herz begehrt, sei es das Spiel mit Puppen als Methode, komplexe zwischenmenschliche Dynamiken zu meistern, oder eine Verkleidung, die alles zum Ausdruck bringt, was ein Kind spürt. Als Eltern reagieren wir auf den kulturellen Umbruch, indem wir unsere Töchter an Sport und die MINT-Fächer (Mathematik, Informatik, Naturwissenschaften und Technik) heranführen anstatt an Puppen und Kleider. Ja, Sport und MINT-Themen können Jungen und Mädchen gleichermaßen begeistern, aber gleichzeitig vermitteln wir unseren Töchtern, dass eventuelle andere Präferenzen weniger wert zu sein scheinen. Und das wiederum bestärkt den vorherrschenden kulturellen Konsens: Das, was Männer stärker anzieht, ist grundsätzlich wertvoller.

Zu diesem Thema schrieb die Schauspielerin und Filmproduzentin Brit Marling einen überzeugenden Artikel für die *New York Times*. Darin heißt es: „Je häufiger ich die starke weibliche Hauptrolle übernahm, desto deutlicher wurde mir bewusst, wie eng das Korsett von deren Stärken bemessen war: Körperliche Gewandtheit, lineare Ambitionen, konzentrierte Rationalität. Maskuline Ausprägungen der Macht ... Es ist schwer für uns, typisch weibliche Wesenszüge – Empathie, Verletzlichkeit, Zuhören – als stark zu betrachten. Wenn ich mir die Welt ansehe, die unsere Geschichten beschreiben und sichtbar machen, sind dies genau die Qualitäten, die zugunsten einer überbeanspruchten Männlichkeit untergegangen sind."[14]

Wir dürften als Kultur einen langen Weg vor uns haben, bis wir typisch maskuline und feminine Wesenszüge gleichermaßen würdigen können. In Bezug auf die Kognitive Verhaltenstherapie bin ich jedoch der Ansicht: Eine feministische Neuausrichtung ist schon lange überfällig. Sowohl objektive Überlegungen als auch emotionale Intuition haben ihren Wert, und *beides* gehört zu unserer Grundausstattung an Fähigkeiten, um uns selbst und die Welt besser zu verstehen. Manchmal können wir unsere Annahmen in Frage stellen, manchmal können wir trotz unvollständiger Informationslage unserer Intuition und dem Bauchgefühl vertrauen. Beide Faktoren bieten authentisches Wissen *und* einen Ausweg aus der Angst.

Der heiße Draht zur echten Angst

Wenn Träume der „Königsweg zum Unbewussten" sind, wie Sigmund Freud es nannte, so sind Psychedelika der heiße Draht zum Göttlichen.

Eine Patientin beschrieb ihre Erfahrung mit Psilocybin, der psychoaktiven Komponente bestimmter halluzinogener Pilze, als das Gefühl, „als würde ich bei meiner Therapeutin im Sprechzimmer sitzen und immer tiefer und tiefer graben, bis ich aufsehe und entdecke, dass *ich selbst* die Psychoanalytikerin bin." Ich selbst empfand psychedelische Zeremonien eher wie eine Therapiesitzung mit Gott. Einige meiner Patienten, die massive Schwierigkeiten hatten, ihre echte Angst anzugehen oder ihren Frieden zu finden, sind letztlich über Psychedelika einen Schritt weitergekommen. Sie haben festgestellt, dass diese Mittel ihnen nicht nur gestatteten, sich endlich mit tiefsitzenden Ängsten zu konfrontieren, sondern sich mit ihnen auf eine Weise zu arrangieren, dass sie nachhaltig zur Ruhe kamen.

An dieser Stelle möchte ich auf meinen Patienten Ethan aus Kapitel 3 zurückkommen, dessen echte Angst von einem Kindheitstrauma herrührte. Ethan erhielt Clonazepam gegen seine Panikattacken und versuchte seit Jahren, es abzusetzen. Es war brutal. Ich hatte ihn beim langsamen Ausschleichen unterstützt und versucht, seine signifikante Angst und seinen Wunsch, kein Clonazepam mehr zu nehmen, gleichermaßen zu berücksichtigen. Jahrelang hatten wir den Eindruck, gegen Wände anzurennen, bis wir beide langsam den Mut verloren.

Der Durchbruch, der Ethan das Absetzen von Clonazepam und eine neue Beziehung zu seiner Angst gestattete, kam mit einem „Pilztrip". Schon früher hatte Ethan hin und wieder auf eigene Faust psilocybinhaltige Pilze konsumiert. Und mitten in unserem quälenden Clonazepam-Entzug kam er auf eigenen Wunsch wieder darauf zurück. Bei unserem nächsten Termin erzählte er mir von einem eindrücklichen Moment bei seiner jüngsten Psilocybin-Zeremonie. Er hatte auf einem Sofa gesessen und plötzlich das Gefühl, zu einem alten Trauma geführt zu werden, das seit seiner Kindheit knapp außerhalb seines Bewusstseins existiert hatte. Es habe sich angefühlt, als würde er durch einen Wald zu einer Masse aus Spinnweben und Schlingpflanzen gezerrt, sagte er mir. Er habe Schwierigkeiten gehabt, die Schlingpflanzen beiseitezuschieben, aber nachdem ihm das gelungen sei, habe er eine versteckte Tür gefunden. Dahinter wartete ein dunkler Raum mit einem Safe, der ein kompliziertes Schloss aufwies. Ethan hatte sich durch jede dieser Schichten vorgearbeitet, bis er das schmerzhafte Zentrum erreichte. Als er dazu Zugang fand, war der Raum von flackerndem Licht wie von einem alten Projektor erfüllt, das ihm das geisterhafte Bild einer vage vertrauten Kindheitserinnerung zeigte. Am liebsten wäre er geflohen, aber er widerstand dem Impuls, setzte sich willentlich der Erfahrung aus und gestattete dem Mittel, ihn dorthin zu führen, wohin er gehen musste. Er blieb bei dem Bild – der Erinnerung – und den komplexen Emotionen, die es aufsteigen ließ, von Verwirrung und Hilflosigkeit bis hin zu Wut und Schuldgefühlen. Dann löste sich seine Anspannung mit einer erheblichen körperlichen Reaktion, dabei zitterte er und schaukelte hin und her.

Das erinnert an die zögerliche Haltung vieler Menschen gegenüber Psychedelika aus Angst vor einem „schlechten Trip". Ein herausforderndes Erlebnis ist nicht zwingend ein schlechtes. Es kann schwierig sein, *sehr* schwierig! Ich selbst fand mich zeitweise auf den Knien wieder. Aber insgesamt vertraue ich darauf, dass Psychedelika uns an den Punkt bringen, den wir erreichen müssen. Den Ausdruck „schlechter Trip" verwende ich nicht, denn ich halte eine schwierige Erfahrung nicht zwangsläufig für „schlecht". Fordernde Zeremonien gleichen aus meiner Sicht eher einer Tiefengewebsmassage. Die Katharsis kann wohltuend sein. So wie das Ausmassieren schmerzhafter Verhärtungen vorübergehend unangenehm sein kann, fühlen wir uns hinterher wie verwandelt.

Als das Zittern endlich nachließ, stand Ethan von seiner Couch wieder auf. Er hatte das Gefühl, als wäre seine Angst ein schwerer Mantel, den er viele Jahrzehnte getragen hatte – und jetzt wäre er endlich in der Lage, ihn abzulegen und liegenzulassen. Ein paar Wochen später setzte Ethan das Clonazepam ohne große Umstände endgültig ab, und einige Monate später war er endlich frei von seiner Angst.

Therapie ist nur selten ein geradliniger Prozess und verläuft leider nie wie im Märchen. Deshalb meldete sich Ethans Angst etwa drei Monate nach seinem Psilocybin-Erlebnis wieder zurück. Ich gehe davon aus, dass sein Gehirn sich noch immer von der Medikation erholt, so stark war der neurochemische Einfluss, den diese offenbar auf ihn hatte. Dennoch glaube ich, dass genau das Wachstum, das es Ethan ermöglichte, sein Medikament abzusetzen, ihn jetzt an einen neuen, schwierigeren Punkt seiner psychischen Entwicklung geführt hat. Es ist, als hätte er ein Level eines Videospiels gemeistert und sei nun in die nächste Stufe aufgestiegen. Elisabeth Kübler-Ross und David Kessler drückten dieses Phänomen so aus: „Je mehr wir lernen, desto schwieriger werden die Hausaufgaben."[15]

Mittels funktioneller Magnetresonanztomografie (fMRT) lässt sich die Aktivität im Gehirn nachvollziehen. Unter dem Einfluss von Psilocybin zeigte sich eine verminderte Aktivität in zwei Arealen, dem medialen präfrontalen Cortex (mPFC) und dem posterioren cingulären Cortex (PCC).[16] Insbesondere der mPFC ist während einer Depression aktiver, und der PCC scheint bei Bewusstsein und Selbstidentität eine Rolle zu spielen – eine erhöhte Aktivität in dieser Region korreliert mit übermäßiger Innenschau. Die Betroffenen hängen in ihrem eigenen Kopf fest und sind von der Außenwelt abgeschnitten. Dieses Netzwerk wird von Psilocybin gedämpft, und das gestattet der Person „einen neuen Weg im Gehirn [zu bahnen]“, damit sie sich von einem „übermäßig verstärkten Signalpfad“ lösen können.[17]

Dass Ethan sich unter dem Psilocybin-Einfluss seinem Trauma und damit seiner echten Angst stellen konnte, ermöglichte ihm, eine neue Stufe seiner psychischen Entwicklung zu erklimmen, die ihm vorher nicht zugänglich gewesen war.

Es besteht die begründete Hoffnung, dass psychedelische Behandlungen sich in der Psychiatrie als ebenso wichtige Innovation erweisen könnten wie die Einführung der selektiven Serotonin-Wiederaufnahmehemmer (SSRI) Ende der 1980er-Jahre. Das Fachgebiet der Psychiatrie steckt momentan in der Bredouille. Die SSRI, die häufig gegen Angst und Depression verordnet werden, sind (zumindest in weniger schweren Fällen) weniger wirksam als zunächst gedacht.[18] Sie gehen mit einer hohen Last unerwünschter Wirkungen einher, und wir haben gesehen, dass es schwer sein kann, sie abzusetzen, mitunter entsetzlich schwer. Die Forschung steckt noch in den Kinderschuhen, aber einige hochinteressante jüngere Studien legen potenziell bahnbrechende psychiatrische Behandlungsansätze nahe, bei denen Psilocybin[19], Ketamin[20], Ecstasy (MDMA)[21], LSD (Lysergid)[22], Ibogain[23] und andere Psychedelika zum Einsatz kommen, die bei so zehrenden Erkrankungen wie Angst[24,25], posttraumatischer Belastungsstörung (PTBS)[26], schwerer Depression[27], Essstörungen[28] und Opiatabhängigkeit[29] helfen können. Wiederholte Studien kamen tatsächlich zu beeindruckenden

Ergebnissen. Und im Gegensatz zu den üblichen Medikamenten, die mit der Zeit abhängig machen, beseitigen Psychedelika in vielen Fällen das Bedürfnis nach wiederholtem Gebrauch.

Ich gehe davon aus, dass diese Substanzen bald als revolutionärer Behandlungsansatz für Patienten mit hartnäckigen psychischen Problemen gelten werden. Deshalb bin ich froh, dass wir uns in eine Richtung bewegen, die diese Optionen weitaus mehr Menschen zugänglich machen und ihnen die Chance auf transformative Heilung eröffnen wird. Wenn Psychedelika gebräuchlicher werden und in der pharmazeutischen Industrie und im Medizinbetrieb ihren Platz finden, können wir diese Mittel hoffentlich mit dem gebührenden Respekt betrachten und einsetzen. Traditionelle Kulturen wie die Urarina im peruanischen Amazonasgebiet oder die Pygmäenvölker in Zentralafrika wissen seit Jahrhunderten, dass diese Art von Medizin heilig und daher mit Ehrfurcht und Sorgfalt anzuwenden ist.

Drogen: Illegale Substanz oder Medikament mit Zulassung

Unter entsprechenden Umständen halte ich Cannabis als Schlafmittel für sicherer als Zolpidem, und Psilocybin kann ein wirksameres Antidepressivum als Fluoxetin sein. Bei der Überlegung, welche Substanzen hilfreich sind und welche potenziell schädlich, sollten wir mit einbeziehen, dass Substanzen, die angeblich zu gefährlich für den freien Konsum sind, nicht zwangsläufig schädlicher sind als offiziell zugelassene, im Handel erhältliche Arzneimittel.[30] Ob ein Psychiater ein Mittel auf Rezept verordnen kann oder ob die Verwendung unter Strafe steht, beruht auf politischen, wirtschaftlichen und historischen Einschätzungen. Und damit kratzen wir noch nicht einmal an der Oberfläche des systemischen Rassismus, der bei der Kriminalisierung von Cannabis im Spiel ist, bei der Polizei und Gerichte diese Gesetze überproportional gegenüber Afroamerikanern durchsetzen. Beispielsweise werden schwarze Amerikaner laut Meldungen der Bürgerrechtsvereinigung *American Civil Liberties Union* acht

Mal so wahrscheinlich wegen Cannabis-Besitz verhaftet wie weiße[31], obwohl der Anteil der Cannabis-Konsumenten in beiden Gruppen etwa gleich hoch ist.[32] Die eigentlichen Profiteure der Kriminalisierung von Drogen sind in meinen Augen die Hersteller alkoholischer Getränke, die Pharmaindustrie und die Haftanstalten, nicht etwa die Öffentlichkeit. Im Klartext: Setzen Sie legal nicht mit ungefährlich und illegal nicht mit gefährlich gleich. Ich möchte Ihnen Mut machen, jede Substanz für sich selbst und im Kontext Ihrer individuellen gesundheitlichen Vorlieben zu betrachten.

Psychedelika sind nicht für jeden Menschen geeignet – wenn individuell oder in der Familie eine bipolare Störung, Schizophrenie oder anderen psychotische Störungen vorliegen oder vorlagen, besteht stets eine gewisse Kontraindikation (hier sind mehr Studien erforderlich). Diese Einschränkung ist immer zu bedenken. Darüber hinaus empfehle ich nicht, solche Drogen jenseits eines sicheren, unterstützenden Rahmens zu konsumieren, der eine Integration des Erlebnisses gestattet. Sind diese Bedingungen jedoch erfüllt, haben wir neurobiologisch, psychologisch und physiologisch guten Grund zur Hoffnung und auch zur Finanzierung weiterer Studien.

Psychedelische Medikamente verbessern auf vielerlei Weise die Funktionen der Hirnchemie. Sie verstärken die serotonergische Signalgebung an den 5-HT_{2A}-Rezeptoren im Gehirn in einer Weise, die anhaltend und wirksam erscheint, ohne dabei zu betäuben oder einen Entzugsstatus zu erzeugen.[33,34] Aus wissenschaftlicher Sicht scheint dies zumindest teilweise für die anhaltend antidepressive und angstlösende Wirkung einer einzigen Psilocybin-Einnahme verantwortlich zu sein. Gewisse Psychedelika erhöhen auch die Sekretion des sehr wichtigen Botenstoffs BDNF (*Brain-Derived Neurotrophic Factor*), der die Neurogenese und die Neuroplastizität fördert.[35,36] Übersetzt heißt das: BDNF hilft dem Gehirn zu wachsen, sich zu verändern und anzupassen. Wenn jemand also partout nicht vorankommt – wie Ethan zwischenzeitlich –, hilft BDNF dem Menschen weiter. Diese Entdeckung eröffnet spannende therapeutische Aussichten auf die

Behandlung tief verankerter psychischer Muster wie bei PTBS, bei Grübelspiralen im Rahmen von Depressionen und bei Suchterkrankungen. Bestimmte Psychedelika wirken außerdem entzündungshemmend.[37] Das ist nützlich, denn wie Sie inzwischen wissen, tragen Entzündungsprozesse häufig zu Angst und Depression bei.

Eine andere Forschungsrichtung befasst sich mit der Wirkung dieser Mittel auf das Ruhezustandsnetzwerk (DMN für *Default Mode Network*), zu dem der bereits erwähnte mediale präfrontale Cortex (mPFC) und der posteriore cinguläre Cortex (PCC) im Gehirn zählen, die für das Bewusstsein, von anderen getrennt zu sein, zuständig sind. Daraus könnten Behandlungsoptionen für Menschen erwachsen, die mit Entfremdung, Einsamkeit, Trauma und der damit einhergehenden Angst zu kämpfen haben. Uns als Individuen zu sehen, die ihre Herausforderungen selbst bewältigen, hat der Menschheit evolutionstechnisch bis zu einem gewissen Grad geholfen, denn dadurch können wir aus unseren Fehlern lernen, potenziell negative Folgen abschätzen und um unser Überleben kämpfen. Doch eine vorübergehende Beruhigung des Ruhezustandsnetzwerks (zu der Psychedelika verhelfen können)[38] verschafft uns eine Atempause von den Grübeleien über künftige Fehlschläge und vergangene Geschehnisse. Und vielleicht tut es uns kollektiv ganz gut, mehr Zeit mit einem heruntergefahrenen Ruhezustandsnetzwerks zu verbringen, das uns gestattet, uns mit unseren Mitgeschöpfen und dem Planeten verbunden zu fühlen und dabei diese enge Definition von uns selbst als getrennte Wesen zu überdenken.

Und zu guter Letzt können psychedelische Erfahrungen Menschen sehr direkt helfen, Stress im wahrsten Sinne des Wortes durch Schütteln und Mantras tönen (Chanten) loszuwerden, indem sie den Stresszyklus beenden. Solche Reaktionen sind bei psychedelischen Erlebnissen normal, doch im relativ gehemmten Alltag sind sie uns meist nicht zugänglich. In weniger klinischer Sprache (und aus meiner eigenen Erfahrung mit Ayahuasca in Brasilien, wo dies normal ist, und mit Psilocybin im Rahmen einer offiziellen therapeutischen Sitzung) eröffnet sich dabei für einige Stunden ein Blick in eine andere Realität, und das kann der bekannten Situation den Druck nehmen. Es macht bescheiden und ist zugleich befreiend, jenseits aller Logik zu erkennen, dass es im Leben mehr gibt als unsere materielle Existenz. Und dass wir vielleicht nicht alles selbst regeln müssen. Vielleicht entwickelt sich dabei sogar ein Vertrauen, dass sich etwas Größeres abspielt, das ein Mensch unmöglich erfassen kann. „Psychedelika sind weit mehr als Werkzeuge zur Traumaheilung", sagte mein weiser Freund und Kollege Dr. Will Siu einmal. „Psychedelika helfen einer hungernden westlichen Welt, Geschmack an Spiritualität zu finden."[39]

Besonders wichtig ist für manche Menschen vielleicht auch, dass Psychedelika die Angst vor dem Tod mindern können, die im Zentrum der echten Angst sitzt. Randomisierte, kontrollierte Studien mit Langzeitnachbeobachtung haben ergeben, dass Psilocybin nicht nur spirituelle Entdeckungen ermöglicht, Angst und Depression mindert[40], sondern Menschen auch die Angst vor dem Lebensende überwinden lässt. Eine dieser Studien führte ein Team der UCLA im Jahr 2011 unter der Leitung des Psychiaters Charles Grob durch. Zwölf Probanden mit einer unheilbaren Krebserkrankung, die unter Angst, Depression und existenzieller Furcht litten, nahmen daran teil. Drei Monate später konnte das Team bei diesen Patienten eine signifikante Minderung der Angst und der Furcht vor dem Tod feststellen, und über bis zu sechs Monate hinweg sogar eine Verbesserung der Stimmungslage.[41] Bestätigt wurden diese Ergebnisse 2016 durch eine große, randomisierte Doppelblindstudie von einem Team der Johns Hopkins University.[42]

Dennoch gibt es Menschen, die sicher sind, dass solche ehrfurchtgebietenden Erlebnisse lediglich den neurobiologischen Wirkungen der Psychedelika zuzuschreiben sind und dass es immer eine rationale Erklärung gibt. Einige meiner Freunde in Kalifornien sind Ingenieure und Atheisten. In ihrer Freizeit sind sie „Psychonauten", die mit Psychedelika experimentieren. Von Küste zu Küste stehen wir miteinander in Verbindung, und manchmal erzählen sie mir von ihren „Sitzungen". Rein subjektiv erleben sie ein unglaubliches Gefühl von etwas, das über sie hinausgeht – eine Einswerdung mit dem Göttlichen, ein transzendentes Staunen oder einen kurzen

Moment des Mitgefühls, in dem etwas aufbricht und sie jemandem verzeihen können, nachdem es ihnen lange schwerfiel. Aber im Anschluss an diese Erfahrungen versuchen sie zu begreifen, was dabei neurochemisch geschehen ist. Ich verstehe ihren Widerstand, an etwas Göttliches zu glauben, und je mehr wir über das therapeutische Potenzial psychedelischer Substanzen in Erfahrung bringen, desto höher dürfte der Druck werden, die neurochemische Grundlage dieser Erfahrungen zu ergründen.

Das erinnert an die Hypothese der mystischen Erfahrung, der zufolge die Einnahme von Psychedelika im entsprechenden Rahmen zuverlässig zu einer spirituellen Gipfelerfahrung führen wird, die normalerweise mit einem Gefühl der Verbundenheit oder dem Empfinden des Einsseins mit der Welt einhergeht.[43] Und das Ausmaß einer solchen mystischen Erfahrung lässt auf positive therapeutische Wirkungen schließen, das heißt, die mystische Natur des Erlebnisses ist proportional zur dauerhaften Besserung durch das Psychedelikum (z. B. Rückgang der Depression).[44,45] Mit anderen Worten: Je mystischer das Erlebnis, desto stärker die medizinische Wirkung. Der Moderator Jason Silva von *National Geographic* beschreibt dieses Phänomen als „umgekehrte PTBS" – es geht mit einer solchen Leuchtkraft, Schönheit und solchem Erstaunen einher, dass es die Charakterstruktur ähnlich transformieren kann wie ein Trauma, aber nicht in Richtung von Furcht und Misstrauen, sondern hin zu Offenheit und Liebe. Die Hypothese der mystischen Erfahrung besagt, dass ein Großteil der Wirkung an der Reise selbst liegt. Besonders interessant ist das, wenn wir überlegen, was das für die „Pharmadelika" bedeuten könnte, die zweifellos bereits in der Pipeline sind. Die Pharmaindustrie wird unweigerlich versuchen, die aktiven Wirkstoffe zu isolieren und uns die Vorteile eines psychedelischen Rituals ohne das Chaos des damit verbundenen Trips verkaufen wollen. Das könnte allerdings deutlich weniger wirksam sein. Es hat seinen Grund, warum dabei von einem „Trip" die Rede ist, denn Psychedelika führen uns auf eine Reise, bei der wir lernen und wachsen. Mein Freund Alexander Belser, Psychologieprofessor in Yale, der zu Psychedelika forscht, glaubt, der chaotische Teil dieses Trips sei „kein Bug, sondern ein Feature“, also kein Fehler, sondern eine Art Zusatznutzen.[46] Ich neige zu der Ansicht, dass dies nicht nur für psychedelische Substanzen gilt, sondern für das Leben an sich.

Ob durch Meditation oder durch Psychedelika, der wichtigste Schritt, um unsere innere Weisheit anzuzapfen, ist das *Zuhören.* Sobald Ihr tiefstes Innerstes sich bemerkbar macht, sollten Sie der Botschaft vertrauen, denn das ist die einzigartige Führung aus Ihrem ureigenen Wesen. Diesen Rat können *nur Sie* sich geben, und *nur Sie* können ihn annehmen.

KAPITEL 13

Warum Sie nicht mehr singen

Burnout existiert, weil wir Ruhe zur Belohnung erklärt haben, anstatt zu einem Recht.

Juliet C. Obodo

Bestimmt ist Ihnen der Kanarienvogel im Bergwerk ein Begriff. Falls nicht, fasse ich das Prinzip kurz zusammen: Früher nahmen Bergarbeiter Kanarienvögel in Käfigen mit in die Minen, um den Austritt von Kohlenmonoxid rechtzeitig erkennen zu können. Dieses geruchlose Gas kann in dieser Umgebung in tödlichen Mengen auftreten. Kanarienvögel reagieren auf giftige Gase empfindlicher als Menschen[1] und wenn die Vögel nicht mehr zwitscherten, wussten die Arbeiter, dass sie dringend nach oben mussten. Deshalb benutzt man diese Metapher gern für etwas oder jemanden, dessen sensible Reaktion auf widrige Umstände einen Weckruf für eine nahende Gefahr darstellt.

Wenn Sie unter Angst leiden, ist es gut möglich, dass Sie der Kanarienvogel im Bergwerk sind. Das heißt, Sie sind sensibel genug, um die toxischen Einflüsse der modernen Welt wahrzunehmen, und so sind vielleicht auch Sie verstummt. Für solche Mitmenschen gibt es viele Begriffe: empathisch, intuitiv, sensitiv oder hochsensibel, Künstler oder Heilerin. Ihre Antennen sind unter Umständen empfindlicher als beim Durchschnittsmenschen, weshalb sie mehr Hintergrundrauschen wahrnehmen. Das kann sehr lästig sein, weil die

Welt heutzutage ziemlich laut sein kann, aber es ist auch eine Gabe. Falls die negativen Aspekte Ihrer Sensibilität Ihnen zu schaffen machen – dass Sie besonders emotional reagieren oder mit Menschenansammlungen, Empfängen oder auch Gluten nicht gut zurechtkommen –, sollten Sie sich bewusst machen, dass Sie auch über die positiven Eigenschaften dieser Wesenszüge verfügen. Wahrscheinlich sind Sie stärker auf die Bedürfnisse anderer eingestimmt und besser in der Lage, verschiedene sogenannte Valenzen gleichzeitig wahrzunehmen. Sie hören nicht nur eine Aussage, sondern registrieren zugleich die Körperhaltung oder unausgesprochene Untertöne. Und natürlich erfassen Sie wie ein Seismograph die größeren Bedürfnisse dieser Welt. Sensibilität ist eine Gabe, die wir schätzen und mit der wir sorgfältig umgehen sollten.

Tägliche Checkliste für hochsensible Menschen

Wir alle müssen jeden Tag die Zähne putzen und Wasser trinken. Hochsensible brauchen für ihr ungewöhnlich aufmerksames Nervensystem unter Umständen besondere Rituale. Vielleicht möchten Sie einige weitere Dinge in den Tagesablauf einfügen, z. B.:

- Früh zu Bett gehen und möglichst ohne Wecker aufwachen.
- Sich Ruhe und Alleinsein zugestehen, wenn Sie dies brauchen.
- Das Leben so einfach wie möglich organisieren, sich nicht zu viel aufbürden und Nein sagen, wenn Sie eine Pause brauchen.
- In der Natur auftanken: Die bloßen Füße sollten jeden Tag mindestens zehn Minuten lang den Boden berühren dürfen.[2]
- Übungen zum Ausleiten: Wenn Sie viel Energie von anderen aufnehmen, können Sie diese Energie einige Minuten ausleiten („Clearing"), zum Beispiel durch Schütteln zu schamanistischem Trommeln.

Menschen sind von Natur aus vielfältig. Wie wir aus der in Kapitel 3 erwähnten Primatenstudie wissen, sind die hochsensiblen Gruppenmitglieder überlebensnotwendig. Sie sind draußen an der Front und warnen die anderen aus der Gruppe. In der Frühzeit haben sie uns vor Stürmen oder Stampeden gewarnt, heute machen sie uns darauf aufmerksam, auf welche Weise die Welt gefährlich aus dem Gleichgewicht gerät. „Wir, die höchst angespannten, sind die Vorhut, die den Truppen anzeigt, dass der Konsumismus dem Herzen schadet“, schreibt Sarah Wilson in *First, We Make the Beast Beautiful.*[3] Auf der individuelleren Ebene nehmen besonders sensible Menschen häufig unausgesprochene Gefühle anderer wahr, wenn beispielsweise Anwesende überhört werden oder jemand sich ärgert. Das sind die Menschen, die eine Atmosphäre schaffen, in der sich alle wohler und angemessen beachtet fühlen. Neben solchen intuitiven Menschen brauchen wir für andere Aufgaben aber auch jene, die stabil und verlässlich bleiben, also unsere Chirurgen oder Piloten. Wir alle sind dazu geschaffen, in der Gesellschaft eine Rolle zu übernehmen, ob wir nun unerschütterlich jedem Druck standhalten oder bei den Nachrichten regelmäßig in Tränen ausbrechen. Wahr ist aber auch, dass wir *alle* verstummen können, zumindest eine Zeitlang und das ganz besonders in unserer gegenwärtigen Welt. Ein entsprechender Lackmustest in der Suppe der modernen westlichen Kultur würde ergeben, dass die Grundstimmung des heutigen Lebens Angst ist. Angst prägt unser Handeln. Sie ist der Grundton, die Textur und der pH-Wert unseres Zeitalters.

Die Banalität der Furcht

Der Spot tat, was alle Werbespots tun sollen:
Er erzeugte eine Angst, die der Konsum nehmen konnte.

David Foster Wallace, Unendlicher Spaß

Neben den gegenwärtigen, stabilen gesellschaftlichen Ursachen von Angst (darunter systemischer Rassismus, Klimawandel und Traumata durch sexuelle Angriffe und Belästigung) gibt es auch zahllose persönliche Gründe dafür, in beständiger Sorge zu leben. Wir sorgen uns um unseren Arbeitsplatz, um die Paarbeziehung oder die Familie (oder weil wir keine Beziehung oder keine Familie haben), um die Gesundheit und um den Kontostand. Und all das wird von einer Furcht überlagert, die uns beständig umwabert und auf etwas scheinbar so Harmloses zurückgeht wie Werbung.

Vergessen Sie Sex! Große Konzerne wissen längst, dass Furcht und Angst Kaufanreize sind. Da Zufriedenheit und Selbstakzeptanz nicht gerade zu übermäßigem Konsum anregen, werden unsere Ungewissheiten sorgfältig gepflegt und uns in einer Form gespiegelt, die Verunsicherung bestärkt und uns zum Konsumieren treibt. Während wir durch die auf uns zugeschnittene Werbung scrollen, erhalten wir immer wieder die Botschaft, dass wir unzureichend oder in Gefahr sind und dass wir etwas dringend in Ordnung bringen sollten. Und so fühlen wir uns unablässig gefährdet, aber nicht unbedingt aus einem echten, schlimmen Grund, sondern lediglich, weil cleveres Marketing auf schnelles Geld aus ist. Die Angst-Epidemie wird durch etwas derart Banales wie Marketingstrategien verstärkt. Wenn Sie das Gefühl haben zu verstummen, achten Sie darauf, wann man Ihnen etwas verkauft. Dieses Bewusstsein kann wie ein Kraftfeld sein, dass Sie davor bewahrt, von angstprovozierenden Botschaften mitgerissen zu werden, die Sie dazu bringen sollen, vor lauter Schreck etwas zu kaufen, was Sie gar nicht brauchen.

Allzeit bereit

> Einen Burnout zu akzeptieren, bedeutet sehr oft, sich einzugestehen, dass die Dinge, mit denen man seinen Tag und damit sein Leben ausfüllt, weder dem persönlichen Lebenssinn entsprechen, noch der Art von Leben, das man eigentlich führen möchte. Darum geht ein Burnout über Arbeitssucht hinaus. Es ist eine Entfremdung vom Selbst und vom Begehren.
>
> *Anne Helen Petersen,* Can't Even

Zur Beschreibung scheinbar arbeitssüchtiger Personen hat sich der Begriff des „Workaholic“ eingebürgert. Ich halte Arbeitssucht für einen Zustand, bei dem Menschen den Arbeitsplatz als Fluchtoption wählen, um sich von unangenehmen Emotionen abzulenken. So müssen sie sich nicht der bröselnden Beziehung oder den Minenfeldern der Kindererziehung stellen, können aber weiter glauben, dass sie sich etwas aufbauen, nämlich Wohlstand und Status.

Inzwischen scheinen zwanghafte Arbeitsgewohnheiten eher auf anderen Gründen zu beruhen. Der nie endende Workflow ist keine Arbeitssucht, sondern „Workismus“, wie Derek Thompson in seinem *Atlantic*-Artikel „Workism Is Making Americans Miserable“ erklärt: Workismus ist demnach „die Überzeugung, dass Arbeit nicht nur für die ökonomische Produktion erforderlich ist, sondern auch das Kernstück der eigenen Identität und des Lebenssinns darstellt“.[4] Mein Eindruck ist, dass viele meiner jüngeren Patientinnen und Patienten durch die Arbeit nicht etwa ihren Gefühlen so dringend entkommen wollen, wie dies bei Workaholics der Fall war. Sie sind vielmehr so engagiert, dass sie für die Arbeit alles geben. Studien zufolge möchten die Millennials verstärkt einen Sinn in ihrer Arbeit sehen.[5-7] Gleichzeitig haben sowohl Start-up-Firmen als auch Tech-Riesen begriffen, dass das Feigenblatt „die Welt zu verbessern“ ihnen helfen kann, junge Arbeitnehmer zu überzeugen, weniger Gehalt zu fordern und trotzdem nonstop zu arbeiten, denn wer kein guter Teamplayer ist, steht nicht mit ganzem Herzen hinter der Mission. „Ein Wirtschaftssystem, das die am stärksten verschuldete Generation der amerikanischen Geschichte überzeugt, die Sinnfrage über den Gehaltsscheck zu stellen, hat einen dystopischen Touch“, schreibt Derek Thompson. „Wenn man eine *Black-Mirror*-Belegschaft heranziehen wollte, die Überstunden ohne höhere Löhne gutheißt, wie könnte man das anstellen? Vielleicht würde man junge, gebildete Menschen überzeugen, dass das Einkommen zweitrangig ist. Kein Job ist einfach nur ein Job, und die einzig wahre Belohnung für die eigene Arbeit ist der unbeschreibliche Glanz des Sinns. Es ist ein diabolisches Spiel, das eine ebenso verführerische wie seltene Belohnung auslobt, die praktisch niemand erringen kann, und dennoch fühlen alle sich verpflichtet, auf ewig mitzuspielen."[8]

Dabei gilt für die meisten von uns heutzutage, dass wir nichts lieber täten, als einmal einen Monat zur Ruhe zu kommen und Zeit mit den Menschen zu verbringen, die wir lieben. Doch dieser Monat, diese Woche, dieser freie Tag kommt niemals, weil WIR IMMER ARBEITEN. Beim Mittagessen starren wir auf Slack. Abends, während wir vor dem Fernseher „abschalten", beantworten wir noch E-Mails am Handy, und auf dem Sofa prüfen wir eine Tabellenkalkulation. Wir nehmen den Laptop mit in den Urlaub und sitzen mit dem Handy in der Hand auf der Toilette. Und am Ende gehen uns beim Einschlafen noch berufliche Fragen durch den Kopf.

Es mag kaum mehr glaubhaft erscheinen, aber es hat Zeiten gegeben, an denen äußere Hinweise – und allgemeiner Konsens – anzeigten, dass der Arbeitstag vorbei war. Immer mehr Leute packten ihre Sachen zusammen, standen auf und gingen. Irgendwann erlosch sogar das Deckenlicht. Diese Abfolge der Ereignisse zeigte uns klipp und klar: Es ist Zeit, nach Hause zu gehen. Inzwischen geht das Arbeitsleben immer weiter, und die fixen Endpunkte fehlen. Für viele von uns besteht das „Büro" aus dem Notebook auf dem Esstisch, und wir arbeiten kontinuierlich von morgens bis abends. Schon vor Corona entwickelte sich Burnout allmählich zur Epidemie.[9] Mit der Pandemie verschwammen nicht nur die Grenzen zwischen Arbeit und Zuhause noch mehr, sondern es gesellte sich eine heftige Dosis Verunsicherung, Trauer und kollektives Trauma hinzu. Zumindest bei Eltern wird der Arbeitstag durch die Bedürfnisse der Familie und die Schlafenszeiten der Kinder durchbrochen, wobei ich von meinen Patientinnen und Patienten (und leider auch aus dem eigenen Leben), weiß, dass viele sich unweigerlich wieder einloggen, sobald die Kinder im Bett sind, um ihr Pensum zu schaffen.

Dieser Kulturwandel hin zum Workismus macht uns einerseits sehr produktiv, andererseits sehr *ängstlich*. Wie Brené Brown aufgezeigt hat, gilt Erschöpfung mittlerweile als Statussymbol und „Produktivität als Maßstab für Selbstwert."[10] Dass wir dank der Technologie ständig verfügbar sind, nagt an dem Gefühl, etwas geschafft zu haben. Stattdessen strampeln wir uns vergeblich ab, um eine nie enden wollende To-do-Liste abzuarbeiten. Selbst für relativ gut gestellte Menschen gibt es kein „Das-reicht-jetzt" mehr. Angst ist in vielerlei Hinsicht eine Übertreibung unseres Überlebensinstinkts: Nahrung suchen, ein sicherer Ort zum Schlafen und auf der Hut sein vor wilden Tieren und Naturkatastrophen. Dieser Trieb, vorbereitet zu sein, um zu überleben, kann in der modernen Arbeitswelt endlos weitergehen. Und das daraus resultierende Gefühl, dass man immer noch mehr tun könnte, ist ein Lockvogel für die Angst.

Selbst das Ausspannen hat zweckdienlich zu sein. Wir meditieren, damit wir uns besser konzentrieren können. Wir gehen früh schlafen, um morgens im Meeting den Kopf frei zu haben. In der Chinesischen Medizin drückt das taoistische Konzept von Yin und Yang die Idee aus, dass sich die Welt aus zwei gegensätzlichen, aber miteinander verbundenen Kräften zusammensetzt. Yin ist die Dunkelheit, Yang ist das Licht. Yin ist weiblich, Yang ist männlich. Yin ist Ruhe, Yang ist Aktivität. Dahinter steckt die Vorstellung, dass alles in der Welt in einem natürlichen und dynamischen Gleichgewicht ist. Inzwischen haben wir die Waagschalen allerdings so stark in Richtung Arbeit und Produktivität verschoben, dass wir das Yin nur noch zu schätzen wissen, wenn es dem Yang dient. Selbst die Freizeit ist nur dazu da, den Output zu erhöhen.

Und darin liegt der Siegeszug des Wellness-Konzepts, das die „produktive Entspannung" gewinnbringend vermarktet.[11] Unser Wunsch, jede Minute optimal zu nutzen, selbst wenn wir zur Ruhe kommen, rückt den verbreiteten Aufruf, sich intensiv um sich selbst zu kümmern, in den Vordergrund: Meditieren in der Infrarotsauna, Dankbarkeitsrituale im Kopfstand auf dem SUP. Unser Yin ist gegenwärtig nur *noch* mehr Yang, und die Freizeitgestaltung erschöpft uns zusätzlich. Und doch sollten diese beiden Seiten in uns sich die Waage halten. Arbeitsfreie Zeit sollte arbeitsfrei bleiben, so sehr wir die Geschäftigkeit auch schätzen.

Interessanterweise hat ausgerechnet die Entwertung der Freizeit dazu geführt, dass das Arbeitsleben weniger dynamisch geworden ist. Gerade weil wir nie wirklich zur Ruhe kommen, lassen wir uns leicht ablenken und schieben Dinge vor uns her. Wenn wir beim angeblichen Entspannen nebenher berufliche E-Mails lesen oder uns einem intensiven Selbstoptimierungsprogramm unterziehen, sollten wir nicht erwarten, später so erholt zu sein, dass wir wieder ernsthaft arbeiten können. Da wir höchstens zur Hälfte abschalten, wenn wir frei haben, können wir auch nur zur Hälfte hochfahren, wenn volle Präsenz erwartet ist. Das erzeugt einen Teufelskreis. Es fehlt das Gefühl der Befriedigung, im Tagesverlauf gute Arbeit geleistet zu haben, und dadurch steigt der Druck, in der Ruhephase produktiv zu bleiben.

Merken Sie sich bitte: Ihre Vorgesetzten und das Unternehmen werden Sie ebenso wenig zum Ausruhen auffordern wie Ihre lebenslange unbewusste Konditionierung. Es ist unsere Aufgabe, bewusst und proaktiv Zeit zum Ausspannen zu reservieren und diesen Zeitraum bewusst zu verteidigen. Bestimmen Sie schon bei Tagesanbruch mit, wie der Tag verlaufen soll. Greifen Sie nicht zuerst zum Handy. Lassen Sie nicht zu, dass Ihr Mobilgerät mit all seinen zeitfressenden Benachrichtigungen Ihnen mitteilt, wie es Ihnen gehen sollte. Bleiben Sie beim Aufwachen so lange bei sich und bei Ihren Gedanken, bis Sie wissen, wie dieser Tag sich anfühlt und was Sie damit vorhaben. Danach gehen Sie am besten ins Freie – wenigstens zwei Minuten, und wenn Sie nur im Schlafanzug auf dem Bürgersteig stehen. Tanken Sie Sonnenlicht. Das bringt den zirkadianen Rhythmus in Gang und setzt eine Vielzahl an Hormonen frei, die dem Körper mitteilen, dass jetzt Tag ist: Zeit, um wach, aufmerksam und aktiv zu werden. Gleichzeitig beginnt damit der Countdown, der abends dazu beiträgt, dass Sie müde werden. Ein paar Minuten im Freien sorgen auch für eine Abgrenzung zwischen Arbeit und eigenem Leben und vermitteln einen Hauch von Freiraum.

Ehe die Arbeit losgeht, sollten Sie sich klarmachen, was heute realistisch ansteht und wann Sie etwas essen und dem Gehirn eine kurze Pause gönnen wollen. Ist wirklich jedes Meeting erforderlich? Planen Sie längere Zeitabschnitte ein, in denen Sie in einen Flow-Zustand geraten (den Zustand, in dem man voll konzentriert ganz in einer Aufgabe aufgeht) und substanziell weiterkommen können. Der Business-Blogger und Leadership-Experte Greg McKeown benennt in seinem Buch *Essentialismus: Die konsequente Suche nach Weniger* die entscheidende Frage folgendermaßen: Geht es uns um „Fortschritte von einem Millimeter in unzählige Richtungen" oder um einen großen Schritt in eine Richtung?[12] Die vielleicht wichtigste Entscheidung am Morgen ist die Festlegung, wann Sie Feierabend machen. Wenn Sie dann den festgelegten Zeitpunkt erreichen und noch nicht fertig sind, dürfen Sie von mir aus einmal verlängern. Löschen Sie das letzte Feuer, bringen Sie noch *eine* Sendung auf den Weg, und dann schließen Sie die Tür. Danach brauchen Sie ein Ritual, das dem Gehirn signalisiert, dass die Arbeit jetzt abgeschlossen ist und das Entspannen beginnt. Machen Sie einen Spaziergang, tanzen Sie im Wohnzimmer, trinken Sie einen Tee und sehen Sie dabei zu, wie die Sonne untergeht. Das muss nichts Kompliziertes sein, sollte aber bewusst geschehen (also nicht einfach durch die sozialen Medien scrollen).

Unsere Kultur ist süchtig nach Zerstreuung. Unablässig haben wir das Gefühl, endlos viel zu tun zu haben – und nie Zeit. Dieses Gefühl der Knappheit nagt an unserer Fähigkeit, jeweils angemessen auszuruhen *und* zu arbeiten. Das geht schon seit Jahren so, und die Wahrheit lautet: Wir sind erschöpft. Nutzen Sie Ihre Lebenszeit wieder für Spaziergänge oder fürs Nichtstun. Erst fünf Minuten, dann zehn, dann mal einen ganzen Nachmittag. Das vermittelt dem Gehirn ein Signal der Fülle – dass Sie genug haben und dass Sie genug *sind*.

Angstfaktor Wellness

Wenn wir glauben, wir bräuchten mehr Selbstdisziplin, dann brauchen wir normalerweise nur mehr Selbstliebe.

Tara Mohr

Ironischerweise trägt der Druck der Wellness-Branche, uns (für viel Geld) selbst zu optimieren, zu unserer Angst bei. Dank bewusster Übungen und Anwendungen sollen wir uns gut und tugendhaft fühlen, aber solchen

Praktiken wohnt ein verborgener Stachel inne: Sie sind ein weiterer Punkt auf der langen To-do-Liste, sie sind noch etwas, das wir für teures Geld erwerben müssen und das unser Leben noch voller macht, noch ein Hinweis, dass wir so, wie wir sind, nicht ausreichen. Die Aufforderung, zu viel zu tun und zu kaufen, prädestiniert zu Misserfolgen und Versagensgefühlen samt der damit verbundenen Schuld und Angst. Am wichtigsten ist jedoch die implizite Botschaft von Wellness-Angeboten: Dass wir kaputt sind und in Ordnung gebracht werden müssen, obwohl wir absolut „heil und ganz“ sind. Wahre Selbstfürsorge ist Selbstliebe, Gemeinschaft, Natur und Ruhe. Der Druck, all diese anderen ausgeklügelten Rituale durchzuführen, kann das Wohlbefinden sogar unterminieren. Wenn die Angebote zur Selbstoptimierung Ihnen noch mehr Sorgen machen – dann kündigen Sie, melden Sie sich ab.

Die Angst, den Zielen anderer nachzulaufen

Meine Patientin Hanh ist die Tochter von Einwanderern, die bei einem kommunistischen Umsturz in ihrem Heimatland als Flüchtlinge in die Vereinigten Staaten kamen. Ihre Eltern waren anfangs nahezu mittellos und mussten sich anstrengen, um zu überleben. Ihr großer Antrieb war der Wunsch, ihrer Tochter ein besseres Leben zu ermöglichen. Hanh ist heute 36 Jahre alt und arbeitet in einer Bank im Backoffice. Sie verdient gutes Geld, und ihre Eltern freuen sich über ihren Erfolg.

Dennoch geht es Hanh nicht gut, und sie hat Angst. Sie mag ihre Arbeit nicht und fühlt sich von den Erwartungen ihrer Eltern erdrückt. Mir gegenüber spricht sie oft davon, wie gern sie ihren Job kündigen und lieber als Erzieherin für kleine Kinder arbeiten würde. Allerdings ist ihr auch bewusst, dass ihre Eltern so einen Schritt empörend fänden. Sie würden es für finanziell unklug halten, für einen Verrat an allem, wofür sie sich so mühsam abgerackert haben.

Als Hanhs Eltern auswanderten, bewegten sie sich im Rahmen eines Systems legitimer Knappheit. Unter diesen Umständen war es nur folgerichtig, fast ihre gesamte Zeit und Energie aufs Geldverdienen zu verwenden. Sie wollten sich selbst und ihrer Tochter eine sichere Zukunft aufbauen, und das gelang ihnen. Hanh erhielt eine Grundlage, auf der sie sich eine gute Ausbildung erarbeiten und gutes Geld verdienen und sogar etwas zurücklegen konnte. Das bedeutet, dass sie nicht im gleichen System der Knappheit lebt, das ihre Eltern erleben mussten, woran ich sie in unseren Sitzungen oft erinnere. Hanh lebt in relativer Fülle. Deshalb können und sollten ihre Prioritäten andere sein. Wenn sie sich lediglich darauf konzentrieren würde, für eine sichere Zukunft auf Kosten ihres Glücks und ihres Wohlbefindens so viel Geld wie möglich zu verdienen – wofür dann das alles? Bei meinen Patienten sehe ich wieder und wieder, dass sie einem Ziel nachlaufen, das sie sich nicht einmal selbst gesetzt haben.

Hanh arbeitet noch immer in der Bank. Aber sie hat die Fanfaren ihrer eigenen Angst vernommen. Allmählich kann sie anerkennen, dass sie blind auf die Ziele anderer hingearbeitet hat, und sie fängt vorsichtig an, ihren Absprung zu planen. Dabei hat sie schreckliche Angst davor, ihre Familie zu enttäuschen oder undankbar zu erscheinen. Unsere Gespräche konzentrieren sich mittlerweile darauf, die Leistung ihrer Eltern zu würdigen, aber dennoch den Mut zu fassen, sich von deren Werten zu lösen. Ich erinnere Hanh daran, dass es darum geht, das eigene Leben zu gestalten, indem wir unsere Entscheidungen bezüglich Arbeit, Gehalt, Begeisterung, Prestige, Verantwortung, materiellen Gütern und Ruhe gründlich und bewusst reflektieren. Anstatt wie auf Autopilot das zu erfüllen, was die Welt von uns verlangt, sollten wir alles berücksichtigen, was auf den Waagschalen liegt, und eine Wahl treffen, die *uns* gerecht wird.

Schluss mit dem Perfektionismus

Perfektionismus ist verinnerlichte Unterdrückung.

Gloria Steinem

Perfektionismus ist eine Bewältigungsstrategie, mit der wir uns unseren Platz am Tisch sichern wollen. Allerdings dient diese Strategie eher dazu, uns zu lähmen – zumal uns ohnehin ein Platz am Tisch zusteht, selbst wenn wir nicht perfekt sind. *Gerade* weil wir nicht perfekt sind.

Denken Sie einmal darüber nach, warum Perfektionismus Ihnen so wichtig ist. Geht es um äußere Umstände oder um frühkindliche Erfahrungen, die Ihnen flüstern, dass Sie es immer noch besser machen und noch besser sein müssen? War Zuwendung in Ihrer Kindheit leistungsabhängig? Wer das Gefühl hatte, sich die elterliche Liebe durch beeindruckende Leistungen verdienen zu müssen, bleibt solchen Maßstäben vielleicht auch als Erwachsener treu.

Treten Sie einen Schritt zurück und stellen Sie sich die Frage: Glauben Sie, dass Sie etwas erreichen oder sich für andere verbiegen müssen, um ihrer Liebe würdig zu sein?

In einem zweiten Schritt sollten wir uns klar machen, dass alles Kompromisse erfordert. Viele von uns versuchen, unablässig in jeder Hinsicht perfekt zu sein, im Beruf, gesundheitlich, als Aktivistin, und indem sie sich für die Kinder, die Partnerschaft, die Freunde und die alten Eltern Zeit nehmen. Erkennen Sie an, dass mehr Energie für eine bestimmte Sache unweigerlich Kompromisse in einem anderen Bereich erfordert. Alles perfekt richtig zu machen, ist unmöglich. Dieses Ziel können wir also schon einmal verwerfen.

Viele Menschen mit Angst, die zugleich perfektionistisch veranlagt sind, glauben, dass sie nicht ihr Bestes geben, wenn sie sich nicht nach Kräften verbiegen und dabei ausbrennen. Und hier kommt eine neue Definition für „Mein Bestes geben“: Tun Sie das *den Umständen angemessen* Beste. Auf welchen angemessenen Einsatz, bei dem Sie dennoch ausgeruht, ruhig und im Gleichgewicht bleiben, könnten Sie stolz sein? Das ist Ihre persönliche angemessene Bestleistung. Dieses Ziel wird Ihnen gestatten, der Tyrannei perfektionistischer Maßstäbe zu entkommen und mit beträchtlich weniger Angst durchs Leben zu gehen.

Die Sonntagspanik

Laut dem Journalisten Derek Thompson gleicht die Sonntagspanik – „die Woge der Angst, die viele von uns verspüren, wenn das Wochenende sich dem Ende zuneigt und die Arbeitswoche naht" – für viele Angstpatienten einem „psychologischen Tauziehen" zwischen dem Wunsch nach Produktivität und dem Wunsch nach Freizeit.[13] Dabei sollte man bedenken, dass die Sonntagspanik mitunter das Produkt unechter Angst sein kann, weil sie durch späteres Schlafengehen, eine Flasche Wein am Samstagabend und mehr Kaffee am Sonntagmorgen zustande kommen kann. Wenn Sie das ganze Wochenende über mit Ernährung, Genussmitteln, Schlaf und Internetscrollen sehr großzügig waren, hat der Körper angesichts der Aussicht, wieder zur Arbeit zu müssen, mit einer ausgeprägten physiologischen Stressreaktion zu kämpfen. Manchmal geht die Panik am Sonntagabend aber auch auf echte Angst zurück. Sobald Sie Schritte unternehmen, die körperliche Gesundheit zu stabilisieren und unechte Angst abzubauen, besteht eine gute Chance, zu erkennen, worauf Ihr innerer Kompass Sie hinweist. Mitunter ist die Sonntagspanik ein Signal der Seele, die gegen einen Job rebelliert, der Ihren Zielen oder Werten nicht entspricht. Mitunter fürchtet man den Montag nicht, weil das Wochenende so anstrengend war, sondern weil die Arbeit so wenig greifbar ist und keinen vitalen Beitrag zu leisten scheint. Ich hatte schon viele Patienten, die ihre diversen unechten Ängste am Sonntagabend beiseite geschaufelt haben, um dann hinter der Stressreaktion eine Erkenntnis auszugraben. Deshalb bin ich sicher, dass wir alle aufmerksam darauf achten sollten, was die Sonntagspanik uns sagen will.

Prozess vor Ergebnis

Wir sind eine ergebnisorientierte Gesellschaft, die Noten und Einkommen, Social-Media-Likes und Followern und den Reaktionen anderer sehr viel Aufmerksamkeit zubilligt. Wie wäre es, wenn wir den Fokus weg vom Ergebnis und hin auf den Prozess ausrichten würden? Das ist der einzige

Teil, für den wir verantwortlich sind, und der einzige Teil, den wir tatsächlich beeinflussen können. Wie andere uns in diesem Leben wahrnehmen, können wir kaum bestimmen. Das hängt von den persönlichen Vorurteilen anderer ab, von Chancen und Glück und all den Missverständnissen, die es geben kann. Zumal wir uns am Ende verbiegen müssen, um die Erwartungen anderer zu erfüllen, wenn es uns nur darum geht, wie wir gesehen werden. Man kann es niemals allen recht machen - irgendjemand meckert immer. Man versucht, zu jemandem nett zu sein, und prompt reagiert eine andere Person enttäuscht. Und wenn man sich dann dieser Person zuwendet, enttäuscht man wieder jemanden. Bei diesem Spiel kann man nur verlieren, weil man unweigerlich sich selbst verrät und ein nagendes Angstgefühl registriert, dass hier etwas nicht stimmt. Also lösen Sie sich von dem Stress, unbedingt alle anderen beeindrucken zu wollen. Seien Sie einfach da, tun Sie Ihr *angemessen* Bestes und identifizieren Sie sich nicht mit dem Ergebnis.

Wenn Sie also zu den hochsensiblen Mitgliedern der Menschheit zählen und einer der Kanarienvögel in unserem kollektiven Bergwerk sind, ist es gut möglich, dass Sie von gewissen tückischen Aspekten des modernen Lebens vergiftet werden, die Sie herunterziehen und Ihnen das Gefühl vermitteln, Sie könnten nie genug tun, haben oder sein. Es ist unerlässlich, dass jede und jeder von uns lernt, die Stimme der echten Angst wieder lauter werden zu lassen, bis sie die Lärmverschmutzung unserer Kultur durchbricht und uns wieder freier atmen lässt. Am Ende werden all jene, denen dies gelingt, uns einen besseren Weg weisen.

KAPITEL 14

Bindung beruhigt

Die Grant-Studie, die 75 Jahre währte und 20 Millionen Dollar verschlang, weist ... auf eine logische Schlussfolgerung hin, die nur vier Worte umfasst: „Glück ist Liebe. Punkt."

George Vaillant

Ich könnte den lieben langen Tag darüber sprechen, welchen Einfluss Schlafmangel und Entzündungen auf unsere Angst haben, denn ich bin fest davon überzeugt, dass diese beiden Faktoren für unsere Gefühle sehr wichtig sind. Aber mit jedem weiteren Berufsjahr wird mir klarer, dass die Beziehungen in unserem Leben für unser psychisches Wohlergehen an erster Stelle stehen. Wenn Sie die Chance haben, bis zwei Uhr früh mit lieben Menschen am Tisch zu sitzen und zu lachen – samt Brot und Pasta und gutem Wein –, dann ist das für die Gesundheit mit Sicherheit besser, als die Einladung abzulehnen, sich ganz korrekt zu ernähren und um zehn ins Bett zu kriechen. Unsere Beziehungen zu anderen sind für unser Wohlbefinden letzten Endes wichtiger als alles andere.

Aber das ist keine neue Erkenntnis. Alle religiösen Schriften, jeder Pilztrip und jedes Teenager-Gedicht kommen zu diesem Schluss: Die Antwort auf wachsende Unzufriedenheit ist Liebe. Doch obwohl die Antwort so einfach ist, müssen wir alle im Leben lernen, wie wir sie finden – wie wir präsent bleiben, miteinander umgehen, uns in der Welt einbringen und unseren einzigartigen Beitrag im Leben leisten.

Wir sind auf Gemeinschaft gepolt. Trotz gewisser Variationen im Spektrum – von introvertiert bis gesellig – ist die Menschheit als Spezies evolutionär so gestrickt, dass sie auf soziale Bindungen nicht verzichten kann, zumindest nicht ohne kognitiven Abbau[1], sinkende Lebenserwartung[2] und Angst.[3,4] Wie wir wissen, hing unser Überleben über Jahrtausende hinweg davon ab, dass wir einem Stamm angehörten. Deshalb ist Gemeinschaft eine genetische Verhaltensregel. Ohne eine Gemeinschaft bleibt uns genetisch nichts anderes übrig, als uns verunsichert zu fühlen, bis wir wieder unter unseren Leuten sind. Und wir sind nicht die einzigen Säugetiere mit einer derartigen Grundprogrammierung. Vergleichbare Instinkte sehen wir bei Hunden oder Wölfen, die sich zu Rudeln zusammenschließen. Selbst Ratten haben nachweislich eine Vorliebe für den Sozialverband. Eine Studie aus dem Jahr 2018 unter der Leitung von Marco Venniro vom National Institute on Drug Abuse (Amerikanisches Institut für Drogenmissbrauch) konnte aufzeigen, dass „süchtige" Ratten, denen man die Wahl zwischen ihrem Suchtmittel (Heroin und Amphetamine) und der sozialen Interaktion mit anderen Ratten ließ, beharrlich die Gesellschaft den Drogen vorzogen.[5] Umgekehrt wiederum nahmen Ratten, die isoliert wurden, mehr Drogen auf.[6] Selbstverständlich sind die sozialen Bedürfnisse von Menschen komplexer als jene von Ratten, was die Forschenden auch betonten. Dennoch liefern solche Studien wertvolle Erkenntnisse für die Strukturierung von Entzugsbehandlungen, aber auch in Bezug auf das uns angeborene Bedürfnis nach Gemeinschaft und Bindung. Und doch ist Gemeinschaft leichter gesagt als gefunden.

Auf der Suche nach dem passenden Stamm

Wenn wir das Gefühl haben, nicht zu den Menschen in unserem Umfeld zu passen oder zu wenig gute Menschen in unserem Leben zu haben – die uns auch zuhören, die unserer Freundschaft würdig sind –, fühlen wir uns zunehmend einsam und ängstlich. Ich ermuntere meine Patienten, die Augen offenzuhalten und andere Möglichkeiten zu sehen. Es gibt *so viele* Gemeinschaften auf dieser großen Erde, aber man muss sich vielleicht jenseits des Kollegenkreises oder der Schul- und Studienfreunde umsehen. Ein guter Ansatzpunkt können Initiativen sein, in denen sich Menschen darum bemühen, „besser" zu werden, beispielsweise ein Meditationskreis oder die Treffen der Anonymen Alkoholiker.

Das Gegenstück zum Aufbau neuer Beziehungen ist, echte Angst zu nutzen, um die Grenzen bestehender Beziehungen zu überprüfen. Ich habe Patienten, die uralten Freundschaften treu bleiben, obwohl sie dafür ihre echte Angst ignorieren müssen, die ihnen auf die Schulter tippt und sagt: *In diese Beziehung solltest du keine Zeit und Energie mehr investieren.*

Ich habe aber auch Patienten, die es in der Gegenrichtung übertreiben. Läuft es bei ihnen in einer wertvollen Beziehung holprig, neigen sie vorschnell dazu, diese als toxisch zu bezeichnen und sich aggressiv abzugrenzen. Dabei dienen Grenzen eigentlich dazu, Beziehungen zu *retten,* die auf die falsche Schiene geraten sind. Realistisch betrachtet sind gesunde Grenzen nicht als Mechanismus gedacht, andere zurückzuweisen oder uns Beziehungsarbeit zu ersparen, sondern wir sollten darin eine Methode sehen, zu einer Beziehung zu *ermuntern,* die unseren Bedürfnissen gerecht wird. Eine Grenzziehung sollte keine Bestrafung sein (wie in *Ich verweigere den Kontakt, um dich für dein gemeines Verhalten zu bestrafen*), sondern wir können dabei die Perspektive einnehmen: *Ich möchte wirklich, dass das mit uns funktioniert, aber es gibt da gerade etwas zwischen uns, das unserer Beziehung schadet.* Ziehen Sie derartige Grenzen, um die Beziehung zu schützen, damit sie langfristig stabil sein kann. Diese zweite Version stellt sie auf ein besseres Fundament. In diesem Sinne können unsere Grenzen Verbindung oder Trennung fördern. Wofür wir in unserem Leben kämpfen wollen, entscheiden wir selbst.

Ein Wort zu Erwartungen an andere

Wir alle wollen, dass andere unseren Erwartungen gerecht werden: Dieser Mensch sollte sich bei mir entschuldigen. Jene Person hätte sich bei mir schriftlich für das Geschenk bedanken sollen. Und der da hinten sollte es doch eigentlich besser wissen, als ausgerechnet diesen Kandidaten zu unterstützen.

Nun, Menschen haben noch nie getan, was sie tun *sollten*. Und für die Zukunft sei an dieser Stelle festgehalten: Sie werden auch nicht damit anfangen. All das Warten darauf, dass andere endlich das tun, was sie sollten, ist eine Form der Realitätsverweigerung, die nicht nur viel Leid verursacht, sondern uns auch daran hindert, uns an unseren Beziehungen zu erfreuen. Es gibt eine bessere Strategie: Akzeptieren Sie, wie die Dinge jetzt sind. Daran können Sie arbeiten. Erkennen Sie an, dass andere keine Gedanken lesen können und jeder sich selbst für gut hält. „Ich bin eine Liebhaberin dessen, was ist“, schreibt die Autorin Byron Katie in *The Work*, „nicht weil ich ein spiritueller Mensch bin, sondern weil es wehtut, mit der Wirklichkeit zu streiten.“[7] Das Ende Ihres langwierigen Debattierens mit der Realität wird Sie befreien. Sie können die Menschen wieder annehmen, wie sie sind, und wieder anfangen, sie zu mögen.

Verbindung vor Perfektion

Die Qualität unserer Beziehungen bestimmt
die Qualität unseres Lebens.

Esther Perel

Wenn wir echte Verbundenheit im Leben wollen, müssen wir die Ungewissheiten aushalten, die damit zusammenhängen. Menschen sind eine Herausforderung. Sie sagen das Falsche und können gedanken- und rücksichtslos sein. Sie lassen Schranktüren offenstehen und legen unsere Sachen an die falsche Stelle. Aber insgesamt sind bedeutungsvolle Verbindungen zu Menschen, die wir lieben, nicht nur biologisch ein Muss, sondern auch die Basis für ein erfüllendes Leben.

Meine Patientin Noor ist 38 Jahre alt und Mutter von zwei Kindern. Sie arbeitet von zu Hause aus im digitalen Marketing; ihr Mann ist beruflich viel auf Reisen. Obwohl sie ihren persönlichen Freiraum ständig gegen ihre kleinen Kinder verteidigt und obendrein noch arbeitet, beschreibt sie sich als „furchtbar einsam". Sie ist ausgehungert nach Interaktion mit Erwachsenen und sehnt sich nach echter Verbindung, die über Zoom-Gespräche mit den Kollegen hinausgeht. Zu mir sagt sie: „Ich möchte mich mit meinen Freundinnen treffen, so wie früher, vor den Kindern."

Als ich jedoch vorschlage, dass sie ausgehen oder ihre Freundinnen zu sich einladen könnte, schreckt sie zurück. Schon das Organisieren und Bezahlen der Babysitter sei mehr Aufwand, als es wert sei, und ihr Haus außerdem das reine Chaos. „Ich habe null Zeit zum Kochen", sagt sie, „und ich sehe aus, als hätte mich ein Bus überfahren." Ich empfahl Noor, ihre Maßstäbe als Gastgeberin herunterzuschrauben, um wieder Gemeinschaft erleben zu können. Wenn wir darauf beharren, jedes Mal, wenn Menschen vorbeikommen, alles aufzuräumen und ein mehrgängiges Menü zu kochen, sehen wir unsere Freunde höchstens zwei Mal im Jahr. Für das Nervensystem, das sich ruhig und sicher fühlen will, brauchen wir jedoch ganz regelmäßig ein Bad in der Gemeinschaft. Es ist wunderbar, mit viel Liebe, Zeit und Aufwand für andere zu kochen, wenn man die Zeit und die Lust dazu hat. Aber die hat Noor nicht, und so standen ihre Erwartungen an sich selbst ihren Bedürfnissen im Weg. Deshalb schlug ich ihr vor, ihre Maßstäbe zu senken und ihren Freundinnen einfach zu sagen: „Bei mir sieht es unmöglich aus, und wir müssen Essen bestellen, aber kommt einfach trotzdem." Auf diese Weise konnte sie wieder ein paar Mal im Monat ihre Freundinnen sehen. Sie lief in Jogginghose herum, und alle saßen zwischen Bergen von Legosteinen im Wohnzimmer, aßen Tacos und lachten Tränen. Seitdem ist Noors Angst erheblich zurückgegangen, denn ihr Grundbedürfnis nach Verbundenheit wird regelmäßig gestillt.

Die Kindheit als Blaupause für Gemeinschaft

Belastende Kindheitserlebnisse haben eine dauerhafte Wirkung darauf, wie wir als Erwachsene mit Beziehungen umgehen. Emotional unreifes Verhalten oder schlechte Kommunikation der Eltern oder frühkindliche Traumata können später Auswirkungen auf unsere Beziehungsqualität haben. Solche Muster zeigen sich meiner Erfahrung nach häufig bei Patienten, die als Kinder ungesunde Beziehungsdynamiken erlebt haben. Später hängen sie selbst in unguten Beziehungen fest oder finden Beziehungen mit gesunden Grenzen abschreckend. Dass sie dieselben schmerzhaften Muster wiederholen, frustriert sie manchmal so sehr, dass sie gar nicht mehr mit anderen in Verbindung treten wollen. Wenn Ihnen das bekannt vorkommt, möchten Sie vielleicht mit Ihrem „inneren Kind“ in Kontakt treten. Therapeutisch ausgedrückt können wir eine Zeitreise in die Vergangenheit unternehmen und unserem jüngeren Selbst das geben, was es gebraucht hätte, um als Erwachsener bessere Startbedingungen für zufriedenstellende Sozialkontakte zu haben.

Unsere Eltern können wir uns nicht aussuchen, aber wir *können* uns neu „beeltern“. Wer an den Langzeitfolgen von schädlichem und vernachlässigendem elterlichem Verhalten leidet, sollte wohlwollender darauf blicken, wie wir uns als Kinder durchgeschlagen haben. Wir haben getan, was wir konnten. Manch einer hat mit kindlichem Verstand und ohne zu begreifen, was überhaupt los war, ums Überleben gekämpft. Verhaltensweisen, die damals verständlich und adaptiv waren – zum Beispiel, die Bedürfnisse anderer höher zu werten als die eigenen, um sich Liebe zu „verdienen“, oder sich selbst nicht von anderen abhängig zu machen, um nicht verletzt zu werden –, können inzwischen untauglich sein. Zum Glück ist es möglich, unserem jüngeren Selbst aus heutiger Erwachsenensicht mitzuteilen, was wir damals hätten hören müssen: Dass wir liebenswert sind und dass wir eine schlechte Behandlung nicht verdient hatten.

Einer meiner Patienten ist Hector (46), der als Kind von seinem großen Bruder körperlich misshandelt wurde. Was er berichtet, ging über normale Rangeleien und Auseinandersetzungen zwischen Brüdern hinaus, und er fühlte sich oft ernsthaft in Gefahr. Obwohl er sich immer wieder bei seinen Eltern beschwerte, dass sein Bruder ihm wehgetan hatte, wurden seine Klagen abgewertet, und es hieß: „Du hast ihn bestimmt provoziert.“ Sie waren mit den Verhaltensproblemen des großen Sohnes offenkundig überfordert. Irgendwann wurde bei Hectors Bruder eine sogenannte Störung des Sozialverhaltens diagnostiziert, aber bis zu diesem Zeitpunkt hatte Hector schon viel Gewalt und Schuldzuweisungen hinnehmen müssen. In der Therapie mit mir, aber auch dank der Unterstützung einer wunderbaren, langjährigen Beziehung konnte Hector erfolgreich auf sein Kindheits-Ich zugehen, sich von Schuldzuweisungen und Schuldgefühlen befreien und erkennen, dass seine damalige Furcht berechtigt war. Jetzt lernt er anzunehmen, dass er ein guter Mensch ist, der ein glückliches Leben verdient hat.

Und dennoch kann diese frühe Blaupause Hector bis heute verunsichern. Meistens zeigt sich dies in Form von Ängsten um seine Gesundheit. Wenn Hector das Gefühl hat, mit seinem Körper stimme etwas nicht, klappert er seine Ärzte ab, denn er braucht die Bestätigung, dass alles in Ordnung ist. Wenn er mir solche Erfahrungen schildert, höre ich das ferne emotionale Echo aus seiner Kindheit, das fleht: *Ich brauche Schutz. Kannst du mir helfen?* Weil diese Bitte in seiner Kindheit von den Eltern abgewehrt wurde, die nicht sehen wollten, dass Hector ernsthaft in Gefahr war, hatte er gelernt, den Erwachsenen nicht zu vertrauen. Ärzte stehen heute stellvertretend für die nicht vertrauenswürdigen Erwachsenen aus Hectors Kindheit, und er hat Mühe, ihre beruhigenden Worte zu akzeptieren.

Zum Glück gibt es inzwischen einen therapeutischen Rahmen, der Hector dabei hilft, diese traumabedingten Verhaltensmuster zu verändern. Erinnern Sie sich an das Beispiel mit dem Wolf und dem Kaninchen beim Thema Stressreaktionszyklus in Kapitel 11? Dieser

Zyklus hat auch eine erhebliche Bedeutung für die Traumabehandlung. In einer traumatischen Situation durchläuft der Körper eine signifikante Kampf-oder-Flucht-oder-Erstarren-Reaktion.[8] Läuft der Reaktionszyklus immer weiter, kann das Adrenalin weiterhin den Körper überfluten und uns mit einer intensiven Energie erfüllen, die abgebaut werden muss, aber auch in chronisches Hyperarousal (übermäßige Wachsamkeit) versetzen, so lange das Trauma im Körper verankert bleibt. Es ist, als wäre das nicht verarbeitete Trauma ein Schlüssel, der den Kampf-oder-Flucht-Modus ständig neu zündet und den Motor im Leerlauf hält. In diesem Zustand der Hypervigilanz bleibt das Unbewusste beständig auf der Hut und sucht nach Gefahren. Die von Furcht getönte Linse des Traumas filtert jeden Gedanken und jedes Gefühl. Interaktionen und Empfindungen werden als bedrohlicher wahrgenommen, als sie es tatsächlich sind – zum Beispiel, wenn Hector um seine Gesundheit fürchtet und den Befunden nicht trauen kann. Das ähnelt einer Echte-Angst-Version des Stressreaktionszyklus und ist deshalb tiefer verwurzelt und schwerer zu unterbrechen.

Ein Trauma ist im Körper gespeichert, im Bindegewebe sowie in den Nerven und Fasern des Nervensystems. Deshalb ist eine Gesprächstherapie hier von begrenztem Nutzen. Ein Trauma verbal immer wieder aufzuwühlen, birgt selbst in einer einfühlsamen Therapie das Potenzial zur Retraumatisierung. Zur Behandlung alter Traumata und schließlich der Auflösung des anhaltenden Stressreaktionszyklus eignen sich traumaspezifische Therapiemethoden am besten. Hierzu zählt die Desensibilisierung durch schnelle Augenbewegungen (EMDR, *Eye Movement Desensitization and Reprocessing*), bei der die Patienten die Augen schließen und rhythmisch bewegen, während sie in der Therapie ihre traumatischen Erlebnisse durchsprechen (die dabei beteiligten Mechanismen sind noch nicht abschließend geklärt, doch klinische Studien der letzten Jahrzehnte belegen den Erfolg).[9,10] Außerdem gibt es das *Dynamic Neural Retraining System* (DNRS), das auf eine Umprogrammierung des limbischen Systems abzielt, sowie *Somatic Experiencing* (SE), das Traumata über Übungen für Körper und Wahrnehmung aufzulösen versucht.

Solche Therapien berücksichtigen, dass der Körper die im Trauma feststeckende Energie des Stressreaktionszyklus in Bewegung bringen und auf der Ebene des limbischen Systems Zugang zu dem Trauma finden muss. Darum sind sie für die Traumatherapie besser geeignet als eine klassische Gesprächstherapie. Traumazentrierte Therapien können besonders hilfreich sein, um dem Gehirn die Wahrnehmung zu gestatten: *So war es damals, so ist es heute, und du bist in Sicherheit.*

Bindung und Beziehungen

Die Kindheit beeinflusst unsere Beziehungen als Erwachsene aber auch, indem sie unseren Bindungsstil prägt. Die Bindungstheorie, die auf den Arbeiten der Entwicklungspsychologin Mary Ainsworth (1913-1999) beruht, postuliert, dass die Reaktionen der Hauptbezugsperson in der frühen Kindheit bestimmte Bindungsmuster erzeugen – sicher, unsicher-vermeidend, unsicher-ambivalent oder desorganisiert –, was wiederum Einfluss auf unsere späteren Beziehungen hat. Wenn Kinder mit feinfühligen, prompt reagierenden Bezugspersonen aufwachsen, können sie einen sicheren Bindungsstil entwickeln, das heißt, sie können eine wichtige Beziehung als sicheren, verlässlichen Hafen erleben. In meiner Praxis begegne ich oft Menschen, deren Bezugspersonen sich nicht ausreichend auf ihre frühkindlichen Emotionen und Bedürfnisse einstimmen konnten. Manchmal liegt das daran, dass ein Elternteil oder eine Bezugsperson psychisch krank oder süchtig war. Häufig hatten die Bezugspersonen eigene unverarbeitete Traumata, und mitunter spielt das Leben einer Familie einfach übel mit, und die Eltern sind derart mit der Bewältigung anderer Stressfaktoren beschäftigt, dass sie nicht mehr in der Lage sind, sich auf die emotionalen Bedürfnisse ihrer Kinder einzustellen. All dies kann einen ängstlichen (unsicher-ambivalenten) Bindungsstil hervorbringen. Im Erwachsenenalter können solche Menschen nur schwer vertrauen und haben Angst, im Stich gelassen zu werden.

Mitunter wird die unsicher-ambivalente Bindung im Erwachsenenalter auch zur selbsterfüllenden Prophezeiung. Die Betroffenen sehen Beleidigungen und Verletzungen, die es gar nicht gibt, und stoßen andere damit letztlich von sich weg. Ein Beispiel hierfür ist meine Patientin Zahara, deren Mutter psychisch krank war und aufgrund ihrer Depression nicht angemessen auf Zaharas Signale reagieren konnte. Als Zahara drei Jahre alt war, musste ihre Mutter für einen Monat in eine Klinik. Die magisch-kindliche Denkweise dieses Alters weckte in Zahara die Überzeugung, sie hätte ihre Mutter irgendwie weggejagt. Die erwachsene Zahara ist nun davon überzeugt, dass ihre Emotionen andere überfordern. Um nicht verlassen zu werden, sucht sie Wege, andere dazu zu verpflichten, Zeit mit ihr zu verbringen – indem sie Schuldgefühle oder Mitleid in ihnen erweckt. Obwohl manche Menschen sich nun widerstrebend blicken lassen, erzeugt ihr Verhalten auch Trotz und hält die Leute langfristig eher fern. Dadurch entsteht genau die Verlassenheit, vor der sich Zahara fürchtet, was ihre ursprüngliche Unsicherheit bestärkt.

Falls Ihnen das bekannt vorkommt, liegt die Lösung in dem Eingeständnis, dass Ihre frühkindlichen Beziehungen beeinflussen, wie Sie als Erwachsene in Beziehungen mit anderen gehen. Vielleicht wählen Sie unzuverlässige Partner, weil Sie sich unbewusst von dem angezogen fühlen, was sich vertraut anfühlt. Gleichzeitig haben Sie vielleicht einen Partner mit sicherem Bindungsstil übersehen, weil hier „die Chemie“ nicht zu stimmen schien. Wenn künftig jemand als gut bindungsfähiger, zuverlässiger Partner erscheint, können Sie vorsichtig abtasten, ob Sie dieser Person trauen können, auch wenn das verwundbar machen kann. Letztendlich wird daraus ein beständigeres Gefühl von Sicherheit und Ruhe in Ihren Beziehungen und in Ihrem Leben erwachsen. Und wenn Sie manipulierende Verhaltensweisen bemerken, die Sie unbewusst einsetzen, um nicht verlassen zu werden, können Sie sich bemühen, Ihr Kontrollbedürfnis abzulegen und anderen mehr Freiheit zuzugestehen. Vielleicht befürchten Sie, dass andere dann gehen könnten – die Wahrheit ist, dass man ihnen auf diese Weise das Bleiben erleichtert. Während Sie sich neue Möglichkeiten erarbeiten, in Beziehungen in Erscheinung zu treten, sollten Sie sich immer wieder daran erinnern, dass die Wunden, die Sie mit sich herumtragen, unverdient sind. Und dass Sie es schon immer wert waren, geliebt zu werden, und dies auch immer sein werden.

Vom Ursprung abgeschnitten

Während der Corona-Pandemie hielt der Begriff des „Social Distancing" – im Sinne von Abstand halten und den Kreis der Kontaktpersonen verkleinern – Einzug in den allgemeinen Wortschatz. Doch unsere Isolation begann schon früher, nämlich seit Walkman, Internet und Smartphone allgegenwärtig wurden. Und wir gestalten unser Leben immer isolierter, nicht nur dank neuer Technologien, die uns in digitale Gemeinschaften locken und damit lebendigen, realen Gemeinschaften entziehen, sondern auch durch eine breitere Lösung von unserem spirituellen Wesen, das ich hier als „Ursprung" bezeichnen möchte. Mit dem Begriff „Ursprung" meine ich das, was uns zum Staunen bringt, sei es die Natur oder kreatives Schaffen. Diese wachsende Entfremdung hat psychisch einen Preis, weil sie mit steigender Angst einhergeht. Damit wir wieder zueinander finden, kommt es entscheidend darauf an, dass wir einen Weg finden, wieder einen Sinn für das Mystische zu entwickeln, für das Staunen, und uns als Teil von etwas Allumfassendem, Größerem, empfinden.

Das göttliche Spiel

Durch schöpferisches Tun finden wir einen Teil von uns selbst wieder, der bei Erwachsenen oft verloren gegangen ist. Wenn wir endlich einen sicheren Job haben, die Miete oder die Raten für Wohnung oder Haus bezahlen können und eine Familie gründen, rutscht Kreativität auf der Liste der Prioritäten ganz nach unten, sie wird zum Luxus, den wir uns scheinbar nicht mehr leisten können. Aber mit kreativem Schaffen befriedigen wir (um mit Marshall Rosenberg zu sprechen) das fundamental menschliche Bedürfnis, das Leben zu bereichern.[11] Und wenn wir das, was in uns *lebendig* ist, nicht nehmen und manifestieren, entsteht dadurch die echte Angst des unausgedrückten kreativen Impulses.

Kreativität geht über Malen oder Tanz hinaus. Sie umfasst jede Aktivität, bei der sich das Selbst auf ganz persönliche, unvorhersehbare Weise ausdrücken kann. Damit ist sie ein Akt, der um seiner selbst willen betrieben werden sollte, denn sie erschließt uns ein grundsätzliches Gefühl für Freiheit, Authentizität und Lebendigkeit. In Bildungseinrichtungen und in der Alltagskultur werden Kreativität und Spiel immer weniger Wert beigemessen. Gleichzeitig konzentrieren wir uns zunehmend auf Prüfungen und die Vorbereitung auf Abitur oder Studium. Aber die Forschung belegt regelmäßig, dass kreativer Ausdruck ein Leben lang für unser Wohlbefinden unerlässlich ist. Kinder brauchen das freie Spiel, um den komplexen Entwicklungsprozess der neuronalen Vernetzung abzuschließen.[12] Studien zufolge entwickeln Kinder, die zu wenig spielen können, vermehrt Ängste und Depressionen.[13,14] Wir brauchen Kreativität und Spiel unser Leben lang, um unverstellt zu sein, ein Gefühl von endlos viel Zeit zu spüren und uns darin zu verlieren.

Doch auch unser Bezug zum Genuss will genährt sein, ob durch Orgasmen, durch einen Opernabend oder durch Schokolade. Sexuelle Lust zuzulassen, ist eine Möglichkeit, unsere lebensspendende Energie anzuzapfen. Physiologisch gesehen ist sexuelle Lust ein Gegengift gegen die Angst. Beim Orgasmus schüttet der Körper das Bindungshormon Oxytocin und andere Wohlfühlhormone wie Dopamin aus.[15,16] Diese Hormone heben die Stimmung und wirken angstlösend. Und das Wichtigste daran: Genau diese Hormone können Gefühle der Verbundenheit fördern.

Natur

Wildnis ist eine Notwendigkeit.

John Muir

Wir haben uns nicht in Großraumbüros oder Fabriken entwickelt, in riesigen Autos oder U-Bahnen oder verspiegelten Fitnessstudios.

Unsere Evolution ist in der Natur abgelaufen, mit all den Anblicken, Geräuschen und Gerüchen, die damit verbunden sind. Das Bedürfnis nach einer natürlichen Umgebung ist in uns angelegt, und ohne Kontakt zur Natur fühlen wir uns abgeschnitten, nicht „zu Hause“ und von Grund auf unwohl.

In Japan hat das „Waldbaden“ Tradition, das als Gegengift bei Stress und diversen psychischen und gesundheitlichen Problemen betrachtet wird. Inzwischen gibt es Belege dafür, dass dieses Eintauchen in die Natur den Kortisolspiegel senkt und Stimmung und Angstzustände verbessert.[17,18] Die Neurowissenschaft hat herausgefunden, dass Spaziergänge in der Natur das Grübeln reduzieren und die Aktivität im präfrontalen Cortex beeinflussen[19], einem Teil des Gehirns, der bei Angststörungen eine wichtige Rolle spielt.[20] Es gibt sogar kleinere Studien, die sogenanntes *Earthing*, also „Erdung“ (z. B. durch Barfußlaufen auf natürlichem Untergrund) als heilsam einstufen, weil dabei ein wohltuender Elektronenaustausch zwischen Körper und Erde stattfindet.[21] Ob Wandern, Klettern oder Surfen, oder einfach unter der Kathedrale der Bäume zur Ruhe zu kommen, all das vermittelt dem Gehirn das vertraute Signal, dass alles in Ordnung ist. Dass Sie „zu Hause“ sind.

In Kapitel 5 hatte ich schon erwähnt, dass Zeit in der Natur auch die beste Methode ist, um den zirkadianen Rhythmus zu stabilisieren. Wenn jemand wie mein Patient Travis nachts vor Angst nicht zur Ruhe kommt (oder Schlafstörungen die Angst schüren), ist die Rückkehr zu den Hinweisreizen der Umgebung, aus der wir stammen, eine der besten Methoden, um wieder besser schlafen zu können.

Ins kalte Wasser springen

Ich plädiere stets dafür, das Leben möglichst weit den „Bedingungen der Evolution“ anzunähern. Ich versuche, Nahrung zu essen, die mein Körper erkennt, verzichte nach Sonnenuntergang so weit wie möglich auf Licht aus dem blauen Spektrum und schlafe in einem kühlen Raum. Meine klare Grenze ist die heiße Dusche. Ich bin nicht bereit, auf diesen unnatürlichen

Luxus der Moderne zu verzichten. Dennoch dürfte der Sprung ins kalte Wasser in der Evolution eine große Rolle gespielt haben. Untersuchungen zufolge lässt er Entzündungen zurückgehen[22] und stimuliert die Aktivität des Parasympathikus[23], was wiederum einen Stressreaktionszyklus beenden oder das autonome Nervensystem auf eine neue, ruhigere Basis herunterregulieren kann. Zudem stelle ich fest, dass eine Meditation im Eisbad sich anfühlen kann wie drei Jahre Yoga in drei Minuten – ganz ähnlich wie Psychedelika sieben Jahre Therapie in nur einer Nacht vermitteln können. Spontan reagiert der Körper auf kaltes Wasser mit Anspannung, Widerstand und Stress. Wenn man jedoch weiteratmet, Ruhe bewahrt und sich diesen überwältigenden Empfindungen überlässt, entwickelt sich mit der Zeit ein Muskelgedächtnis, welches Gleichmut bewahrt, wenn Körper und Geist in die Panikspirale übergehen wollen.

Wenn Sie also in der Therapie eine Plateauphase erreichen, könnten Sie zu unseren Wurzeln zurückkehren und prüfen, wie sich so ein Eintauchen umsetzen ließe. Manche Menschen verspüren neue Energie, Entspannung und weniger Angst, wenn sie täglich kalt duschen oder gar ins Eiswasser tauchen. Die Wim-Hof-Methode[24] erweitert diese Kaltwasserkontakte gezielt durch meditative Atemtechniken, um solche Erfahrungen nicht nur erträglich zu gestalten, sondern vielleicht sogar als transformierend zu erleben.

„Deine Fragen leben"

Für manche Menschen gehört die Vorstellung von Gott zu ihrem Konzept des Ursprungs. Vielleicht hatten auch Sie irgendwann eine tief empfundene Begegnung mit dem Göttlichen, die Sie nicht mehr leugnen können. Vielleicht sind Sie auch aufgrund wissenschaftlicher Untersuchungen fest davon überzeugt, dass die Existenz eines Gottes eine absurde Vorstellung ist. Viele Leute leben irgendwo zwischen diesen Polen und wissen nicht genau, welche Richtung die richtige ist. „Es ist interessant, wenn man entdeckt, wie viele [der großen Wissenschaftler, die ich kenne] tiefgläubig sind, obwohl es immer heißt, dass Religion und Wissenschaft irgendwie unvereinbar wären", sagte Präsident Barack Obama einst in einem Interview, „aber sie sehen da keinen Widerspruch."[25]

Ich wuchs in den 1980er- und 1990er-Jahren in den Vorstädten von New York City auf. Der allgemeine Konsens zum Glauben an Gott ließ sich damals folgendermaßen zusammenfassen: Der Glaube war etwas, wovon auf dem Country-Sender die Rede war (bevor man schnell weiterdrehte), und man sah stumm darauf herab. Die Religion in meinem Umfeld war im Grunde Wissenschaftsgläubigkeit. Daran glaubten wir, und gehuldigt wurde der wissenschaftlichen Fragestellung. Skepsis war eine Tugend.

Ich plädiere sehr für kritisches Denken, aber gleichzeitig frage ich mich, ob der intellektuelle Dünkel einer Überlegenheit der Wissenschaft die wahren Vorzüge des Glaubens übersieht. Spirituelle Praktiken und Zusammenkünfte im Namen der Religion vermitteln Menschen Gemeinschaft und das Gefühl, dass ihr Leben einen Sinn hat. Vielen Menschen bietet die Religion einen Rahmen, um spirituellen Fragen nachzugehen. Bei dem Versuch, die Zwänge und mitunter auch fehlgeleiteten Glaubenssätze der organisierten Religion abzuschütteln, ging vielfach auch das wöchentliche Ritual der Gemeinschaft verloren, bei dem man die großen Fragen des Lebens stellt. Natürlich ist Spiritualität nicht die einzige Möglichkeit, unser Leben mit Gemeinschaft, Mitgefühl und Sinnsuche zu bereichern. Aber sie spielt eine nicht zu unterschätzende Rolle für uns Menschen.

Ich liebe die Wissenschaft noch immer. Im Kern geht es ihr um die Suche nach Wahrheit und um das Verständnis von Zusammenhängen. Einige eigentlich positive Eigenschaften der Wissenschaftsgläubigkeit können uns jedoch Angst machen, denn von dieser Warte aus scheint alles, was uns am Herzen liegt, nur von Zufall oder Glück abzuhängen. Zudem verlangt eine wissenschaftliche Grundhaltung, allem mit Skepsis zu begegnen. Wenn wir also merken, dass wir gerade ehrfürchtig die Mysterien des Universums bestaunen, sollen wir sofort wieder nüchtern denken und eine wissenschaftliche Erklärung dafür anführen.

Um unser Streben nach Wahrheit und Erkenntnis mit der unterschwelligen Angst zu versöhnen, die damit einhergeht, brauchen wir eine „sowohl-als-auch“-Einstellung. Wir dürfen mit einem Fuß auf dem Boden bleiben, fest in der Wissenschaft verwurzelt, und mit dem anderen im Unbegreiflichen schweben. Womöglich ist das Universum beides – wissenschaftlich erklärbar *und* ein wenig magisch. Auf eine Weise, die unser rationales Begreifen übersteigt, sind vielleicht beide Vorstellungen von der Welt gleichzeitig wahr.

Letzten Endes werden wir nie erfahren, wer Recht hatte und wer nicht, bis wir irgendwann sterben und dorthin gelangen, wo wir die Antworten erhalten. Oder es gibt keinen solchen Ort, und das war dann die Antwort. Doch ehe nicht das eine oder das andere geschieht, können wir es nicht wirklich wissen. Bis dahin habe ich mich – wie Obamas Freunde – trotz meines festen Glaubens an wissenschaftliche Präzision entschieden, die Vorstellung eines göttlichen Mysteriums zu akzeptieren.

Wenn Sie sich isoliert, allein, verloren und nicht geerdet fühlen, sollten Sie sich fragen: Gibt es einen Ort, an dem ich mich mit etwas Unbegreiflichem, unendlich Großen verbunden fühle, weiter als das Auge sehen kann? Vielleicht finden Sie diesen Punkt, wenn Sie den Blick zu den Sternen wenden oder tief im Gebet versinken, beim Singen im Chor oder auch im Physikunterricht. Wenn etwas diesen Funken in Ihnen entzündet – tun Sie es. Und bleiben Sie in diesen Momenten bescheiden, in dem Wissen, dass es guttun kann, diesen Mysterien allein oder in Gesellschaft anderer nachzugehen. Wir können „die Fragen leben“, wie es der Dichter Rainer Maria Rilke (1875-1926) ausdrückte. Als mächtiges Antidot gegen die Angst. Falls Sie sich vor Jahrzehnten von Ihrer Religion abgewendet haben, um sich trotzig von alten Konditionierungen zu lösen, jetzt aber dort eine Leere empfinden, wo einst der Glaube verankert war, können Sie vielleicht eine neue Verbindung zur Spiritualität und ein Gemeinschaftsgefühl aufbauen, die sich heute gut und stimmig anfühlen.

KAPITEL 15

Festhalten und loslassen

„Vertraue auf Allah, aber binde dein Kamel an."

Altes arabisches Sprichwort nach der Interpretation des Gelehrten at-Tirmidhi. Es beschreibt den Rat, den der Prophet Mohammed einem gläubigen Beduinen gab, der unsicher war, ob er sein Kamel anbinden sollte.

Die echte Angst ist ein Verbündeter, unser Nordstern, der uns zuverlässig leitet. Aber sobald man ihre Botschaft in die Tat umsetzt, kann man nicht einfach die Füße hochlegen und dem Kosmos die Führung überlassen. Ganz im Gegenteil: Während wir den Botschaften unserer tiefsten Instinkte Folge leisten, müssen wir weiterhin aufmerksam auf den nächsten Hinweis achten. Echte Angst lässt sich mit einer Art unsichtbarem Elektrozaun vergleichen, der uns mit einem leichten Schlag auf Kurs bringt, sobald wir vom geplanten Weg abweichen. Und wenn wir wieder weiterziehen, verwandelt sie sich in ein Gefühl der Zielstrebigkeit.

Alles, was wir uns ernsthaft erhoffen sollten, ist, unserem Weg zu folgen. Das bedeutet, uns selbst zu verwirklichen, das zu tun, was uns zum Strahlen bringt und den Beitrag zu leisten, für den wir perfekt geeignet sind. Wenn wir uns mit unserer echten Angst anfreunden und uns von ihr führen lassen, kann sie uns und der Welt dienen. Für manche Menschen ist das gewaltig, andere finden es weniger beeindruckend, aber es ist nie „klein" – solange wir authentisch wir selbst sind und uns auf unsere einzigartige Weise einbringen, ist es unglaublich bedeutsam. Wir agieren voller Klarheit und ziehen jene mit, die uns umgeben. Wir fühlen uns geleitet, haben ein Ziel vor Augen, sind wach und erfüllt.

Loslassen

Mein Patient Vincent (42) erzählte mir irgendwann, wie Loslassen ihm half, seine Angst zu überwinden. „Eigentlich ging es immer nur um Sicherheit, aus Angst davor, verlassen zu werden", sagte er im Hinblick auf seinen hochkarätigen Job im Rechtswesen und seine vielen größeren und kleineren Käufe, von Immobilien bis hin zu modischer Kleidung. Vincent hatte so viel Energie in die materielle Absicherung seines Lebens gesteckt – in das illusorische Gefühl von Schutz –, dass es sich geradezu desorientierend anfühlte, nicht mehr so hart zu arbeiten und im Vertrauen auf eine grundsätzliche Sicherheit zur Ruhe zu kommen.

Den Wunsch nach Kontrolle loszulassen oder sich dem Spiel größerer Kräfte zu überlassen – was auch immer Sie darunter verstehen –, ist nicht leicht. Es ist kontraintuitiv, und anfangs fühlen wir uns wie im freien Fall. Die Lektion, die die Autorin Sarah Wilson von der ordinierten tibetischen Nonne Pema Chodron in *First, We Make the Beast Beautiful* zitiert, lautet: Angst heißt „sich dem Unbekannten widersetzen".[1]

Wir neigen dazu, uns mit aller Kraft durchs Leben zu kämpfen, und wir suchen bei uns und anderen die Schuld, wenn wir nicht bekommen, was wir wollen. Wir sind ängstlich und erschöpft, weil wir gegen die Realität kämpfen und glauben, die Dinge müssten auf eine bestimmte Weise laufen. Anstatt uns zu zeigen, wann wir mehr Kontrolle brauchen, macht uns die Angst in Wirklichkeit darauf aufmerksam, wann wir loslassen müssen, wann wir tief durchatmen und geduldig und mutig hinsehen müssen, wohin unser spezieller Weg uns führt.

Eine alte taoistische Parabel illustriert, wie gerne wir voreilig beurteilen, ob das, was uns im Leben widerfährt, gut oder schlecht ist. In dieser Geschichte hat ein Reisbauer ein altes, krankes Pferd. Das ist schlecht, nicht wahr? Aber dann beschließt der Bauer, das Pferd freizulassen, damit es seine letzten Tage frei auf den Bergwiesen verbringen kann. Alle Nachbarn stimmen überein, dass das furchtbare Neuigkeiten sind – die Familie hat schließlich ihr Pferd verloren –, doch der Bauer ist weniger sicher. Er sagt: „Wir werden sehen." Ein paar Wochen später kehrt das Pferd voller neuer Energie nach Hause zurück und bringt ein Wildpferd mit, das dem alten Pferd gefolgt ist. Die Nachbarn wollen dem Bauern gratulieren, weil er plötzlich zwei Pferde hat statt keinem mehr. So ein Glück! Aber der Bauer wiegt den Kopf hin und her. „Wir werden sehen", sagt er wieder. Als der einzige Sohn des Bauern das neue Pferd reiten will, wird er abgeworfen und bricht sich ein Bein. Sagt der Bauer jetzt: „So ein Unglück"? Nein, er schient dem Sohn das Bein, und während die Verletzung noch heilt, ruft der Kaiser einen Krieg aus. Alle gesunden Männer aus dem Dorf werden eingezogen, und alle kommen in diesem Krieg ums Leben. Nur der Sohn des Bauern bleibt verschont, weil er sich das Bein gebrochen hatte.

Die Lektion ist nicht so allumfassend oder abgedroschen wie der Spruch „Nichts geschieht ohne Grund." Es geschehen furchtbare Dinge, sinnlose Gewalt, tragische Unfälle, abscheuliches Unrecht, Buschbrände und Pandemien. Und die meisten Tragödien dieser Welt betreffen unverhältnismäßig stark Bevölkerungsgruppen, die schon vorher vulnerabel und marginalisiert waren. Doch obwohl wir uns entschlossen dafür einsetzen sollten, die Dinge geradezurücken, sollten wir zugleich für die unerwarteten Kehrtwenden und Umwege offenbleiben und jeden Moment Frieden zu schätzen wissen, den wir entdecken – auch wenn das mitunter bedeutet, den Schmerz tapfer auszusitzen und geduldig abzuwarten, was daraus erwachsen mag. Wir können niemals völlig ermessen, was das, was gerade geschieht, am Ende bedeutet. Je besser wir uns daher damit anfreunden (oder es zumindest in Erwägung ziehen), loszulassen und darauf zu vertrauen, dass etwas Größeres daraus wird, desto weniger Angst werden wir haben. Wenn ich in Versuchung gerate, mich gegen die Realität zu sträuben, erinnere ich mich bewusst daran, mich dem zu ergeben, was ich nicht kontrollieren kann. Natürlich fällt das bei einem schlimmen Verlust zugegebenermaßen schwerer.

Über die Trauer

Im Juli 2015, als ich mit meiner Tochter im siebten Monat schwanger war, starb plötzlich meine Mutter. All die Jahre hatte sie geduldig auf Enkelkinder gewartet, und diese Erfahrung hätte ich ihr gerne vergönnt. Ich wollte, dass sie meine Tochter kennenlernt. Ich wollte die liebevolle, erdende Präsenz meiner Mutter in meinem neuen Leben als Mutter. Das wünsche ich mir bis heute.

Der Verlust meiner Mutter war eine harte Prüfung für meine spirituelle Weltsicht. Zu einem Zeitpunkt, an dem ich verzweifelt an *irgendetwas* glauben wollte, egal was, zermalmte mich der Zweifel. Ich sehnte mich verzweifelt nach einem Zeichen dafür, dass meine Mutter als Seele weiterlebte und dass sie auf irgendeine Weise meine Tochter kennenlernen würde. Also machte ich mich auf die Suche nach einem Rabbi, einem Priester, einem Schamanen – irgendeinem Erwachsenen –, der mir versichern könnte, dass es im Universum eine größere Ordnung gebe und dass der Tod meiner Mutter nicht nur ein grausamer Schachzug des Schicksals sei.

Meine Mutter starb zu früh und ließ mich einsam und traurig zurück, voller Sehnsucht nach ihrer Hilfe beim Bemuttern meines Kindes, bei der Sorge um meinen trauernden Vater, ohne zu wissen, wie ich ihn trösten sollte. Schließlich erreichte ich in meiner Trauer einen Punkt, an dem ich erkannte, dass ich zwei Möglichkeiten hatte: Ich konnte glauben, dass der Tod sinnlos war. Oder ich konnte glauben, dass es vielleicht noch mehr gäbe und dass ich irgendwann herausfinden würde, was er für mich bedeutet. Angesichts meiner Zweifel entschied ich mich, meinen Verlust als Teil eines dicht gewobenen, allumfassenden Teppichs zu betrachten, und dieser Glaubenssatz fand Einzug in mein Verständnis für eine göttliche Ordnung. Bis heute sehe ich solche Ereignisse bewusst auf diese Weise. Mir ist klar, dass ich mich auch täuschen könnte, aber diese Ansicht ermöglicht es mir, in schwierigen Zeiten Trost und Sinn zu finden, anstatt mich abgrundtiefer Verzweiflung und Angst zu überlassen. Sie gestattet mir, mich meiner Mutter heute so nahe zu fühlen wie damals zu ihren Lebzeiten. Und erst, als ich mich der Tatsache ergab, was geschehen war, indem ich den Tod meiner Mutter radikal akzeptierte, konnte ich die Ruhe im Zentrum des Orkans finden – und finde bis heute die Liebe, die Kraft und die Ruhe in *mir*.

Wenn Sie also diesen einen Anruf erhalten und unerwartet das Schlimmstmögliche eintritt, dann versuchen Sie, beim Durchschwimmen der Wellen des Nichtwahrhabenwollens, der Angst und des Schmerzes eine Linie, eine Leitschnur zu finden. Und sobald sie sich zeigt – selbst, wenn es nur ein vages Aufschimmern ist –, lassen Sie die Möglichkeit zu, dass es jenseits dessen, was Sie erfassen können, eine Ordnung geben könnte. Die Wechselfälle des Lebens können tatsächlich sinnlos sein, aber wenn Sie in den diversen Ereignissen, besonders den Schicksalsschlägen, einen Sinn finden, kann dies dazu beitragen, sie mit mehr Resilienz und innerem Frieden zu bewältigen. Falls Sie für die Möglichkeit offenbleiben können, dass wir auf eine Weise weiterexistieren, die unmöglich zu begreifen ist und dass dieses Mysterium kein absurder Traum sein muss, fühlt sich der Verlust weniger endgültig an und die Trennung nicht von solcher Dauer.

Vor allem aber: Bleiben Sie in der Trauer oder in schwierigen Zeiten gegenwärtig. Bleiben Sie hellwach. Wenn es weh tut, lassen Sie den Schmerz zu. Lassen Sie seine volle Wucht zu, so furchtbar es auch sein mag. „Wenn die Trauer zu Besuch kommt, ist das wie ein Tsunami“, schrieb die Autorin Elizabeth Gilbert einst auf Facebook. „Ich bekomme noch eine kurze Warnung, die sagt: ‚Oh, mein Gott, das passiert GENAU JETZT‘, und dann falle ich auf die Knie und lass mich davon überrollen.“[2] Später erzählte sie Oprah Winfrey von dem Schmerz, als sie ihre Partnerin an den Krebs verlor: „Ich nehme es an, ich nehme alles an, ich nehme die ganze Sache an, weil ich nichts davon übergehen will. Ich will nicht den ganzen weiten Weg gekommen sein, um ein Menschenleben zu führen, und die Erfahrung versäumen. Darum will ich die ganze Reise durchstehen, was auch immer geschieht."[3] Wenn wir den emotionalen Schmerz wegschieben, verschwindet er nicht, sondern setzt sich lediglich im Körper fest, wo er sich in körperlichen Schmerz, Krankheit, Taubheitsgefühle und Wut verwandeln kann – Ausdrucksformen für einen unabgeschlossenen Trauerzyklus. Es ist besser, die geballte Kraft der Emotionen zu fühlen, wenn sie auftauchen. Sie können es aushalten. Sie *wollen* es fühlen. Auf diese Weise ehren Sie, was Sie verloren haben.

Heute ist meine Tochter sechs Jahre alt, und in gewisser Weise ist meine Mutter immer noch bei uns. Ich glaube, dass sie über bestimmte Songs zu mir spricht, dass sie mich im Traum besucht, und dass es mitunter Momente gibt, in denen mich ein Prickeln überläuft, das ich ihrer Gegenwart zuschreibe. Ich kann sie hören, und ich kann sie fühlen – mit dem, was der buddhistische Mönch Sayadaw U. Pandita einst bezeichnete als „ein Herz, das für alles bereit ist".[4] Weil ich mich entschieden habe, hinzuhören.

Der echte Weg

Wenn deine Seele dafür brennt, auf eine Weise zu dienen,
die dich zu Tode erschreckt, und wenn du glaubst, du seist nicht würdig,
nicht bereit, nicht dazu fähig, und wenn das Brennen keine Ruhe gibt:
Gratulation. Du hast deine Berufung gefunden.

Jaiya John, Freedom: Medicine Words for Your Brave Revolution

Mit meiner Patientin Valentina habe ich einige Jahre gearbeitet. Mit 42 hatte sie schon viel durchgemacht. Ihr Vater war gestorben, als sie noch sehr klein war, und ihre Kindheit war alles andere als idyllisch gewesen. Ihre Mutter, die emotional nicht dazu in der Lage war, die eigene Trauer zu verarbeiten oder Valentina bei ihrer Trauer zu helfen, entwickelte ein Alkoholproblem, während sie mit zwei Jobs versuchte, sich und die drei Kinder über Wasser zu halten.

Valentina selbst hat heute Probleme, gesunde Liebesbeziehungen aufzubauen, aber auch finanzielle Probleme. Einmal saßen wir einander gegenüber, und sie erzählte von ihrem katholischen Glauben und dass sie nicht davon überzeugt sei, dass ihr Vater im Himmel säße und zu ihr herunterschaue. „Wie auch?“, fragte sie. „Als er starb, war ich zwei. Er *kennt* mich nicht einmal.“ Das berührte mich sehr, weil meine eigene Tochter zu diesem Zeitpunkt zwei Jahre alt war und mir klar wurde, dass Valentina etwas verwechselt hatte. Sie hatte ihren Vater nie kennen gelernt (zumindest konnte sie sich nicht bewusst an ihn erinnern, weil sie bei seinem Tod noch zu klein gewesen war). Das ist die traurige Wahrheit. Aber *er* hatte *sie* fast sicher gekannt. Für mich und meinen Mann ist meine Tochter unser Ein und Alles, und schon im Kleinkindalter haben wir ihren Charakter, ihre Persönlichkeit und ihr Temperament deutlich wahrgenommen. Das erzählte ich Valentina, und mit diesem Perspektivwechsel war sie in der Lage, sich vorzustellen, dass ihr Vater wirklich irgendwo da draußen wäre, nach ihr schauen würde und sie gekannt hatte, und zwar lange bevor sie sich ihrer selbst bewusst wurde. Damit konnte Valentina ihren Weg finden, einen Weg, auf dem sie sich mit dem Universum verbunden sah, weil sie sich durch eine Liebe aus dem Jenseits geführt fühlte.

Wenn wir die Fähigkeit entwickeln, auf das Flüstern des Körpers zu horchen, erhalten wir einen inneren Kompass, der uns mitteilt, wann wir in die richtige Richtung gehen und wann wir uns verlaufen haben. Und das ist alles, was wir wissen müssen. Wir können niemals wissen, was die Zukunft bringt, und es liegt Weisheit darin, dies nicht wissen zu wollen. Aber solange wir davon überzeugt sind, dass wir da sind, wo wir sein sollten, können wir ein Stück weit loslassen. Und wenn wir wissen, dass wir uns selbst vertrauen dürfen – brauchen wir dann wirklich noch die volle Kontrolle? Die Gewissheit, dass wir auf dem Weg sind und in die richtige Richtung gehen, ist genug.

Nur mit täglicher Achtsamkeit und bewusstem Bemühen können wir sicher sein, dass unsere Gewohnheiten, unsere Arbeit und unsere Interaktionen mit anderen unserem höchsten Selbst entsprechen.

Die Vorstellung vom eigenen *Weg* umfasst für mich dieses Gefühl von Sinnsuche und Reise, Ziel und Unterwegssein, das sich zu einem Leben addiert, das mehr ist als die Summe seiner Teile. *Weg* betont auch die Idee, dass man nicht schon alles begreift. Es gibt keinen Druck, irgendwo anzukommen, nur die *Richtung* muss sich richtig anfühlen.

Wenn Sie zu den hochsensiblen Menschen zählen, den künstlerisch veranlagten, tastenden, nachdenklichen oder intuitiven Mitgliedern der Menschheit, dann wird dieser Weg mit einer gewissen Angst verbunden sein. Denn solange die Welt unvollkommen ist, gibt es auch Wahrheiten, die schmerzhaft sind, und das empfinden manche Menschen unmittelbarer als andere. Es ist ein harter Weg und zugleich ein wichtiger Ruf. Dennoch *können* Ehrlichkeit und der Mut, jede persönliche Herausforderung anzunehmen, diesen Weg erhellen. Die Arbeit beginnt damit, alles abzustreifen, was Sie davon abhält, körperlich im Gleichgewicht zu leben, und geht weiter, wenn Sie lernen, darauf zu vertrauen, dass Ihre echte Angst Sie in die richtige Richtung führt. Wenn wir von dieser Linie abweichen, wird die echte Angst da sein und uns sanft, aber beharrlich wieder auf Kurs bringen. Ihr Weg fühlt sich vielleicht nicht logisch an, doch das ist er. Er ist der höchste Ausdruck Ihres Selbst, und Ihre tiefste Angst beharrt darauf, dass Sie genau *diesen* Weg gehen.

Danksagung

Vielen Dank, Vimal, für deine Geduld, deine Unterstützung und deine unermessliche Hilfsbereitschaft. Am meisten aber danke ich dir für deine Wärme, dein Herz, deinen Humor und deine Liebe. Du bist mein Ein und Alles.

Danke, J., dass du mein Grund bist, schnell zu arbeiten, und Tag für Tag ein Wunder. Frei nach Brené Brown: „Ich werde dich nicht perfekt erziehen, perfekt lieben oder dir etwas perfekt beibringen. Ich werde zulassen, dass du mich siehst, und es wird für mich immer ein kostbares Geschenk sein, dich sehen zu dürfen. Dich wirklich zu sehen."

Danke, Mom. Für alles. Ich vermisse dich. Ich hoffe, dieses Buch macht dich stolz.

Ich danke Ihnen, meine lieben Patientinnen und Patienten. Sie sind meine besten Lehrmeister, und ich betrachte es als Privileg, diesen Weg mit Ihnen zu beschreiten. Und ich danke Ihnen dafür, dass ich Ihre Geschichten verwenden darf, damit die Leserinnen und Leser dieses Buches ihren eigenen Weg finden können und sich dabei weniger allein fühlen.

Danke, Nell Casey, für die immense Sorgfalt und Erfahrung, die Sie in jede Seite dieses Werks gesteckt haben. Zwei Nells als Töchter von zwei Janes empfand ich als die exakt richtige Menge an Synchronizität. Ich wusste, dass wir zwei genau da waren, wo wir sein mussten.

Danke, Julie Will, dass Sie das Potenzial in diesem Buch gesehen haben. Ich danke Ihnen für Ihre Hinweise und Ihren Instinkt und für die große Sorgfalt, die Sie in einer so hektischen, harten Lebensphase für dieses Projekt aufgebracht haben.

Danke, John Maas und Celeste Fine. Ich hatte während des gesamten Entstehungsprozesses das Gefühl, in sorgsamen, erfahrenen Händen zu sein. Und mit Ihnen hat mir das Freude gemacht.

Ein Dank geht an Emma Kupor, die mir auf jedem Schritt dieses Prozesses eine enorme Hilfe war. Ich bin sehr dankbar für alles, was Sie tun.

Ich danke Mia Vitale, Sarah Passick und dem ganzen Team bei Park & Fine Literary, dass sie sich die ganze Zeit so gut um mich gekümmert haben.

Danke, Anne Gerson. Als mir die Welt wie ein tiefer Abgrund erschien, tratest du in Erscheinung und hast sie mit all der Wärme, dem Wissen und den Traditionen unserer Mutter erfüllt. Gott sei Dank warst du da, meine großartige Schwester.

Danke, Dad, dass du mir Vater und Mutter zugleich warst, obwohl wir alle am Rotieren waren. Danke für deine Unterstützung, für die Stabilität, die du vermittelst, und dass du mir vorlebst, wie stabile, präsente Elternschaft funktioniert. Ich bin dir so dankbar. Ich liebe dich.

Nayana Vora danke ich, dass du eingesprungen bist und mich bemuttert hast und J. in deine honigsüßen Arme schließt. Du bist Liebe pur.

Danke, Ashok Vora, Manish Vora, Ankur Vora und Nisha Vora, dass ihr mein Leben mit Lachen, Freude, Kartenspielen, Tischtennis und Liebe bereichert. Ich bin so dankbar, dass ihr zu meiner Familie gehört.

Danke, Adam Gerson, für eine wichtige Redaktionssitzung bis tief in die Nacht, dass du meiner Schwester ein so unglaublicher Partner bist, ein vorbildliches Elternteil und ein wahrer Bruder.

Omri Navot danke ich für kreatives Brainstorming, für gelebten Schamanismus und für 24 Jahre enge Freundschaft.

Spencer Mash und Melissa Shin Mash – danke, dass ihr unsere Wahlfamilie und unser Dorf seid.

Danke, Chris Moreno und Karen Appelquist. Eure Freundschaft erfüllt mein Leben mit Lachen und Freude, und „V-Work" lässt mich dranbleiben (vielleicht lenkt es mich auch ab, aber das war es wert). Auf viele künftige Abenteuer!

Danke, Jennifer Drapkin, für deine Freundschaft, deinen Humor, deine Genialität, deine Magie.

Ich danke Cat Loerke und Carl Erik Fisher. Ihr beide seid fantastisch und habt das richtige Gespür. Ich könnte mir keine besseren Berater vorstellen. Ich lerne so viel von euch, und eure Freundschaft tut mir so gut.

Danke, Sarah Messmore, für deine unaufdringlichen, aber genialen Tipps, und dass du mir immer hilfst, mir selbst zu vertrauen, wenn es schwierig wird. Deine Schüler können sich glücklich schätzen, dass du sie begleitest.

Danke, Jeremy Ortman, Stephen Sosnowski und Tamar Steinberger, für eine sehr angenehme Brainstorming-Session bei bestem Sonnenschein. J'accuse!

Teenisha Toussant, ich danke dir, dass du deine Gabe für unsere Kinder verwendet hast und J. wirklich gesehen hast. Unser Jahr mit dir hat unseren gesamten Kurs korrigiert.

Danke, Jenny und Ken Young, für eure absolut unglaubliche Werkstatt, in der J. sich so wohl gefühlt hat und die mir in einem unglaublich anstrengenden Jahr Raum zum Schreiben gab. Ich hoffe, immer im selben Raumschiff unterwegs sein zu dürfen wie ihr!

Danke, Paul Kuhn und Erica Matluck, für eure Freundschaft und Weisheit, die Musik und endlose Inspiration. Ihr seid zwei glitzernde Seelen, die alles heller machen, was sie berühren. Lasst uns diese nächste Phase gemeinsam durchleben.

Danke, Bing Cheah und Navlyn Wang, dass ihr unsere Seelenverwandten seid. Wann immer wir in Verbindung sind, lehrt ihr uns Freude, Selbstreflexion und das göttliche Spiel.

Danke, Seanna Sifflet und Brady Ovson, für zehn Jahre enge Freundschaft und völlig verantwortungsloses, aber umso wertvolleres Abhängen bis zwei Uhr morgens. Ich liebe euch beide so, so sehr.

Danke, Maryellis Bunn, dass du die wundervollste Tante überhaupt bist, eine Inspiration und ein Leuchtfeuer der Orientierung.

Danke, Robin Marie Younkin. Was du zu diesem Buch beigesteuert hast, ist Gold wert. Mit deiner ruhigen, beständigen Präsenz ermöglichst du mir mein Berufsleben.

Danke, Stephanie Higgs. Du hast mir geholfen, die Grundstruktur zu begreifen, um diese Geschichte zu erzählen, und deine wunderbare Ausdrucksweise wird über dieses Buch weiterleben.

Danke, Melissa Urban. Du bist ein Licht, Inspiration und ein Geschenk in dieser Welt und eine gute Freundin.

Danke, Holly Whitaker, für deine Freundschaft, die Anregungen und die Erlaubnis, darauf zu vertrauen, wie die Sache sich entwickelt.

Danke, Will Cole, D.C., für dein zutiefst geerdetes Herz aus Gold in der Wellness-Welt.

Will DeRooy danke ich für die sorgfältige, effiziente Arbeit. Ich bin dankbar, dass ich in so guten Händen sein konnte.

Ich danke Jeremy Fisher, der mir bei der Entstehung eines wichtigen Abschnitts half.

Danke, Priya Ahuja, für die Bereitwilligkeit, dein großes Wissen über Chinesische Medizin mit mir zu teilen.

Ich danke Dr. Chris Kresser, der mein erster Mentor in der Funktionsmedizin war, und ich danke Dr. Ron Rieder, der mir ausreichend Freiraum gab, mich jenseits der konventionellen Medizin gründlich fortzubilden.

Dr. Frank Lipman hat mich ermuntert, meine Ideen über meine Praxis hinaus bekanntzumachen, danke dafür!

Und ich danke Dr. Tom Lee, der mir so viele Möglichkeiten eröffnete, meine Stimme zu finden und neuen Ideen zu Gesundheit und Heilung nachzugehen.

Danke, Jason Wachob und Colleen Wachob, für eure Freundlichkeit und Großzügigkeit, und dass ihr die Ersten wart, die mir die

Chance gaben, meine Vorstellungen auf einer größeren Bühne zu präsentieren.

Andrew Chomer und Roya Darling danke ich für das Geschenk einer Freundschaft mit gleichen Zielen. Und das ist erst der Anfang! Lasst uns gemeinsam etwas auf die Beine stellen.

Danke, Barbara LaPine. Wie Sie das Fach Biologie vermittelt haben – klar, nuanciert und begeistert –, hat mich dazu gebracht, Medizin zu studieren.

Ich danke meinem Momtribe. Ihr seid das Dorf, das Elternschaft möglich macht.

Und der Crew 305 danke ich für endloses Gelächter. Ihr lasst mich ehrlich bleiben und haltet mich auf Trab.

Anhang

Heilpflanzen und Nahrungsergänzungsmittel bei Angst

Wie Sie inzwischen sicher bemerkt haben, stehen Nahrungsergänzungsmittel und Heilpflanzen gegen Angst bei mir nicht im Fokus. Das wichtigste Gerüst zur Behandlung von Angst besteht meiner Ansicht nach aus Ernährungs- und Lebensstilveränderungen in Kombination mit psychospiritueller Heilung. Und ich halte die klassische Vorstellung einer „Pille gegen …" für keine gute Idee, denn Angst ist in meinen Augen weder eine Escitalopram-Mangel-Störung noch eine L-Theanin-Mangel-Störung. Gleichzeitig möchte ich jedoch einräumen, dass bestimmte Vitamine, Mineralstoffe und Heilpflanzen sich als hilfreich erweisen können. Die folgende Liste ist nicht abschließend, aber sie enthält die Mittel, die ich in der Praxis gelegentlich empfehle.

- **Magnesiumglycinat:** Wie bereits erwähnt, ist es schwer, diese Substanz in ausreichender Menge über die Ernährung zu sich zu nehmen. Die meisten Menschen sollten daher in meinen Augen abends 100-800 mg Magnesiumglycinat zu sich nehmen, um ihren Nährstoffbedarf zu decken. Die Substanz kann bei Angst, Schlafstörungen, Menstruationskrämpfen und Kopfschmerzen hilfreich sein. Wenn Sie einen lockeren Stuhl entwickeln, sollten Sie die Dosis senken.

- **Methylierte B-Vitamine:**[1] Ein Mangel an B-Vitaminen ist nicht selten und kann auf Ernährungsfehlern und chronischem Stress beruhen oder eine unerwünschte Wirkung der Antibabypille sein. Bei vielen meiner Patienten liegt zudem die sogenannte MTHFR-Mutation vor, eine verbreitete Genvariante, die im Körper die Folatmethylierung erschwert. Die Fähigkeit, bestimmte B-Vitamine in ihre aktive Form umzuwandeln, ist bei dieser Genvariante eingeschränkt. Deshalb halte ich es generell für sinnvoll, ergänzend prämethylierte B-Vitamine wie L-Methylfolat und Methylcobalamin einzunehmen. Besonders bedeutsam ist Methylcobalamin (Vitamin B_{12}) für alle, die sich vegetarisch oder vegan ernähren.

- **Vitamin D:** Dass ich empfehle, Vitamin D über Sonnenlicht zu erzeugen, sagte ich ja bereits. Wo dies nicht möglich oder wegen der UV-Strahlung nicht sicher ist, kann unter ärztlicher Aufsicht eine Substitution erfolgen. Besonders hilfreich ist es, wenn man Vitamin D_3 mit Magnesium und den Vitaminen A, E und K_2 kombiniert.

- **Kurkuma:** Falls Entzündungen zur Angst beitragen, unterstützt Kurkuma die Wiederherstellung eines ausgewogenen Immunsystems. In Kombination mit schwarzem Pfeffer und Butterreinfett (Ghee) steigt die Bioverfügbarkeit von Curcumin, dem Wirkstoff aus der Kurkuma-Wurzel.

- **Leberöl vom Kabeljau:** Eigentlich ist das kein Mittel gegen Angst, sondern Bestandteil einer Gesamtstrategie zur Erhaltung gesunder Membranen an den Neuronen. Ich ziehe das Öl der Kabeljauleber normalem Fischöl vor, weil es auch die fettlöslichen Vitamine A, D, E und K beisteuert.

- **CBD-Öl/Hanföl:** Hanföl haben viele meiner Patienten für einige Tage ausprobiert und es dann für wirkungslos erklärt. Bitte beachten Sie, dass sich die vollständige, beruhigende Wirkung von Hanföl häufig erst nach mehrwöchiger, regelmäßiger Einnahme einstellt.

- **L-Theanin:** Ein Bestandteil von Grüntee. Für einige meiner Patienten ist es eine hilfreiche Substanz gegen ihre Angst, was auch durch Studien untermauert wird.[2]

- **Bachblüten-Rescue-Tropfen:** Eine Blütenessenz, die manche meiner Patientinnen „bei Bedarf" gegen ihre Angst nehmen.
- **ACC (Acetylcystein):** Eine Vorstufe von Glutathion, die wichtigste antioxidative Substanz im Körper. Besonders hilfreich finde ich ACC für Patienten, die Medikamente ausschleichen, aber auch unterstützend bei bipolaren Erkrankungen.
- **Ashwagandha:** Als adaptogene Heilpflanze aus dem Ayurveda hilft Ashwagandha einigen meiner Patienten (besonders Patientinnen), wenn sie es unmittelbar vor dem Zubettgehen einnehmen. Während einer Schwangerschaft und in der Stillzeit ist Ashwagandha allerdings kontraindiziert.[3]
- **Inositol:** Wenn Inositol indiziert ist, empfehle ich für gewöhnlich, Myoinositol (die am besten bioverfügbare Form von Inositol) in eine große Flasche Wasser zu geben, die Flasche mit sich herumzutragen und den ganzen Tag immer wieder daraus zu trinken. Beginnen Sie mit einer kleinen Menge, die Sie allmählich auf 18 g Myoinositol erweitern können, sonst kann es anfangs zu Bauchschmerzen kommen. Probieren Sie eine vier- bis sechswöchige Kur, danach setzen Sie das Mittel wieder ab. Besonders hilfreich erweist es sich meiner Beobachtung nach bei Zwangsstörungen, mitunter aber auch bei Depressionen und Panikstörungen.[4,5]
- **Passionsblume:** Einige Betroffene finden Passionsblume sehr hilfreich bei kognitiver Angst (wenn sie zum Beispiel in einer Grübelspirale festhängen). Bei einer SSRI-Einnahme ist Passionsblume jedoch kontraindiziert.
- **Probiotika:** Für einen gesunden Darm empfehle ich lieber den Verzehr von fermentierten Speisen anstelle von Probiotika. Gelegentlich sind Probiotika jedoch eine notwendige Ergänzung. Das gilt zum Beispiel beim Wiederaufbau der Darmflora nach einer Antibiotikaeinnahme oder nach der Behandlung einer bakteriellen Fehlbesiedelung des Dünndarms (SIBO) durch einen Arzt für Naturheilkunde oder Funktionsmedizin.

- **Kamille und Tulsi (Indisches Basilikum):** Abends in Ruhe einen Kamillentee oder einen Tulsi-Tee zu trinken, kann ein entspannendes Ritual vor dem Schlafengehen sein.
- **Phosphatidylserin:** Im Einzelfall ist es ein nützliches Mittel, um den Folgen von chronischem Stress zu begegnen.
- **Helmkraut, Grüner Hafer und Zitronenmelisse:** Manchen meiner Patienten helfen diese Heilkräuter gegen ihre körperbasierte Angst, also die physiologische Stressreaktion.
- **Cannabis:** Ich hatte schon Patienten, für die sich Cannabis als gutes und sicheres Medikament gegen Angst, Schlafstörungen, Menstruationskrämpfe und Benzodiazepin-Abhängigkeit erwiesen hat.[6] Ich hatte auch Patienten, denen ihre Cannabisabhängigkeit das Leben schwermachte. Um herauszufinden, ob Risiko oder Nutzen überwiegen, sollten Sie mit einem erfahrenen Arzt sprechen.

Quellen

Kapitel 1

1. Ruscio, A. M., Hallion, L. S., Lim, C., Aguilar-Gaxiola, S., Al-Hamzawi, A., Alonso, J., Andrade, L. H., Borges, G., Bromet, E. J., Bunting, B., Caldas de Almeida, J. M., Demyttenaere, K., Florescu, S., de Girolamo, G., Gureje, O., Haro, J. M., He, Y., Hinkov, H., Hu, C., de Jonge, P., Scott, K. M., et al. (2017). "Cross-Sectional Comparison of the Epidemiology of DSM-5 Generalized Anxiety Disorder across the Globe." *JAMA Psychiatry* 74 (5): 465-475. https://doi.org/10.1001/jamapsychiatry.2017.0056
2. Bandelow, B., & Michaelis, S. (2015). "Epidemiology of Anxiety Disorders in the 21st Century." *Dialogues in Clinical Neuroscience* 17 (3): 327-335. https://doi.org/10.31887/dcns .2015.17.3/bbandelow
3. Goodwin, R. D., Weinberger, A. H., Kim, J. H., Wu, M., & Galea, S. (2020). "Trends in Anxiety among Adults in the United States, 2008-2018: Rapid Increases among Young Adults." *Journal of Psychiatric Research* 130: 441-446. https:// doi.org/10.1016/j.jpsychires.2020.08.014
4. Pancha, N., Kamal, R., Cox, C., & Garfield, R. (2021). "The Implications of COVID-19 for Mental Health and Substance Use." KFF, February 10. www.kff.org/coronavirus-covid-19 /issue-brief/the-implications-of-covid-19-for-mental-health-and-substance-use/
5. Crocq, M.-A. (2015). "A History of Anxiety: From Hippocrates to DSM." *Dialogues in Clinical Neuroscience* 17 (3): 319-325. https://doi.org/10.31887/DCNS.2015.17.3/macrocq
6. Crocq, "A History of Anxiety"
7. Crocq, "A History of Anxiety"
8. Ross, J. (2002). "*Was die Seele essen will. Die Mood Cure*", aus dem Englischen von Julia Höfer und Swantje Künckeler, Stuttgart, Klett-Cotta 2010; überarbeitete und aktualisierte Neuauflage 2017, S. 14

Kapitel 2

1. Jacka, F. N., O'Neil, A., Opie, R., Itsiopoulos, C., Cotton, S., Mohebbi, M., Castle, D., Dash, S., Mihalopoulos, C., Chatterton, M. L., Brazionis, L., Dean, O. M., Hodge, A. M., & Berk, M. (2017). "A Randomised Controlled Trial of Dietary Improvement for Adults with Major Depression (the 'SMILES' Trial)." *BMC Medicine* 15 (1): 23. https://doi .org/10.1186/s12916-017-0791-y
2. Ramaholimihaso, T., Bouazzaoui, F., & Kaladjian, A. (2020). "Curcumin in Depression: Potential Mechanisms of Action and Current Evidence – A Narrative Review." *Frontiers in Psychiatry* 11. https://doi.org/10.3389/fpsyt.2020.572533
3. Nollet, M., Wisden, W., & Franks, N. (2020). "Sleep Deprivation and Stress: A Reciprocal Relationship." *Interface Focus* 10 (3). https://doi.org/10.1098/rsfs.2019.0092
4. Lovallo, W., Whitsett, T., al'Absi, M., Sung, B., Vincent, A., & Wilson, M. (2005). "Caffeine Stimulation of Cortisol Secretion across the Waking Hours in Relation to Caffeine Intake Levels." *Psychosomatic Medicine 67* (5): 734-739. https://doi.org/10.1097/01.psy.0000181270.20036.06
5. Nagoski, E., & Nagoski, A.: *Stress: Warum Frauen leichter ausbrennen und was sie für sich tun können.* Aus dem Amerikanischen von Astrid Gravert, München: Kösel 2019, S. 34
6. Vighi, G., Marcucci, F., Sensi, L., Di Cara, G., & Frati, F. (2008). "Allergy and the Gastrointestinal System." Supplement, *Clinical and Experimental Immunology* 153 (S1): 3-6. https://doi .org/10.1111/j.1365-2249.2008.03713.x
7. Hadhazy, A. (2010). "Think Twice: How the Gut's 'Second Brain' Influences Mood and Well-Being." *Scientific American,* February 12. www.scientificamerican.com/article/gut-second -brain
8. Breit, Sigrid, et al. (2018). "Vagus Nerve as Modulator of the Brain-Gut Axis in Psychiatric and Inflammatory Disorders." *Frontiers in Psychiatry* 9: 44. https://dx.doi.org/10.3389%2Ff psyt.2018.00044
9. Pokusaeva, K., Johnson, C., Luk, B., Uribe, G., Fu, Y., Oezguen, N., Matsunami, R. K., et al. (2016). "GABA-Producing *Bifidobacterium dentium* Modulates Visceral Sensitivity in the Intestine." *Neurogastroenterology & Motility* 29 (1). https://doi.org /10.1111/nmo.12904
10. Strandwitz, P., Kim, K. H., Terekhova, D., Liu, J. K., Sharma, A., Levering, J., McDonald, D., et al. (2018). "GABA-Modulating Bacteria of the Human Gut Microbiota." *Nature Microbiology* 4: 396-403. https://doi.org/10.1038/s41564-018 -0307-3
11. Clapp, M., Aurora, N., Herrera, L., Bhatia, M., Wilen, E., & Wakefield, S. (2017). "Gut Microbiota's Effect on Mental Health: The Gut-Brain Axis." *Clinics and Practice* 7 (4): 987. https://doi.org/10.4081/cp.2017.987
12. Cooper, P. J. (2009). "Interactions between Helminth Parasites and Allergy." *Current Opinion in Allergy and Clinical Immunology* 9 (1): 29-37. https://doi.org/10.1097/ACI.0b013e 32831f44a6

Kapitel 3

1. Moody, L., in conversation with Glennon Doyle. (2020). "Glennon Doyle on Overcoming Lyme Disease, Hope During Hard Times, and the Best Relationship Advice." *Healthier Together* (podcast), https://www.lizmoody.com/healthier togetherpodcast-glennon-doyle
2. Wilson, Sarah. (2018). *First, We Make the Beast Beautiful: A New Journey through Anxiety* (New York: Dey Street), S. 164
3. Fitzgerald, F. Scott. (1936; deutsche Übersetzung 1984): *Der Knacks,* aus dem Amerikanischen von Walter Schürenberg; Merve Verlag, Berlin, S. 9

Kapitel 5

1. Anxiety and Depression Association of America. (2021). "Sleep Disorders." https://adaa.org/understanding-anxiety/related-illnesses/sleep-disorders; für die dt. Zahlen: S-3-Leitlinie Nicht erholsamer Schlaf/Schlafstörungen, Kapitel „Insomnie bei Erwachsenen", S. 12. https://www.dgsm.de/fileadmin/dgsm/leitlinien/s3/S3_LL_Nicht-erholsamer_Schlaf_Kap_Insomnie_Somnologie_2017.pdf
2. Rasch, B., & Born, J. (2013). "About Sleep's Role in Memory." *Physiological Reviews* 93 (2): 681-766. https://doi.org/10.1152 /physrev.00032.2012
3. Eugene, A. R., & Masiak, J. (2015). "The Neuroprotective Aspects of Sleep." *MEDtube Science* 3 (1): 35-40. https:// pubmed.ncbi.nlm.nih.gov/26594659
4. Dimitrov, S., Lange, T., Gouttefangeas, C., Jensen, A., Szczepanski, M., Lehnnolz, J., Soekadar, S., et al. (2019). "Gas-Coupled Receptor Signaling and Sleep Regulate Integrin Activation of Human Antigen-Specific T Cells." *Journal of Experimental Medicine* 216 (3): 517-526. https://doi.org/10.1084 /jem.20181169
5. Nunez, K., & Lamoreux, K. (2020). "What Is the Purpose of Sleep?" Healthline, July 20. www.healthline.com/health /why-do-we-sleep
6. Scharf, M. T., Naidoo, N., Zimmerman, J. E., & Pack, A. I. (2008). "The Energy Hypothesis of Sleep Revisited." *Progress in Neurobiology* 86 (3): 264-280. https://doi.org/10.1016/j.pneurobio.2008.08.003
7. Jessen, N. A., Munk, A. S., Lundgaard, I., & Nedergaard, M. (2015). "The Glymphatic System: A Beginner's Guide." *Neurochemical Research* 40 (12): 2583-2599. https://doi.org/10.1007/s11064-015-1581-6
8. Xie, L., Kang, H., Xu, Q., Chen, M. J., Liao, Y., Thiyagarajan, M., O'Donnell, J., Christensen, D. J., Nicholson, C., Iliff, J. J., Takano, T., Deane, R., & Nedergaard, M. (2013). "Sleep Drives Metabolite Clearance from the Adult Brain." *Science* 342 (6156): 373-377. https://doi.org/10.1126/science.1241224
9. Benveniste, H., Liu, X., Koundal, S., Sanggaard, S., Lee, H., & Wardlaw, J. (2019). "The Glymphatic System and Waste Clearance with Brain Aging: A Review." *Gerontology* 65 (2): 106-119. https://doi.org/10.1159/000490349
10. Xie et al., "Sleep Drives Metabolite Clearance from the Adult Brain"

11. Reddy, O. C., & van der Werf, Y. D. (2020). "The Sleeping Brain: Harnessing the Power of the Glymphatic System through Lifestyle Choices." *Brain Sciences* 10 (11): 868. https://doi.org /10.3390/brainsci10110868
12. Tahkamo, L., Partonen, T., & Pesonen, A.-K. (2019). "Systematic Review of Light Exposure Impact on Human Circadian Rhythm." *Chronobiology International* 36 (2): 151-170. https://doi.org/10.1080/07420528.2018.1527773
13. Peplonska, B., Bukowska, A., & Sobala, W. (2015). "Association of Rotating Night Shift Work with BMI and Abdominal Obesity among Nurses and Midwives." *PLoS ONE* 10 (7). https://doi.org/10.1371/journal.pone.0133761.
14. Vetter, C., Devore, E. E., Wegrzyn, L. R., Massa, J., Speizer, F. E., Kawachi, I., Rosner, B., Stampfer, M. J., & Schernhammer, E. S. (2016). "Association between Rotating Night Shift Work and Risk of Coronary Heart Disease among Women." *JAMA* 315 (16): 1726-1734. https://doi.org/10.1001/jama.2016.4454
15. Wegrzyn, L. R., Tamimi, R. M., Rosner, B. A., Brown, S. B., Stevens, R. G., Eliassen, A. H., Laden, F., Willett, W. C., Hankinson, S. E., & Schernhammer, E. S. (2017). "Rotating Night-Shift Work and the Risk of Breast Cancer in the Nurses' Health Studies." *American Journal of Epidemiology* 186 (5): 532-540. https://doi.org/10.1093/aje/kwx140
16. Szkiela, M., Kusidei, E., Makowiec-Dobrowska, T., & Kaleta, D. (2020). "Night Shift Work: A Risk Factor for Breast Cancer." *International Journal of Environmental Research and Public Health* 17 (2): 659. https://doi.org/10.3390/ijerph17020659
17. Taheri, S., Lin, L., Austin, D., Young, T., & Mignot, E. (2004). "Short Sleep Duration Is Associated with Reduced Leptin, Elevated Ghrelin, and Increased Body Mass Index." *PLoS Medicine* 1 (3). https://doi.org/10.1371/journal.pmed.0010062
18. Yetish, G., Kaplan, H., Gurven, M., Wood, B., Pontzer, H., Manger, P. R., Wilson, C., McGregor, R., & Siegel, J. M. (2015). "Natural Sleep and Its Seasonal Variations in Three Pre-industrial Societies." *Current Biology* 25 (21): 2862-2868. https://doi.org/10.1016/j.cub.2015.09.046
19. Whitwell, T. (2020). "52 Things I Learned in 2020." Medium, December 1. https://medium.com/fluxx-studio-notes/52-things-i-learned-in-2020-6a380692dbb8
20. Institute of Medicine (US) Committee on Military Nutrition Research. (2001). "Pharmacology of Caffeine," in *Caffeine for the Sustainment of Mental Task Performance: Formulations for Military Operations* (Washington, DC: National Academies Press). www.ncbi.nlm.nih.gov/books/NBK223808/
21. Roenneberg, Till. (2010). *Wie wir ticken. Die Bedeutung der inneren Uhr für unser Leben,* Köln: DuMont
22. He, Y., Jones, C. R., Fujiki, N., Xu, Y., Guo, B., Holder Jr., J. L., Rossner, M. J., Nishino, S., & Fu, Y. H. (2009). "The Transcriptional Repressor DEC2 Regulates Sleep Length in Mammals." *Science* 325 (5942): 866-870. https://doi.org/10.1126/science.1174443
23. Chaput, J. P., Dutil, C., & Sampasa-Kanyinga, H. (2018). "Sleeping Hours: What Is the Ideal Number and How Does Age Impact This?" *Nature and Science of Sleep* 10: 421-430. https://doi.org/10.2147/NSS.S163071

24. Shi, G., Xing, L., Wu, D., Bhattacharyya, B. J., Jones, C. R., McMahon, T., Chong, S. Y. C., et al. (2019). "A Rare Mutation of p1-Adrenergic Receptor Affects Sleep/ Wake Behaviors." *Neuron* 103 (6): 1044-1055. https://doi.org/10.1016/j.neuron .2019.07.026
25. Watson, N. F., Badr, M. S., Belenky, G., Bliwise, D. L., Buxton, O. M., Buysse, D., Dinges, D. F., Gangwisch, J., Grandner, M. A., Kushida, C., Malhotra, R. K., Martin, J. L., Patel, S. R., Quan, S. F., & Tasali, E. (2015). "Recommended Amount of Sleep for a Healthy Adult: A Joint Consensus Statement of the American Academy of Sleep Medicine and Sleep Research Society." *Sleep* 38 (6): 843-844. https://doi. org/10.5665/sleep.4716
26. Scullin, M. K., Krueger, M. L., Ballard, H. K., Pruett, N., & Bliwise, D. L. (2018). "The Effects of Bedtime Writing on Difficulty Falling Asleep: A Polysomnographic Study Comparing To-Do Lists and Completed Activity Lists." *Journal of Experimental Psychology: General* 147 (1): 139-146. https:// doi.org/10.1037/xge0000374
27. Boyle, N. B., Lawton, C. L., & Dye, L. (2017). "The Effects of Magnesium Supplementation on Subjective Anxiety and Stress – a Systematic Review." *Nutrients* 9 (5): 429. https://doi.org/10.3390/nu9050429
28. Serefko, A., Szopa, A., & Poleszak, E. (2016). "Magnesium and Depression." *Magnesium Research* 29 (3): 112-119. https:// pubmed.ncbi.nlm.nih.gov/27910808
29. Chiu, H. Y., Yeh, T.-H., Huang, Y.-C., & Chen, P.-Y. (2016). "Effects of Intravenous and Oral Magnesium on Reducing Migraine: A Meta-Analysis of Randomized Controlled Trials." *Pain Physician* 19 (1): E97-E112. https://pubmed.ncbi.nlm .nih. gov/26752497
30. Parazzini, F., Di Martino, M., & Pellegrino, P. (2017). "Magnesium in the Gynecological Practice: A Literature Review." *Magnesium Research* 30 (1): 1-7. https://doi. org/10.1684/mrh .2017.0419
31. Eron, K., Kohnert, L., Watters, A., Logan, C., Weisner-Rose, M., & Mehler, P. S. (2020). "Weighted Blanket Use: A Systematic Review." *AJOT: The American Journal of Occupational Therapy* 74 (2). https://ajot.aota.org/article.aspx?articleid=2763119
32. Onen, S. H., Onen, F., Bailly, D., & Parquet, P. (1994). "Prevention et traitement des dyssomnies par une hygiene du sommeil" [Prevention and Treatment of Sleep Disorders through Regulation of Sleeping Habits]. *La Presse Medicale* 23 (10): 485-489. https://pubmed.ncbi.nlm.nih.gov/8022726
33. Ebrahim, I., Shapiro, C., Williams, A., & Fenwick, P. (2013). "Alcohol and Sleep I: Effects on Normal Sleep." *Alcoholism: Clinical and Experimental Research* 37 (4): 539-549. https://doi.org/10.1111/acer.12006
34. Amaral, F. G., & Cipolla-Neto, J. (2018). "A Brief Review about Melatonin, a Pineal Hormone." *Archives of Endocrinology and Metabolism* 62 (4): 472-479. https://doi. org/10.20945/2359 -3997000000066
35. Cipolla-Neto, J., & Amaral, F. (2018). "Melatonin as a Hormone: New Physiological and Clinical Insights." *Endocrine Reviews* 39 (6): 990-1028. https://doi.org/ 10.1210/er.2018-00084

Kapitel 6

1. Haidt, J., & Twenge, J. (2019). "Social Media Use and Mental Health: A Review." Unpublished manuscript, New York University. https://docs.google.com/document/d/1w- HOfseF2wF9YIpXwUUtP65-olnkPyWcgF5BiAtBEy0/edit#
2. Yuen, E. K., Koterba, E. A., Stasio, M., Patrick, R., Gangi, C., Ash, P., Barakat, K., Greene, V., Hamilton, W., & Mansour, B. (2018). "The Effects of Facebook on Mood in Emerging Adults." *Psychology of Popular Media Culture* 8 (3): 198-206
3. Shakya, H. B., & Christakis, N. A. (2017). "Association of Facebook Use with Compromised Well-Being: A Longitudinal Study." *American Journal of Epidemiology* 185 (3): 203-211. https://doi.org/10.1093/aje/kww189
4. Ducharme, J. (2021). "COVID-19 Is Making America's Loneliness Epidemic Even Worse." *Time*, May 8. https://time .com/5833681/loneliness-covid-19/
5. Loades, M. E., Chatburn, E., Higson-Sweeney, N., Reynolds, S., Shafran, R., Brigden, A., Linney, C., McManus, M. N., Borwick, C., & Crawley, E. (2020). "Rapid Systematic Review: The Impact of Social Isolation and Loneliness on the Mental Health of Children and Adolescents in the Context of COVID-19." *Journal of the American Academy of Child and Adolescent Psychiatry* 59 (11): 1218-1239. https://doi.Org/10.1016/j.jaac.2020.05.009
6. Twenge, J. M., Cooper, A. B., Joiner, T. E., Duffy, M. E., & Binau, S. G. (2019). "Age, Period, and Cohort Trends in Mood Disorder Indicators and Suicide-Related Outcomes in a Nationally Representative Dataset, 2005-2017." *Journal of Abnormal Psychology* 128 (3): 185-199. https://doi.org/10.1037 /abn0000410
7. Twenge, J. M., Martin, G. N., & Spitzberg, B. H. (2019). "Trends in U.S. Adolescents' Media Use, 1976-2016: The Rise of Digital Media, the Decline of TV, and the (Near) Demise of Print." *Psychology of Popular Media Culture* 8 (4): 329-345. http://dx.doi.org/10.1037/ppm0000203
8. Riehm, K. E., Feder, K. A., Tormohlen, K. N., Crum, R. M., Young, A. S., Green, K. M., Pacek, L. R., La Flair, L. N., & Mojtabai, R. (2019). "Associations between Time Spent Using Social Media and Internalizing and Externalizing Problems among US Youth." *JAMA Psychiatry* 76 (12): 1266-1273. https://doi.org/10.1001/jamapsychiatry.2019.2325
9. Lukianoff, Greg, & Haidt, Jonathan. (2018). *The Coddling of the American Mind: How Good Intentions and Bad Ideas Are Setting Up a Generation for Failure* (New York: Penguin), 161
10. Barthorpe, A., Winstone, L., Mars, B., & Moran, P. (2020). "Is Social Media Screen Time Really Associated with Poor Adolescent Mental Health? A Time Use Diary Study." *Journal of Affective Disorders* 274: 864-870. https://doi.org/10.1016/j.jad.2020.05.106
11. Saeri, A. K, Cruwys, T., Barlow, F. K., Stronge, S., & Sibley, C. G. (2017). "Social Connectedness Improves Public Mental Health: Investigating Bidirectional Relationships in the New Zealand Attitudes and Values Survey." *Australian & New Zealand Journal of Psychiatry* 52 (4): 365-374. https://doi .org/10.1177/0004867417723990

12. Saeri et al., "Social Connectedness"
13. Lieberman, Matthew D. (2013). *Social: Why Our Brains Are Wired to Connect* (Oxford: Oxford University Press), 9
14. Wheeler, M. J., Dunstan, D. W., Smith, B., Smith, K. J., Scheer, A., Lewis, J., Naylor, L. H., Heinonen, I., Ellis, K. A., Cerin, E., Ainslie, P. N., & Green, D. J. (2019). "Morning Exercise Mitigates the Impact of Prolonged Sitting on Cerebral Blood Flow in Older Adults." *Journal of Applied Physiology* 126 (4): 1049-1055. https://doi.org/10.1152/japplphysiol.00001.2019
15. Lee, Dave. (2017). "Facebook Founding President Sounds Alarm." BBC News, November 9. https://www.bbc.com/ news/technology-41936791
16. Borchers, Stina. (2021). "Your Brain on Instagram, TikTok, & Co. – The Neuroscience of Social Media." *Biologista* (blog), June 29. https://biologista.org/2020/06/29/your-brain-on-instagram-tiktok-co-the-neuroscience-of-social-media/
17. Lee, "Facebook Founding President Sounds Alarm"
18. Tolle, Eckhart. (2000). *Jetzt! Die Kraft der Gegenwart.* Aus dem Amerikanischen von Marianne S. Nentwig und Paro Christine Bolam. Sonderausgabe 2012, Bielefeld: Kamphausen, S. 36
19. Packnett Cunningham, Brittany N. (@MsPackyetti). "back . . . but barely!" Twitter, September 2, 2021, https://twitter.com/MsPackyetti/status/1433294762153496576

Kapitel 7

1. Nestle, M. (1993). "Food Lobbies, the Food Pyramid, and U.S. Nutrition Policy." *International Journal of Health Services* 23 (3): 483-496. https://doi.org/10.2190/32f2-2pfb-meg7-8hpu
2. Brown, Brené. (2019). "What Being Sober Has Meant to Me." *Brené Brown* (blog), May 31. https://brenebrown.com /blog/2019/05/31/what-being-sober-has-meant-to-me
3. Fukudome, S., & Yoshikawa, M. (1992). "Opioid Peptides Derived from Wheat Gluten: Their Isolation and Characterization." *FEBS Letters* 296 (1): 107-111. https://doi.org/10.1016/0014-5793(92)80414-c
4. Malav, T., Zhang, Y., Lopez-Toledano, M., Clarke, A., & Deth, R. (2016). "Differential Neurogenic Effects of Casein-Derived Opioid Peptides on Neuronal Stem Cells: Implications for Redox-Based Epigenetic Changes." *Journal of Nutritional Biochemistry* 37: 39-46. https://doi.org/10.1016/j.jnutbio.2015.10.012
5. Ekren, Cansu. (2021). "Jameela Jamil Opens Up about Eating Disorder She Suffered from for Years." The Red Carpet, January 3. https://theredcarpet.net/jameela-jamil-opens-up-about-the-eating-disorder-she-experienced-for-years
6. Blanco-Rojo, R., Sandoval-Insausti, H., Lopez-Garcia, E., Graciani, A., Ordovas, J. M., Banegas, J. R., Rodriguez- Artalejo, F., & Guallar-Castillon, P. (2019). "Consumption of Ultra-Processed Foods and Mortality: A National Prospective Cohort in Spain." *Mayo Clinic Proceedings* 94 (11): 2178-2188. https://doi.org/10.1016/j.mayocp.2019.03.035

7. Swaminathan, S., Dehghan, M., Raj, J. M., Thomas, T., Ran- garajan, S., Jenkins, D., Mony, P., et al. (2021). "Associations of Cereal Grains Intake with Cardiovascular Disease and Mortality across 21 Countries in Prospective Urban and Rural Epidemiology Study: Prospective Cohort Study." *BMJ* 372: m4948. https://doi.org/10.1136/bmj.m4948
8. Elizabeth, L., Machado, P., Zinocker, M., Baker, P., & Lawrence, M. (2020). "Ultra-Processed Foods and Health Outcomes: A Narrative Review." *Nutrients* 12 (7): 1955. https://doi.org/10 .3390/nu12071955
9. O'Connor, A. (2016). "How the Sugar Industry Shifted Blame to Fat." *New York Times*, September 12. www.nytimes.com/2016/09/13/well/eat/how-the-sugar-industry-shifted -blame-to-fat.html
10. Tesfaye, N., & Seaquist, E. R. (2010). "Neuroendocrine Responses to Hypoglycemia." *Annals of the New York Academy of Sciences* 1212 (1): 12-28. https://doi.org/10.1111/j.1749 -6632.2010.05820.x
11. Gonder-Frederick, L. A., Cox, D. J., Bobbitt, S. A., & Penne- baker, J. W. (1989). "Mood Changes Associated with Blood Glucose Fluctuations in Insulin-Dependent Diabetes Mellitus." *Health Psychology* 8 (1): 45-59. https://doi.org/10.1037//0278 -6133.8.1.45
12. Urban, M. (2019). "Taming Your Sugar Dragon, Part 1." *Whole30* (blog), July 24. https://whole30.com/sugar-dragon-1. Revised per personal communication on March 30, 2021
13. Alexander, Scott. (2015). "Things That Sometimes Work if You Have Anxiety." *Slate Star Codex* (blog), July 13. https:// slatestarcodex.com/2015/07/13/things-that-sometimes-work-if-you-have-anxiety
14. Ascherio, A., Zhang, S. M., Hernan, M. A., Kawachi, I., Colditz, G. A., Speizer, F. E., & Willett, W. C. (2001). "Prospective Study of Caffeine Consumption and Risk of Parkinson's Disease in Men and Women." *Annals of Neurology* 50 (1): 56-63. https://doi.org/10.1002/ana.1052
15. Moore, Charles. (2015). "Coffee Drinking Lowers Risk of Parkinson's, Type 2 Diabetes, Five Cancers, and More—Harvard Researchers." *Parkinson's News Today*, October 2. https:// parkinsonsnewstoday.com/2015/10/02/coffee-drinking-lowers-risk-parkinsons-type-2-diabetes-five-cancers-harvard -researchers
16. Lovallo, W. R., Whitsett, T. L., al'Absi, M., Sung, B. H., Vincent, A. S., & Wilson, M. F. (2005). "Caffeine Stimulation of Cortisol Secretion across the Waking Hours in Relation to Caffeine Intake Levels." *Psychosomatic Medicine* 67 (5): 734739. https://doi.org/10.1097/01.psy.0000181270.20036.06
17. Lane, J. D., & Williams Jr., R. B. (1987). "Cardiovascular Effects of Caffeine and Stress in Regular Coffee Drinkers." *Psychophysiology* 24 (2): 157-164. https://doi.org/10.1111/j.1469-8986.1987.tb00271.x
18. Winston, A., Hardwick, E., & Jaberi, N. (2005). "Neuropsychiatric Effects of Caffeine." *Advances in Psychiatric Treatment* 11 (6): 432-439. https://doi.org/10.1192/apt.11.6.432
19. Brewer, Judson A. (2021). *Unwinding Anxiety: New Science Shows How to Break the Cycles of Worry and Fear to Heal Your Mind* (New York: Avery), 109

20. Lewis, J. G. (2013). "Alcohol, Sleep, and Why You Might Re-think That Nightcap." *Scitable* (blog), Nature Education, October 28. https://www.nature.com/scitable/blog/mind-read/alcohol_sleep_and_why_you
21. Griswold, M. G., Fullman, N., Hawley, C., Arian, N., Zimsen, S. R. M., Tymeson, H. D., Venkateswaran, V., et al. (2018). "Alcohol Use and Burden for 195 Countries and Territories, 1990-2016: A Systematic Analysis for the Global Burden of Disease Study 2016." *Lancet* 392 (10152): 1015-1035. https:// doi.org/10.1016/s0140-6736(18)31310-2
22. Georgetown Behavioral Hospital. (2021). "GABA and Alcohol: How Drinking Leads to Anxiety." *Behavioral Health News* (blog), May 6. www.gbhoh.com/gaba-and-alcohol-how-drinking-leads -to-anxiety/
23. Camden and Islington NHS Foundation Trust. "The Unhealthy Mix between Alcohol and Mental Health." Accessed October 13, 2021. www.candi.nhs.uk/news/unhealthy-mix-between-alcohol-and-mental-health
24. Aucoin, M., & Bhardwaj, S. (2016). "Generalized Anxiety Disorder and Hypoglycemia Symptoms Improved with Diet Modification." *Case Reports in Psychiatry,* https://doi.org /10.1155/2016/7165425
25. Straub, R. H., & Cutolo, M. (2018). "Psychoneuroimmunology— Developments in Stress Research." *Wiener Medizinische Wochen- schr.fi* 168: 76-84. https://doi.org/10.1007/s10354-017-0574-2
26. Environmental Working Group. (2021). "Clean Fifteen™: EWG's 2021 Shopper's Guide to Pesticides in Produce." www.ewg.org/foodnews/clean-fifteen.php
27. University of Rochester Medical Center. (2021). "Nutrition Facts: Chicken Liver." Health Encyclopedia. https://www .urmc.rochester.edu/encyclopedia/content.aspx?-contenttypeid=76&contentid=05028-1
28. Hunt, Janet R. (2003). "Bioavailability of Iron, Zinc, and Other Trace Minerals from Vegetarian Diets." *Amer.can Journal of Cl.n.cal Nutr.t.on* 78 (3): 633S-639S. https://doi.org /10.1093/ajcn/78.3.633s
29. Johnston, B. C., Zeraatkar, D., Han, M. A., Vernooij, R. W. M., Valli, C., El Dib, R., Marshall, C., et al. (2019). "Unprocessed Red Meat and Processed Meat Consumption: Dietary Guideline Recommendations from the Nutritional Recommendations (NutriRECS) Consortium." *Annals of Internal Med.c.ne* 171 (10): 756-764. https://doi.org/10.7326/m19-1621
30. Masters, R. C., Liese, A. D., Haffner, S. M., Wagenknecht, L. E., & Hanley, A. J. (2010). "Whole and Refined Grain Intakes Are Related to Inflammatory Protein Concentrations in Human Plasma." *Journal ofNutr.t.on* 140 (3): 587-594. https://doi.org/10.3945/jn.109.116640
31. Giugliano, D., Ceriello, A., & Esposito, K. (2006). "The Effects of Diet on Inflammation: Emphasis on the Metabolic Syndrome." *Journal of the American College of Cardiology* 48 (4): 677-685. https://doi.Org/10.1016/j.jacc.2006.03.052
32. Gross, L. S., Li, L., Ford, E. S., & Liu, S. (2004). "Increased Consumption of Refined Carbohydrates and the Epidemic of Type 2 Diabetes in the United States: An Eco-

logic Assessment." *American Journal of Clinical Nutrition* 79 (5): 774-779. https://doi.org/10.1093/ajcn/79.5.774

33. Saris, W. H. M., & Foster, G. D. (2006). "Simple Carbohydrates and Obesity: Fact, Fiction and Future." *International Journal of Obesity* 30 (S3): S1-S3. https://doi.org/10.1038/sj.ijo.0803522
34. Gentreau, M., Chuy, V., Feart, C., Samieri, C., Ritchie, K., Raymond, M., Berticat, C., & Artero, S. (2020). "Refined Carbohydrate-Rich Diet Is Associated with Long-Term Risk of Dementia and Alzheimer's Disease in Apolipoprotein E ε4 Allele Carriers." *Alzheimer's & Dementia* 16 (7): 1043-1053. https://doi.org/10.1002/alz.12114
35. Temple, N. (2018). "Fat, Sugar, Whole Grains and Heart Disease: 50 Years of Confusion." *Nutrients* 10 (1): 39. https://doi .org/10.3390/nu10010039.
36. Swaminathan et al., "Associations of Cereal Grains Intake"
37. Marlett, J. A., McBurney, M. I., & Slavin, J. L. (2002). "Position of the American Dietetic Association: Health Implications of Dietary Fiber." *Journal of the American Dietetic Association* 102 (7): 993-1000. https://pubmed.ncbi.nlm.nih.gov/12146567/
38. Swaminathan et al., "Associations of Cereal Grains Intake"
39. Sadeghi, O., Hassanzadeh-Keshteli, A., Afshar, H., Esmaill- zadeh, A., & Adibi, P. (2017). "The Association of Whole and Refined Grains Consumption with Psychological Disorders among Iranian Adults." *European Journal of Nutrition* 58 (1): 211-225. https://doi.org/10.1007/s00394-017-1585-x
40. Clarke, G., Fitzgerald, P., Hennessy, A. A., Cassidy, E. M., Quigley, E. M. M., Ross, P., Stanton, C., et al. (2010). "Marked Elevations in Pro-Inflammatory Polyunsaturated Fatty Acid Metabolites in Females with Irritable Bowel Syndrome." *Journal of Lipid Research* 51 (5): 1186-1192. https://doi.org/10.1194 /jlr.p000695
41. Patterson, E., Wall, R., Fitzgerald, G. F., Ross, R. P., & Stanton, C. (2012). "Health Implications of High Dietary Omega-6 Polyunsaturated Fatty Acids." *Journal of Nutrition and Metabolism*: 1-16. https://doi.org/10.1155/2012/539426
42. Ginter, E., & Simko, V. (2016). "New Data on Harmful Effects of Trans-Fatty Acids." *Bratislavske Lekarske Listy* 117 (5): 251-253. https://doi.org/10.4149/bll_2016_048
43. Mozaffarian, D., Aro, A., & Willett, W. C. (2009). "Health Effects of Trans-Fatty Acids: Experimental and Observational Evidence." Supplement 2, *European Journal of Clinical Nutrition* 63: S5-S21. https://doi.org/10.1038/sj.ejcn.1602973
44. Mozaffarian, D., Katan, M. B., Ascherio, A., Stampfer, M. J., & Willett, W. C. (2006). "Trans Fatty Acids and Cardiovascular Disease." *New England Journal of Medicine* 354 (15): 1601-1613. https://doi.org/10.1056/NEJMra054035
45. Perumalla Venkata, R., & Subramanyam, R. (2016). "Evaluation of the Deleterious Health Effects of Consumption of Repeatedly Heated Vegetable Oil." *Toxicology Reports* 3: 636643. https://doi.org/10.1016/j.toxrep.2016.08.003

46. Le, T. T., Huff, T. B., & Cheng, J.-X. (2009). "Coherent AntiStokes Raman Scattering Imaging of Lipids in Cancer Metastasis." *BMC Cancer* 9 (42). https://doi.org/10.1186/1471 -2407-9-42
47. Strandwitz, P., Kim, K. H., Terekhova, D., Liu, J. K., Sharma, A., Levering, J., McDonald, D., et al. (2019). "GABA-Modulating Bacteria of the Human Gut Microbiota." *Nature Microbiology* 4 (3): 396-403. https://doi.org/10.1038/s41564-018-0307-3
48. Stasi, C., Sadalla, S., & Milani, S. (2019). "The Relationship between the Serotonin Metabolism, Gut-Microbiota and the Gut-Brain Axis." *Current Drug Metabolism* 20 (8): 646-655. https://doi.org/10.2174/1389200220666190725115503
49. Yano, J. M., Yu, K., Donaldson, G. P., Shastri, G. G., Ann, P., Ma, L., Nagler, C. R., et al. (2015). "Indigenous Bacteria from the Gut Microbiota Regulate Host Serotonin Biosynthesis." *Cell* 161 (2): 264-276. https://doi.org/10.1016/j.cell.2015.02.047
50. Kresser, Chris. (2019). "The Bountiful Benefits of Bone Broth: A Comprehensive Guide." *Chris Kresser* (blog), August 16. https://chriskresser.com/the-bountiful-benefits-of-bone-broth-a-comprehensive-guide/#Bone_Broth_in_Traditional_Cultures
51. Todorov, A., Chumpalova-Tumbeva, P., Stoimenova-Popova, M., Popova, V. S., Todorieva-Todorova, D., Tzvetkov, N., Hristov, I. G., et al. (2018). "Correlation between Depression and Anxiety and the Level of Vitamin B12 in Patients with Depression and Anxiety and Healthy Controls." *Journal of Biomedical and Clinical Research* 10 (2): 140-145. https://doi .org/10.1515/jbcr-2017-0023
52. Pandey, A., Dabhade, P., & Kumarasamy, A. (2019). "Inflammatory Effects of Subacute Exposure of Roundup in Rat Liver and Adipose Tissue." *Dose-Response* 17 (2). https://doi .org/10.1177/1559325819843380
53. Vasiluk, L., Pinto, L. J., & Moore, M. M. (2005). "Oral Bioavailability of Glyphosate: Studies Using Two Intestinal Cell Lines." *Environmental Toxicology and Chemistry* 24 (1): 153. https://doi.org/10.1897/04-088r.1
54. International Agency for Research on Cancer. (2015). "IARC Monograph on Glyphosate." www.iarc.who.int/featured-news /media-centre-iarc-news-glyphosate/
55. Palmnas, M. S. A., Cowan, T. E., Bomhof, M. R., Su, J., Reimer, R. A., Vogel, H. J., Hittel, D. S., & Shearer, J. (2014). "Low- Dose Aspartame Consumption Differentially Affects Gut Microbiota-Host Metabolic Interactions in the Diet-Induced Obese Rat." *PLoS ONE* 9 (10). https://doi.org/10.1371/journal .pone.0109841
56. Gul, S. S., Hamilton, A. R. L., Munoz, A. R., Phupitakphol, T., Liu, W., Hyoju, S. J., Economopoulos, K. P., et al. (2017). "Inhibition of the Gut Enzyme Intestinal Alkaline Phosphatase May Explain How Aspartame Promotes Glucose Intolerance and Obesity in Mice." *Applied Physiology, Nutrition, and Metabolism* 42 (1): 77-83. https://doi.org/10.1139/apnm-2016-0346
57. Claesson, A.-L., Holm, G., Ernersson, A., Lindstrom, T., & Nystrom, F. H. (2009). "Two Weeks of Overfeeding with Candy, but Not Peanuts, Increases Insulin Levels and Body Weight." *Scandinavian Journal of Clinical and Laboratory Investigation* 69 (5): 598-605. https://doi.org/10.1080/003 65510902912754

Kapitel 8

1. Amodeo, G., Trusso, M. A., & Fagiolini, A. (2018). "Depression and Inflammation: Disentangling a Clear Yet Complex and Multifaceted Link." *Neuropsychiatry* 7 (4). https://doi .org/10.4172/neuropsychiatry.1000236
2. Felger, J. C. (2018). "Imaging the Role of Inflammation in Mood and Anxiety-Related Disorders." *Current Neuropharmacology* 16 (5): 533-558. https://doi.org/ 10.2174/1570159X15 666171123201142
3. Schiepers, O. J., Wichers, M. C., & Maes, M. (2005). "Cytokines and Major Depression." *Progress in NeuroPsychopharmacology & Biological Psychiatry* 29 (2): 201-217. https://doi.org/10.1016/j.pnpbp.2004.11.003
4. Felger, "Imaging the Role of Inflammation"
5. Attwells, S., Setiawan, E., Wilson, A. A., Rusjan, P. M., Mizrahi, R., Miler, L., Xu, C., et al. (2017). "Inflammation in the Neurocircuitry of Obsessive-Compulsive Disorder." *JAMA Psychiatry* 74 (8): 833-840. https://doi.org/10.1001/jamapsy chiatry. 2017.1567
6. Gerentes, M., Pelissolo, A., Rajagopal, K., Tamouza, R., & Hamdani, N. (2019). "Obsessive-Compulsive Disorder: Autoimmunity and Neuroinflammation." *Current Psychiatry Reports* 21 (8): 78. https://doi.org/10.1007/s11920-019-1062-8
7. Johns Hopkins Medicine: Pathology. (2021). "Prevalence of Autoimmune Diseases" https:// pathology.jhu.edu/autoimmune/prevalence
8. National Institutes of Health. (2021). "Autoimmunity May Be Rising in the United States." April 8. www.nih.gov/news-events/news-releases/autoimmunity-may-be-rising-united -states
9. National Institutes of Health, "Autoimmunity May Be Rising"
10. Fasano, A. (2011). "Zonulin and Its Regulation of Intestinal Barrier Function: The Biological Door to Inflammation, Autoimmunity, and Cancer." *Physiological Reviews* 91 (1): 151-175. https://doi.org/10.1152/physrev.00003.2008
11. Rowley, B., & Monestier, M. (2005). "Mechanisms of Heavy Metal-Induced Autoimmunity." *Molecular Immunology* 42 (7): 833-838. https://doi.org/10.1016/j.mol imm.2004.07.050
12. Harding, C., Pytte, C., Page, K., Ryberg, K., Normand, E., Remigio, G., DeStefano, R. A., et al. (2020). "Mold Inhalation Causes Innate Immune Activation, Neural, Cognitive and Emotional Dysfunction." *Brain, Behavior, and Immunity* 87: 218-228. https://doi.Org/10.1016/j.bbi.2019.11.006
13. Benros, M. E., Waltoft, B. L., Nordentoft, M., 0stergaard, S. D., Eaton, W. W., Krogh, J., & Mortensen, P. B. (2013). "Autoimmune Diseases and Severe Infections as Risk Factors for Mood Disorders: A Nationwide Study." *JAMA Psychiatry* 70 (8): 812-820. https://doi.org/10.1001/jamapsychiatry.2013.1111
14. Dube, S. R., Fairweather, D., Pearson, W. S., Felitti, V. J., Anda, R. F., & Croft, J. B. (2009). "Cumulative Childhood Stress and Autoimmune Diseases in Adults." *Psychosomatic Medicine* 71 (2): 243-250. https://doi.org/10.1097 /PSY.0b013e3181 907888

15. Vighi, G., Marcucci, F., Sensi, L., Di Cara, G., & Frati, F. (2008). "Allergy and the Gastrointestinal System." *Clinical & Experimental Immunology* 153 (S1): 3-6. https://doi.org/10.1111 /j.1365-2249.2008.03713.x
16. Bonaz, B., Bazin, T., & Pellissier, S. (2018). "The Vagus Nerve at the Interface of the Microbiota-Gut-Brain Axis." *Frontiers in Neuroscience* 12. https://doi.org/10. 3389/fnins.2018.00049
17. Petra, A. I., Panagiotidou, S., Hatziagelaki, E., Stewart, J. M., Conti, P., & Theoharides, T. C. (2015). "Gut-Microbiota-Brain Axis and Its Effect on Neuropsychiatric Disorders with Suspected Immune Dysregulation." *Clinical Therapeutics* 37 (5): 984-995. https://doi.org/10.1016/j.clinthera.2015.04.002
18. Marin, I., Goertz, J., Ren, T., Rich, S., Onengut-Gumuscu, S., Farber, E., Wu, M., et al. (2017). "Microbiota Alteration Is Associated with the Development of Stress-Induced Despair Behavior." *Scientific Reports* 7 (1): 43859. https://doi.org /10.1038/srep43859
19. Lurie, I., Yang, Y.-X., Haynes, K., Mamtani, R., & Boursi, B. (2015). "Antibiotic Exposure and the Risk for Depression, Anxiety, or Psychosis: A Nested Case-Control Study." *Journal of Clinical Psychiatry* 76 (11): 1522-1528. https://doi.org/ 10.4088/ JCP.15m09961
20. Marotta, A., Sarno, E., Del Casale, A., Pane, M., Mogna, L., Amoruso, A., Felis, G. E., & Fiorio, M. (2019). "Effects of Probiotics on Cognitive Reactivity, Mood, and Sleep Quality." *Frontiers in Psychiatry* 10: 164. https://doi.org/10.3389/fpsyt.2019. 00164
21. Kato-Kataoka, A., Nishida, K., Takada, M., Suda, K., Kawai, M., Shimizu, K., Kushiro, A., et al. (2016). "Fermented Milk Containing *Lactobacillus casei* Strain Shirota Prevents the Onset of Physical Symptoms in Medical Students under Academic Examination Stress." *Beneficial Microbes* 7 (2): 153156. https://doi.org/ 10.3920/BM2015.0100
22. Guo, Y., Xie, J.-P., Deng, K., Li, X., Yuan, Y., Xuan, Q., Xie, J., et al. (2019). "Prophylactic Effects of *Bifidobacterium ad- olescentis* on Anxiety and Depression-Like Phenotypes after Chronic Stress: A Role of the Gut Microbiota-Inflammation Axis." *Frontiers in Behavioral Neuroscience* 13: 126. https:// doi.org/10.3389/fnbeh. 2019.00126
23. Noonan, S., Zaveri, M., Macaninch, E., & Martyn, K. (2020). "Food & Mood: A Review of Supplementary Prebiotic and Probiotic Interventions in the Treatment of Anxiety and Depression in Adults." *BMJ Nutrition, Prevention & Health* 3 (2): 351-362. https://doi.org/10.1136/bmjnph-2019 -000053
24. Strandwitz, P., Kim, K. H., Terekhova, D., Liu, J. K., Sharma, A., Levering, J., McDonald D., et al. (2018). "GABA- Modulating Bacteria of the Human Gut Microbiota." *Nature Microbiology* 4 (3): 396-403. https://doi.org/10.1038/s41564 -018-0307-3
25. Guo et al., "Prophylactic Effects of *Bifidobacterium adolescentis* on Anxiety"
26. Daulatzai, M. (2015). "Non-Celiac Gluten Sensitivity Triggers Gut Dysbiosis, Neuroinflammation, Gut-Brain Axis Dysfunction, and Vulnerability for Dementia."

CNS & Neurological Disorders—Drug Targets 14 (1): 110-131. www.ingentaconnect.com/content/ben/cnsnddt/2015/00000014/00000001/art 00018#Refs

27. Kaliannan, K., Wang, B., Li, X.-Y., Kim, K.-J., & Kang, J. X. (2015). "A Host-Microbiome Interaction Mediates the Opposing Effects of Omega-6 and Omega-3 Fatty Acids on Metabolic Endotoxemia." *Scientific Reports* 5. https://doi.org/10.1038/srep11276
28. Scaioli, E., Liverani, E., & Belluzzi, A. (2017). "The Imbalance between N-6/N-3 Polyunsaturated Fatty Acids and Inflammatory Bowel Disease: A Comprehensive Review and Future Therapeutic Perspectives." *International Journal of Molecular Sciences* 18 (12): 2619. https://doi.org/10.3390/ijms18122619
29. Clarke, G., Fitzgerald, P., Hennessy, A. A., Cassidy, E. M., Quigley, E. M. M., Ross, P., Stanton, C., et al. (2010). "Marked Elevations in Pro-Inflammatory Polyunsaturated Fatty Acid Metabolites in Females with Irritable Bowel Syndrome." *Journal of Lipid Research* 51 (5): 1186-1192. https:// doi.org/10.1194/jlr.P000695
30. Shil, A., & Chichger, H. (2021). "Artificial Sweeteners Negatively Regulate Pathogenic Characteristics of Two Model Gut Bacteria, *E. coli* and *E. faecalis*." *International Journal of Molecular Sciences* 22 (10): 5228. https://doi.org/10.3390/ijms22105228
31. Wu, W., Zhou, J., Chen, J., Han, H., Liu, J., Niu, T., & Weng, F. (2020). "Dietary K-Carrageenan Facilitates Gut Microbiota- Mediated Intestinal Inflammation." Preprint, submitted August 18. https://doi.org/10.21203/rs.3.rs-56671/v1
32. Aitbali, Y., Ba-M'hamed, S., Elhidar, N., Nafis, A., Soraa, N., & Bennis, M. (2018). "Glyphosate-Based Herbicide Exposure Affects Gut Microbiota, Anxiety and Depression-Like Behaviors in Mice." *Neurotoxicology and Teratology* 67: 44-49. https://doi.org/10.1016/j.ntt.2018.04.002
33. Imhann, F., Bonder, M. J., Vich Vila, A., Fu, J., Mujagic, Z., Vork, L., Tigchelaar, E. F., et al. (2016). "Proton Pump Inhibitors Affect the Gut Microbiome." *Gut* 65 (5): 740-748. https://doi.org/10.1136/gutjnl-2015-310376
34. Rogers, M. A. M., & Aronoff, D. M. (2015). "The Influence of Non-Steroidal Anti-Inflammatory Drugs on the Gut Microbiome." *Clinical Microbiology and Infection* 22 (2): 178. e1-178.e9. https://doi.org/10.1016/j.cmi.2015.10.003
35. Camilleri, M., Lembo, A., & Katzka, D. A. (2017). "Opioids in Gastroenterology: Treating Adverse Effects and Creating Therapeutic Benefits." *Clinical Gastroenterology and Hepatology* 15 (9): 1338-1349. https://doi.org/10.1016/j.cgh .2017.05.014
36. Khalili, H. (2015). "Risk of Inflammatory Bowel Disease with Oral Contraceptives and Menopausal Hormone Therapy: Current Evidence and Future Directions." *Drug Safety* 39 (3): 193-197. https://doi.org/10.1007/s40264-015-0372-y
37. Levy, J. (2000). "The Effects of Antibiotic Use on Gastrointestinal Function." *American Journal of Gastroenterology* 95 (1 Suppl.): S8-S10. https://doi.org/10.1016/s0002-9270(99) 00808-4
38. Olivera, A., Moore, T. W., Hu, F., Brown, A. P., Sun, A., Liotta, D. C., Snyder, J. P., et al. (2012). "Inhibition of the NF-κB Signaling Pathway by the Curcumin Analog, 3,5-Bis(2-Pyridinylmethylidene)-4-piperidone (EF31): AntiInflammatory and

Anti-Cancer Properties." *International Immunopharmacology* 12 (2): 368-377. https://doi.org/10 .1016/j.intimp.2011.12.009

39. Chainani-Wu, Nita. (2003). "Safety and Anti-Inflammatory Activity of Curcumin: A Component of Tumeric (*Curcuma longa*)." *Journal of Alternative and Complementary Medicine* 9 (1): 161-168. https://doi.org/10.1089/107555303321223035
40. Grzanna, R., Lindmark, L., & Frondoza, C. G. (2005). "Ginger – An Herbal Medicinal Product with Broad AntiInflammatory Actions." *Journal of Medicinal Food* 8 (2): 125132. https://doi.org/10.1089/jmf.2005.8.125
41. Arreola, R., Quintero-Fabian, S., Lopez-Roa, R. I., Flores- Gutierrez, E. O., Reyes-Grajeda, J. P., Carrera-Quintanar, L., & Ortuno-Sahagun, D. (2015). "Immunomodulation and Anti-Inflammatory Effects of Garlic Compounds." *Journal of Immunology Research* 2015: 1-13. https://doi .org/10.1155/2015/401630
42. Dorsch, W., Schneider, E., Bayer, T., Breu, W., & Wagner, H. (1990). "Anti-Inflammatory Effects of Onions: Inhibition of Chemotaxis of Human Polymorphonuclear Leukocytes by Thiosulfinates and Cepaenes." *International Archives of Allergy and Applied Immunology* 92 (1): 39-42. https://doi .org/10.1159/000235221
43. Calder, Philip C. (2010). "Omega-3 Fatty Acids and Inflammatory Processes." *Nutrients* 2 (3): 355-374. https://doi.org/10.3390/nu2030355
44. Zhu, F., Du, B., & Xu, B. (2017). "Anti-Inflammatory Effects of Phytochemicals from Fruits, Vegetables, and Food Legumes: A Review." *Critical Reviews in Food Science and Nutrition* 58 (8): 1260-1270. https://doi.org/10.1080/10408 398.2016. 1251390
45. Centers for Disease Control and Prevention (2021). "Births – Method of Delivery." FastStats, CDC. www.cdc.gov/nchs /fastats/delivery.htm und für die dt. Zahlen: DESTATIS (2021. „Jede dritte Krankenhausentbindung im Jahr 2019 per Kaiserschnitt." Pressemitteilung Nr. N 018 vom 15. März 2021
46. Shin, H., Pei, Z., Martinez II, K. A., Rivera-Vinas, J. I., Mendez, K., Cavallin, H., & Dominguez-Bello, M. G. (2015). "The First Microbial Environment of Infants Born by C-Section: The Operating Room Microbes." *Microbiome* 3. https://doi. org/10.1186/s40168-015-0126-1
47. Ledger, W. J., & Blaser, M. J. (2013). "Are We Using Too Many Antibiotics during Pregnancy?" *BJOG: An International Journal of Obstetrics and Gynaecology* 120 (12): 1450-1452. https://doi.org/10.1111/1471-0528.12371
48. Blaser, Martin J. (2014). *Missing Microbes: How the Overuse of Antibiotics Is Fueling Our Modern Plagues* (New York: Henry Holt), 219
49. Prescott, J. (2015). "[Review of] *Missing Microbes: How the Overuse of Antibiotics Is Fueling Our Modern Plagues.*" *Canadian Veterinary Journal* 56 (12): 1260
50. Anand, D., Colpo, G. D., Zeni, G., Zeni, C. P., & Teixeira, A. L. (2017). "Attention-Deficit/Hyperactivity Disorder and Inflammation: What Does Current Knowledge Tell Us? A Systematic Review." *Frontiers in Psychiatry* 8: 228. https:// doi .org/10.3389/fpsyt.2017.00228

51. Yudkin, J. S., Kumari, M., Humphries, S. E., & Mohamed- Ali, V. (2000). "Inflammation, Obesity, Stress and Coronary Heart Disease: Is Interleukin-6 the Link?" *Atherosclerosis* 148 (2): 209-214. https://doi.org/10.1016/s0021-9150(99)00463-3
52. Grivennikov, S. I., Greten, F. R., & Karin, M. (2010). "Immunity, Inflammation, and Cancer." *Cell* 140 (6): 883-899. https://doi.org/10.1016/j.cell.2010.01.025
53. Leonard, B. E. (2007). "Inflammation, Depression and Dementia: Are They Connected?" *Neurochemical Research* 32 (10): 1749-1756. https://doi.org/10.1007/s11064-007 -9385-y
54. Berk, M., Williams, L. J., Jacka, F. N., O'Neil, A., Pasco, J. A., Moylan, S., Allen, N. B., et al. (2013). "So Depression Is an Inflammatory Disease, but Where Does the Inflammation Come From?" *BMC Medicine* 11 (1): 200. https://doi.org/10.1186 /1741-7015-11-200
55. Felger, "Imaging the Role of Inflammation in Mood and Anxiety-Related Disorders"
56. Jolliffe, D. A., Camargo, C. A., Sluyter, J. D., Aglipay, M., Aloia, J. F., Ganmaa, D., Bergman P., et al. (2021). "Vitamin D Supplementation to Prevent Acute Respiratory Infections: A Systematic Review and Meta-Analysis of Aggregate Data from Randomised Controlled Trials." *The Lancet Diabetes & Endocrinology* 9 (5): 276-292. https://doi.org/10.1016 /S2213-8587(21)00051-6
57. Picotto, G., Liaudat, A. C., Bohl, L., & Tolosa de Talamoni, N. (2012). "Molecular Aspects of Vitamin D Anticancer Activity." *Cancer Investigation* 30 (8): 604-614. https://doi.org/10 .3109/07357907.2012.721039
58. Martineau, A. R., Jolliffe, D. A., Hooper, R. L., Greenberg, L., Aloia, J. F., Bergman, P., Dubnov-Raz, G., et al. (2017). "Vitamin D Supplementation to Prevent Acute Respiratory Tract Infections: Systematic Review and Meta-Analysis of Individual Participant Data." BMJ 2017 (356): i6583. https:// doi.org/10.1136/bmj.i6583
59. Akbar, N. A., & Zacharek, M. A. (2011). "Vitamin D: Immunomodulation of Asthma, Allergic Rhinitis, and Chronic Rhinosinusitis." *Current Opinion in Otolaryngology and Head and Neck Surgery* 19 (3): 224-228. https://doi.org/10.1097/MOO.0b013e3283465687
60. Aranow, C. (2011). "Vitamin D and the Immune System." *Journal of Investigative Medicine: The Official Publication of the American Federation for Clinical Research* 59 (6): 881-886. https://doi.org/10.2310/JIM.0b013e31821b8755
61. Littlejohns, T. J., Henley, W. E., Lang, I. A., Annweiler, C., Beauchet, O., Chaves, P. H. M., Fried, L., et al. (2014). "Vitamin D and the Risk of Dementia and Alzheimer Disease." *Neurology* 83 (10): 920-928. https://doi.org/10.1212 /wnl.00000000 00000755
62. Wang, T. J., Pencina, M. J., Booth, S. L., Jacques, P. F., Ingels- son, E., Lanier, K., Benjamin, E. J., et al. (2008). "Vitamin D Deficiency and Risk of Cardiovascular Disease." *Circulation* 117 (4): 503-511. https://doi.org/10.1161/circulationaha .107.706127

63. Lips, P., & van Schoor, N. M. (2011). “The Effect of Vitamin D on Bone and Osteoporosis.” *Best Practice & Research Clinical Endocrinology & Metabolism* 25 (4): 585-591. https://doi .org/10.1016/j.beem.2011.05.002
64. Pilz, S., Zittermann, A., Obeid, R., Hahn, A., Pludowski, P., Trummer, C., Lerchbaum, E., et al. (2018). “The Role of Vitamin D in Fertility and during Pregnancy and Lactation: A Review of Clinical Data.” *International Journal of Environmental Research and Public Health* 15 (10): 2241. https://doi .org/10.3390/ijerph15102241
65. Picotto et al., “Molecular Aspects of Vitamin D Anticancer Activity”
66. Garland, C. F., Garland, F. C., Gorham, E. D., Lipkin, M., Newmark, H., Mohr, S. B., & Holick, M. F. (2006). “The Role of Vitamin D in Cancer Prevention.” *American Journal of Public Health* 96 (2): 252-261. https://doi.org/10.2105 /ajph.2004.045260
67. Fleet, J. C., DeSmet, M., Johnson, R., & Li, Y. (2012). “Vitamin D and Cancer: A Review of Molecular Mechanisms.” *Biochemical Journal* 441 (1): 61-76. https://doi. org/10.1042/BJ20110744
68. Hargrove, L., Francis, T., & Francis, H. (2014), “Vitamin D and GI Cancers: Shedding Some Light on Dark Diseases.” *Annals of Translational Medicine* 2 (1): 9. https://doi.org/10.3978/j.issn.2305-5839.2013.03.04
69. Vuolo, L., Di Somma, C., Faggiano, A., & Colao, A. (2012). “Vitamin D and Cancer.” *Frontiers in Endocrinology* 3: 58. https://doi.org/10.3389/fendo.2012.00058
70. Chakraborti, C. K. (2011). “Vitamin D as a Promising Anticancer Agent.” *Indian Journal of Pharmacology* 43 (2): 113120. https://doi.org/10.4103/0253-7613.77335
71. Menon, V., Kar, S. K., Suthar, N., & Nebhinani, N. (2020). “Vitamin D and Depression: A Critical Appraisal of the Evidence and Future Directions.” *Indian Journal of Psychological Medicine* 42 (1): 11-21. https://doi.org/10.4103/IJPSYM.IJPSYM_160_19
72. Armstrong, D. J., Meenagh, G. K., Bickle, I., Lee, A. S. H., Curran, E.-S., & Finch, M. B. (2007). “Vitamin D Deficiency Is Associated with Anxiety and Depression in Fibromyalgia.” *Clinical Rheumatology* 26 (4): 551-554. https://doi.org/10.1007/s10067-006-0348-5
73. Parva, N. R., Tadepalli, S., Singh, P., Qian, A., Joshi, R., Kandala, H., Nookala, V. K., & Cheriyath, P. (2018). “Prevalence of Vitamin D Deficiency and Associated Risk Factors in the US Population (2011-2012).” *Cureus* 10 (6). https://doi.org/10. 7759/cureus.2741
74. Mithal, A., Wahl, D. A., Bonjour, J.-P., Burckhardt, P., Dawson-Hughes, B., Eisman, J. A., El-Hajj Fuleihan, G., et al. (2009). “Global Vitamin D Status and Determinants of Hypovitaminosis D.” *Osteoporosis International* 20 (11): 18071820. https://doi.org/10.1007/s00198-009-0954-6
75. Kumar, J., Muntner, P., Kaskel, F. J., Hailpern, S. M., & Melamed, M. L. (2009). “Prevalence and Associations of 25-Hydroxyvitamin D Deficiency in US Children: NHANES 2001-2004.” *Pediatrics* 124 (3): e362-e370. https://doi.org /10.1542/peds.2009-0051
76. Amrein, K., Scherkl, M., Hoffmann, M., Neuwersch- Sommeregger, S., Kostenberger, M., Tmava Berisha, A., Mar- tucci, G., et al. (2020). “Vitamin D Deficiency

2.0: An Update on the Current Status Worldwide." *European Journal of Clinical Nutrition* 74 (11): 1498-1513. https://doi.org/10.1038/s41430 -020-0558-y
77. Bradford, P. T. (2009). "Skin Cancer in Skin of Color." *Dermatology Nursing* 21 (4): 170-178. https://www.ncbi.nlm.nih .gov/pmc/articles/PMC2757062
78. University of Pennsylvania. (2017). "Genes Responsible for Diversity of Human Skin Colors Identified." *ScienceDaily,* October 12. www.sciencedaily.com/releases/2017/10/171012143324.htm
79. University of Pennsylvania, "Genes Responsible"
80. Bradford, "Skin Cancer in Skin of Color"
81. Brenner, M., & Hearing, V. J. (2008). "The Protective Role of Melanin against UV Damage in Human Skin." *Photochemistry and Photobiology* 84 (3): 539-549. https://doi.org/10.1111 /j.1751-1097.2007.00226.x
82. Montagna, W., & Carlisle, K. (1991). "The Architecture of Black and White Facial Skin." *Journal of the American Academy of Dermatology* 24 (6): 929-937. https://doi.org/10.1016/0190 -9622(91)70148-u
83. Mezza, T., Muscogiuri, G., Sorice, G. P., Prioletta, A., Salo- mone, E., Pontecorvi, A., & Giaccari, A. (2012). "Vitamin D Deficiency: A New Risk Factor for Type 2 Diabetes?" *Annals of Nutrition & Metabolism* 61 (4): 337-348. https://doi.org/10.1159/000342771
84. Martin, T., & Campbell, R. K. (2011). "Vitamin D and Diabetes." *Diabetes Spectrum* 24 (2): 113-118. https://doi.org/10.2337/diaspect.24.2.113
85. Marks, R. (2020). "Obesity, COVID-19 and Vitamin D: Is There an Association Worth Examining?" *Advances in Obesity, Weight Management & Control* 10 (3): 59-63. https://doi.org/10.15406/aowmc.2020.10.00307
86. Castillo, M. E., Costa, L. M. E., Barrios, J. M. V., Diaz, J. F. A., Miranda, J. L., Bouillon, R., & Gomez, J. M. Q. (2020). "Effect of Calcifediol Treatment and Best Available Therapy versus Best Available Therapy on Intensive Care Unit Admission and Mortality among Patients Hospitalized for COVID-19: A Pilot Randomized Clinical Study." *Journal of Steroid Biochemistry and Molecular Biology* 203. https://doi .org/10.1016/j.jsbmb.2020.105751
87. Meltzer, D. O., Best, T. J., Zhang, H., Vokes, T., Arora, V., & Solway, J. (2020). "Association of Vitamin D Status and Other Clinical Characteristics with COVID-19 Test Results." *JAMA Network Open* 3 (9). https://doi.org/10.1001/jamanetwork open.2020.19722
88. Littlejohns et al., "Vitamin D and the Risk of Dementia and Alzheimer Disease"
89. Garland et al., "The Role of Vitamin D in Cancer Prevention"
90. Bilinski, K., & Boyages, J. (2013). "Association between 25-Hydroxyvitamin D Concentration and Breast Cancer Risk in an Australian Population: An Observational Case-Control Study." *Breast Cancer Research and Treatment* 137 (2): 599607. https://doi.org/10.1007/s10549-012-2381-1
91. Holick, M. F. (2004). "Sunlight and Vitamin D for Bone Health and Prevention of Autoimmune Diseases, Cancers, and Cardiovascular Disease." Supplement, *American Journal of ClinicalNutrition* 80(6):1678S-1688S.https://doi.org/10.1093/ajcn/80.6.1678S

92. Brondum-Jacobsen, P., Benn, M., Jensen, G. B., & Nordestgaard, B. G. (2012). "25-Hydroxyvitamin D Levels and Risk of Ischemic Heart Disease, Myocardial Infarction, and Early Death: Population-Based Study and Meta-Analyses of 18 and 17 Studies." *Arteriosclerosis, Thrombosis, and Vascular Biology* 32 (11): 2794-2802. https://doi.org/10.1161/ATV BAHA.112.248039
93. Wang et al., "Vitamin D Deficiency and Risk of Cardiovascular Disease"
94. Lips & van Schoor, "The Effect of Vitamin D on Bone and Osteoporosis"
95. Brehm, J. M., Celedon, J. C., Soto-Quiros, M. E., Avila, L., Hunninghake, G. M., Forno, E., Laskey, D., et al. (2009). "Serum Vitamin D Levels and Markers of Severity of Childhood Asthma in Costa Rica." *American Journal of Respiratory and Critical Care Medicine* 179 (9): 765-771. https://doi .org/10.1164/rccm.200808-1361OC
96. Munger, K. L., Levin, L. I., Hollis, B. W., Howard, N. S., & Ascherio, A. (2006). "Serum 25-Hydroxyvitamin D Levels and Risk of Multiple Sclerosis." *JAMA* 296 (23): 2832-2838. https://doi.org/10.1001/jama.296.23.2832
97. Kriegel, M. A., Manson, J. E., & Costenbader, K. H. (2011). "Does Vitamin D Affect Risk of Developing Autoimmune Disease?: A Systematic Review." *Seminars in Arthritis and Rheumatism* 40 (6): 512-531. https://doi.org/10.1016/j.semarthrit .2010.07.009
98. Anglin, R. E. S., Samaan, Z., Walter, S. D., & McDonald, S. D. (2013). "Vitamin D Deficiency and Depression in Adults: Systematic Review and Meta-Analysis." *British Journal of Psychiatry* 202 (2): 100-107. https://doi.org/10.1192/bjp.bp.111.106666
99. Armstrong et al., "Vitamin D Deficiency Is Associated with Anxiety and Depression in Fibromyalgia."
100. Hansen, J. P., Pareek, M., Hvolby, A., Schmedes, A., Toft, T., Dahl, E., & Nielsen, C. T. (2019). "Vitamin D3 Supplementation and Treatment Outcomes in Patients with Depression (D3-Vit-Dep)." *BMC Research Notes* 12 (1): 203. https://doi.org/10.1186/s13104-019-4218-z
101. Lansdowne, A. T. G., & Provost, S. C. (1998). "Vitamin D3 Enhances Mood in Healthy Subjects during Winter." *Psychopharmacology* 135 (4): 319-323. https://doi.org/10.1007 /s002130050517
102. Mead, M. N. (2008). "Benefits of Sunlight: A Bright Spot for Human Health." *Environmental Health Perspectives* 116 (4): A160-A167. https://doi.org/10.1289/ehp.116-a160
103. Kresser, C. (2021). "Vitamin D: More Is Not Better." *Chris Kresser* (blog), June 12. https://chriskresser.com/vitamin-d -more-is-not-better/
104. Sprouse-Blum, A. S., Smith, G., Sugai, D., & Parsa, F. D. (2010). "Understanding Endorphins and Their Importance in Pain Management." *Hawaii Medical Journal* 69 (3): 70-71. https://www.ncbi.nlm.nih.gov/pmc/articles/PMC3104618
105. Fell, G. L., Robinson, K. C., Mao, J., Woolf, C. J., & Fisher, D. E. (2014). "Skin p-Endorphin Mediates Addiction to UV Light." *Cell* 157 (7): 1527-1534. https://doi.org/10.1016/j.cell.2014.04.032

106. Smillie, S. J., King, R., Kodji, X., Outzen, E., Pozsgai, G., Fernandes, E., Marshall, N., et al. (2014). "An Ongoing Role of a-Calcitonin Gene-Related Peptide as Part of a Protective Network against Hypertension, Vascular Hypertrophy, and Oxidative Stress." *Hypertension* 63 (5): 1056-1062. https://doi.org/10.1161/HYPERTENSIONAHA.113.02517
107. Staniek, V., Liebich, C., Vocks, E., Odia, S. G., Doutreme- puich, J. D., Ring, J., Claudy, A., et al. (1998). "Modulation of Cutaneous SP Receptors in Atopic Dermatitis after UVA Irradiation." *Acta Dermato- Venereologica* 78 (2): 92-94. https://doi.org/10.1080/000155598433386
108. Pavlovic, S., Liezmann, C., Blois, S. M., Joachim, R., Kruse, J., Romani, N., Klapp, B. F., & Peters, E. M. J. (2010). "Substance P Is a Key Mediator of Stress-Induced Protection from Allergic Sensitization via Modified Antigen Presentation." *Journal of Immunology* 186 (2): 848-855. https://doi .org/10.4049/jimmunol.0903878
109. Holliman, G., Lowe, D., Cohen, H., Felton, S., & Raj, K. (2017). "Ultraviolet Radiation-Induced Production of Nitric Oxide: A Multi-Cell and Multi-Donor Analysis." *Scientific Reports* 7 (1): 11105. https://doi.org/10.1038/s41598-017-11567-5
110. Lindqvist, P. G., Epstein, E., Nielsen, K., Landin-Olsson, M., Ingvar, C., & Olsson, H. (2016). "Avoidance of Sun Exposure as a Risk Factor for Major Causes of Death: A Competing Risk Analysis of the Melanoma in Southern Sweden Cohort." *Journal of Internal Medicine* 280 (4): 375-387. https://doi .org/10.1111/joim.12496
111. Lindqvist et al. "Avoidance of Sun Exposure as a Risk Factor"
112. Aziz, I., Lewis, N. R., Hadjivassiliou, M., Winfield, S. N., Rugg, N., Kelsall, A., Newrick, L., & Sanders, D. S. (2014). "A UK Study Assessing the Population Prevalence of Self-Reported Gluten Sensitivity and Referral Characteristics to Secondary Care." *European Journal ofGastroenterology & Hepatology* 26 (1): 33-39. https://doi.org/10.1097/01.meg.0000435546.87251.f7
113. *Industrial Safety and Hygiene News.* (2021). "Another Country Bans Glyphosate Use." January 21. www.ishn.com/articles /112144-another-country-bans-glypho sate-use
114. Reuters staff. (2021). "German Cabinet Approves Legislation to Ban Glyphosate from 2024." Reuters, February 10. www.reuters.com/article/us-germany-farm ing-lawmaking/german-cabinet-approves-legislation-to-ban-glyphosate-from-2024-idUSKBN2AA1GF
115. Samsel, A., & Seneff, S. (2013). "Glyphosate, Pathways to Modern Diseases II: Celiac Sprue and Gluten Intolerance." *Interdisciplinary Toxicology* 6 (4): 159-184. https://doi.org /10.2478/intox-2013-0026
116. Center for Biological Diversity. (2020). "EPA Finds Glyphosate Is Likely to Injure or Kill 93% of Endangered Species." November 25. https://biologicaldiversity.org/w/news/press-releases/epa-finds-glyphosate-likely-injure-or-kill-93-endangered-species-2020-11-25
117. Wong, K. V. (2017). "Gluten and Thyroid Health." *Juniper Online Journal ofPublic Health* 1 (3). https://doi.org/10.19080 /jojph.2017.01.555563

118. Benvenga, S., & Guarneri, F. (2016). “Molecular Mimicry and Autoimmune Thyroid Disease.” *Reviews in Endocrine & Metabolic Disorders* 17 (4): 485-498. https://doi.org/10.1007 /s11154-016-9363-2
119. International Agency for Research on Cancer. (2015). “IARC Monograph on Glyphosate.” www.iarc.who.int/featured-news/media-centre-iarc-news-glyphosate/
120. Caio, G., Volta, U., Tovoli, F., & De Giorgio, R. (2014). “Effect of Gluten Free Diet on Immune Response to Gliadin in Patients with Non-Celiac Gluten Sensitivity.” *BMC Gastroenterology* 14 (1): 26. https://doi.org/10.1186/1471-230x-14-26
121. Hillman, M., Westrom, B., Aalaei, K., Erlanson-Albertsson, C., Wolinski, J., Lozinska, L., Sjoholm, I., et al. (2019). “Skim Milk Powder with High Content of Maillard Reaction Products Affect Weight Gain, Organ Development and Intestinal Inflammation in Early Life in Rats.” *Food and Chemical Toxicology* 125: 78-84. https://doi.org/10.1016/j.fct.2018.12.015
122. Fukudome, S., & Yoshikawa, M. (1992). “Opioid Peptides Derived from Wheat Gluten: Their Isolation and Characterization.” *FEBS Letters* 296 (1): 107-111. https://doi.org /10.1016/0014-5793(92)80414-c
123. Trivedi, M., Zhang, Y., Lopez-Toledano, M., Clarke, A., & Deth, R. (2016). “Differential Neurogenic Effects of Casein Derived Opioid Peptides on Neuronal Stem Cells: Implications for Redox-Based Epigenetic Changes.” *Journal of Nutritional Biochemistry* 37: 39-46. https://doi.org/10.1016/j .jnutbio.2015.10.012
124. Liu, Z., & Udenigwe, C. C. (2018). “Role of Food-Derived Opioid Peptides in the Central Nervous and Gastrointestinal Systems.” *Journal of Food Biochemistry* 43 (1). https://doi.org /10.1111/jfbc.12629
125. Trivedi, M. S., Shah, J. S., Al-Mughairy, S., Hodgson, N. W., Simms, B., Trooskens, G. A., Van Criekinge, W., & Deth, R. C. (2014). “Food-Derived Opioid Peptides Inhibit Cysteine Uptake with Redox and Epigenetic Consequences.” *Journal of Nutritional Biochemistry* 25 (10): 1011-1018. https://doi.org/10.1016/j.jnutbio.2014.05.004
126. ScienceDirect.“Casomorphin.”(2021).www.sciencedirect.com/topics/agricultural-and-biological-sciences/casomorphin
127. Teschemacher, H., Koch, G., & Brantl, V. (1997). “Milk Protein-Derived Opioid Receptor Ligands.” *Biopolymers* 43 (2): 99-117. https://doi.org/10.1002/(SICI)1097-0282(1997) 43:2<99::AID-BIP3>3.0.CO;2-V
128. Goldmeier, D., Garvey, L., & Barton, S. (2008). “Does Chronic Stress Lead to Increased Rates of Recurrences of Genital Herpes – A Review of the Psychoneuroimmunological Evidence?” *International Journal of STD & AIDS* 19 (6): 359-362. https:// doi.org/10.1258/ijsa.2007.007304
129. Mindel, A., & Marks, C. (2005). “Psychological Symptoms Associated with Genital Herpes Virus Infections: Epidemiology and Approaches to Management.” *CNS Drugs* 19 (4): 303-312. https://doi.org/10.2165/00023210-200519040-00003

Kapitel 9

1. Tasca, C., Rapetti, M., Carta, M. G., & Fadda, B. (2012). “Women and Hysteria in the History of Mental Health.” *Clinical Practice and Epidemiology in Mental Health* 8: 110-19. https://dx.doi.org/10.2174%2F1745017901208010110
2. Minerbi, A., & Fitzcharles, M. A. (2020). “Gut Microbiome: Pertinence in Fibromyalgia.” Supplement 123, *Clinical and Experimental Rheumatology* 38 (1): 99-104. https://pubmed .ncbi.nlm.nih.gov/32116215/
3. Myhill, S., Booth, N. E., & McLaren-Howard, J. (2009). “Chronic Fatigue Syndrome and Mitochondrial Dysfunction.” *International Journal of Clinical and Experimental Medicine* 2 (1): 1-16. https://pubmed.ncbi.nlm.nih.gov/19436827
4. Bartels, E. M., Dreyer, L., Jacobsen, S., Jespersen, A., Bliddal, H., & Danneskiold-Samsoe, B. (2009). “Fibromyalgi, diagnostik og praevalens. Kan k0nsforskellen forklares?” [Fibromyalgia, Diagnosis and Prevalence. Are Gender Differences Explainable?]. *Ugeskr Laeger* 171 (49): 3588-3592. https://pubmed.ncbi.nlm.nih.gov/19954696/
5. American Thyroid Association. “General Information/Press Room.” Accessed August 19, 2021. www.thyroid.org/media-main /press-room/
6. American Thyroid Association, “General Information/Press Room”
7. Harvard Health. (2021). “The Lowdown on Thyroid Slowdown.” August 17. www.health.harvard.edu/diseases-and-conditions/the-lowdown-on-thyroid-slowdown
8. Chiovato, L., Magri, F., & Carle, A. (2019). “Hypothyroidism in Context: Where We’ve Been and Where We’re Going.” *Advances in Therapy* 36: 47-58. https://doi.org/10.1007/s12325 -019-01080-8
9. Mayo Clinic. (2021). “Premenstrual Syndrome (PMS)— Symptoms and Causes.” www.mayoclinic.org/diseases-conditions/premenstrual-syndrome/symptoms-causes/syc-20376780
10. Dodson, R. E., Nishioka, M., Standley, L. J., Perovich, L. J., Brody, J. G., & Rudel, R. A. (2012). “Endocrine Disruptors and Asthma-Associated Chemicals in Consumer Products.” *Environmental Health Perspectives* 120 (7): 935-943. https://doi.org/10.1289/ehp.1104052
11. Peinado, Francisco M., Iribarne-Duran, Luz M., Ocon-Hernandez, Olga, Olea, Nicolas, & Artacho-Cordon, Francisco. (2020). “Endocrine Disrupting Chemicals in Cosmetics and Personal Care Products and Risk of Endometriosis.” IntechOpen, February 25. https://www.intechopen.com/chapters/72654
12. Patel, S. (2017). “Fragrance Compounds: The Wolves in Sheep’s Clothings.” *Medical Hypotheses* 102: 106-111. https:// doi.org/10.1016/j.mehy.2017.03.025
13. Dodson et al., “Endocrine Disruptors and Asthma-Associated Chemicals in Consumer Products”
14. Weatherly, L. M., & Gosse, J. A. (2017). “Triclosan Exposure, Transformation, and Human Health Effects.” *Journal of Toxicology and Environmental Health. Part B, Critical Reviews* 20 (8): 447-469. https://doi.org/10.1080/10937404.2017.1399306

15. Rowdhwal, S. S. S., & Chen, J. (2018). "Toxic Effects of Di-2- ethylhexyl Phthalate: An Overview." *BioMed Research International,* 1750368. https://doi.org/10.1155/2018/1750368
16. Hormann, A. M., Vom Saal, F. S., Nagel, S. C., Stahlhut, R. W., Moyer, C. L., Ellersieck, M. R., Welshons, W. V., Toutain, P. L., & Taylor, J. A. (2014). "Holding Thermal Receipt Paper and Eating Food after Using Hand Sanitizer Results in High Serum Bioactive and Urine Total Levels of Bisphenol A (BPA)." *PLoS ONE* 9 (10): e110509. https://doi.org/10.1371/journal.pone.0110509
17. Hayes, T. B., Khoury, V., Narayan, A., Nazir, M., Park, A., Brown, T., Adame, L., et al. (2010). "Atrazine Induces Complete Feminization and Chemical Castration in Male African Clawed Frogs (*Xenopus laevis*)." *Proceedings of the National Academy of Sciences* 107 (10): 4612-4617. https://doi .org/10.1073/pnas.0909519107
18. Sanders, R. (2010). "Pesticide Atrazine Can Turn Male Frogs into Females." Berkeley News, March 1. https://news.berkeley.edu/2010/03/01/frogs/
19. Berg, J. M., Tymoczko, J. L., & Stryer, L. (2002). "Important Derivatives of Cholesterol Include Bile Salts and Steroid Hormones," in *Biochemistry,* 5th ed. (New York: W. H. Freeman). www.ncbi.nlm.nih.gov/books/NBK22339/
20. Solano, M. E., & Arck, P. C. (2020). "Steroids, Pregnancy and Fetal Development." *Frontiers in Immunology* 10. https:// doi.org/10.3389/fimmu.2019.03017
21. Pickworth, C. K. (2016). "Women's Health and Hormonal Axes." Women in Balance Institute. https://womeninbalance.org/2016/12/13/womens-health-and-hormonal-axes/
22. Skovlund, C. W, MOrch, L. S., Kessing, L. V, & Lidegaard, 0. (2016). "Association of Hormonal Contraception with Depression." *JAMA Psychiatry* 73 (11): 1154-1162. https://doi .org/10.1001/jamapsychiatry.2016.2387. Erratum in *JAMA Psychiatry* 74 (7): 764. https://doi.org/10.1001/jamapsychiatry .2017.1446
23. Anderl, C., Li, G., & Chen, F. S. (2020). "Oral Contraceptive Use in Adolescence Predicts Lasting Vulnerability to Depression in Adulthood." *Journal of Child Psychology and Psychiatry* 61 (2): 148-156. https://doi.org/10.1111/jcpp.13115
24. Williams, W. V. (2017). "Hormonal Contraception and the Development of Autoimmunity: A Review of the Literature." *Linacre Quarterly* 84 (3): 275-295. https://doi.org/10.1080/0 0243639.2017.1360065
25. Palmery, M., Saraceno, A., Vaiarelli, A., & Carlomagno, G. (2013). "Oral Contraceptives and Changes in Nutritional Requirements." *European Review for Medical and Pharmacological Sciences* 17 (13): 1804-1813. https://pubmed.ncbi.nlm.nih.gov/23852908
26. Williams, A.-I., Cotter, A., Sabina, A., Girard, C., Goodman, J., & Katz, D. L. (2005). "The Role for Vitamin B-6 as Treatment for Depression: A Systematic Review." *Family Practice* 22 (5): 532-537. https://doi.org/10.1093/fampra/cmi040
27. Khalili, H., Granath, F., Smedby, K. E., Ekbom, A., Neovius, M., Chan, A. T., & Olen, O. (2016). "Association between Long-Term Oral Contraceptive Use and Risk of Crohn's Disease Complications in a Nationwide Study." *Gastroenterology* 150 (7): 1561-1567. https://doi.Org/10.1053/j.gastro.2016.02.041

28. Etminan, M., Delaney, J. A. C., Bressler, B., & Brophy, J. M. (2011). “Oral Contraceptives and the Risk of Gallbladder Disease: A Comparative Safety Study.” *Canadian Medical Association Journal* 183 (8): 899-904. https://doi.org/10.1503/cmaj.110161
29. Benagiano, G., Benagiano, M., Bianchi, P., D’Elios, M. M., & Brosens, I. (2019). “Contraception in Autoimmune Diseases.” *Best Practice & Research Clinical Obstetrics & Gynaecology* 60: 111-123. https://doi.org/10.1016/j.bpobgyn.2019.05.003
30. Williams, “Hormonal Contraception and the Development of Autoimmunity: A Review of the Literature”
31. Zimmerman, Y., Eijkemans, M. J., Coelingh Bennink, H. J., Blankenstein, M. A., & Fauser, B. C. (2014). “The Effect of Combined Oral Contraception on Testosterone Levels in Healthy Women: A Systematic Review and Meta-Analysis.” *Human Reproduction Update* 20 (1): 76-105. https://doi .org/10.1093/humupd/dmt038
32. Zimmerman et al., “The Effect of Combined Oral Contraception on Testosterone Levels in Healthy Women: A Systematic Review and Meta-Analysis”
33. Skovlund et al., “Association of Hormonal Contraception with Depression”
34. Barthelmess, E. K., & Naz, R. K. (2014). “Polycystic Ovary Syndrome: Current Status and Future Perspective.” *Frontiers in Bioscience (Elite Edition)* 6 (1): 104-119. https://doi.org /10.2741/e695
35. Jingjing Liu, Qunhong Wu, Yanhua Hao, Mingli Jiao, Xing Wang, Shengchao Jiang, & Liyuan Han. (2021). “Measuring the Global Disease Burden of Polycystic Ovary Syndrome in 194 Countries: Global Burden of Disease Study 2017.” *Human Reproduction* 36 (4): 1108-1119. https://doi.org/10.1093 /humrep/deaa371
36. Barkley, G. S. (2008). “Factors Influencing Health Behaviors in the National Health and Nutritional Examination Survey, III (NHANES III).” *Social Work in Health Care* 46 (4): 57-79. https://doi.org/10.1300/J010v46n04_04
37. Franks, S., Gharani, N., Waterworth, D., Batty, S., White, D., Williamson, R., & McCarthy, M. (1997). “The Genetic Basis of Polycystic Ovary Syndrome.” *Human Reproduction* 12 (12): 2641-2648. https://doi.org/10.1093/humrep/12.12.2641
38. Kasim-Karakas, S. E., Cunningham, W. M., & Tsodikov, A. (2007). “Relation of Nutrients and Hormones in Polycystic Ovary Syndrome.” *American Journal of Clinical Nutrition* 85 (3): 688-694. https://doi.org/10.1093/ajcn/85.3.688
39. Basu, B. R., Chowdhury, O., & Saha, S. K. (2018). “Possible Link between Stress-Related Factors and Altered Body Composition in Women with Polycystic Ovarian Syndrome.” *Journal of Human Reproductive Sciences* 11 (1): 10-18. https://doi .org/10.4103/jhrs.JHRS_78_17
40. Dunaif, A. (1997). “Insulin Resistance and the Polycystic Ovary Syndrome: Mechanism and Implications for Pathogenesis.” *Endocrine Reviews* 18 (6): 774-800. https://doi.org /10.1210/edrv.18.6.0318
41. Gonzalez, F. (2012). “Inflammation in Polycystic Ovary Syndrome: Underpinning of Insulin Resistance and Ovarian Dysfunction.” *Steroids* 77 (4): 300-305. https://doi.org/10.1016/j.steroids.2011.12.003

42. Gorpinchenko, I., Nikitin, O., Banyra, O., & Shulyak, A. (2014). “The Influence of Direct Mobile Phone Radiation on Sperm Quality.” *Central European Journal of Urology* 67 (1): 65-71. https://doi.org/10.5173/ceju.2014.01.art14
43. Chua, T.-E., Bautista, D. C., Tan, K. H., Yeo, G., & Chen, H. (2018). “Antenatal Anxiety: Prevalence and Patterns in a Routine Obstetric Population.” *Annals of the Academy of Medicine, Singapore* 47 (10): 405-412. http://www.annals.edu.sg/pdf/47VolNo10Oct2018/MemberOnly/V47N10p405.pdf
44. Linnakaari, R., Nelle, N., Mentula, M., Bloigu, A., Gissler, M., Heikinheimo, O., & Niinimaki, M. (2019). “Trends in the Incidence, Rate and Treatment of Miscarriage—Nationwide Register-Study in Finland, 1998-2016.” *Human Reproduction* 34 (11): 2120-2128. https://doi.org/10.1093/humrep/dez211
45. Declercq, E., & Zephyrin, L. (2021). “Maternal Mortality in the United States: A Primer.” Commonwealth Fund, December 16. www.commonwealthfund.org/publications/issue-brief-report/2020/dec/maternal-mortality-united-states-primer
46. Centers for Disease Control and Prevention. (2021). “Working Together to Reduce Black Maternal Mortality.” Minority Health and Health Equity, CDC. www.cdc.gov/healthequity/features/maternal-mortality/index.html
47. Berman, J. (2021). “Women’s Unpaid Work Is the Backbone of the American Economy.” Marketwatch, April 15. www.marketwatch.com/story/this-is-how-much-more-unpaid -work-women-do-than-men-2017-03-07
48. Tolbert, J., Orgera, K., & Damico, A. (2020). “Key Facts about the Uninsured Population.” KFF, November 6. https://www.kff.org/uninsured/issue-brief/key-facts-about-the-uninsured -population
49. Mental Health America. (2021). “The State of Mental Health in America.” www.mhanational.org/issues/state-mental-health-america
50. Fairbrother, N., Janssen, P., Antony, M. M., Tucker, E., & Young, A. H. (2016). “Perinatal Anxiety Disorder Prevalence and Incidence.” *Journal of Affective Disorders* 200: 148-155. https://doi.org/10.1016/j.jad.2015.12.082
51. MGH Center for Women’s Mental Health. (2015). “Is It Postpartum Depression or Postpartum Anxiety? What’s the Difference?” September 30. https://womens mentalhealth.org /posts/is-it-postpartum-depression-or-postpartum-anxiety-whats-the-difference/
52. Jamieson, D. J., Theiler, R. N., & Rasmussen, S. A. (2006). “Emerging Infections and Pregnancy.” *Emerging Infectious Diseases* 12 (11): 1638-1643. https://pubmed.ncbi.nlm.nih.gov /17283611
53. Khashan, A. S., Kenny, L. C., Laursen, T. M., Mahmood, U., Mortensen, P. B., Henriksen, T. B., & O’Donoghue, K. (2011). “Pregnancy and the Risk of Autoimmune Disease.” *PLoS ONE* 6 (5). https://doi.org/10.1371/journal.pone.0019658

Kapitel 10

1. Martin, C. B., Hales, C. M., Gu, Q., & Ogden, C. L. (2019). “Prescription Drug Use in the United States, 2015-2016.” NCHS Data Brief No. 334, May. Centers for Disease Control and Prevention. www.cdc.gov/nchs/products/data briefs/db334.htm

2. "America's State of Mind Report." (2020). Express Scripts, April 16. https://www.express-scripts.com/corporate/americas -state-of-mind-report
3. Christensen, J. C. (2021). "Benzodiazepines Might Be a 'Hidden Element' of the US Overdose Epidemic." CNN, January 20. www.cnn.com/2020/01/20/health/benzodiazepines-prescriptions-study/index.html
4. Nemeroff, C. B. (2003). "The Role of GABA in the Pathophysiology and Treatment of Anxiety Disorders." *Psychopharmacology Bulletin* 37 (4): 133-146. https://pubmed.ncbi .nlm.nih.gov/15131523/
5. Lydiard, R. B. (2003). "The Role of GABA in Anxiety Disorders." Supplement 3, *Journal of Clinical Psychiatry* 64: 21-27. https://pubmed.ncbi.nlm.nih.gov/12662130
6. Griffin III, C. E., Kaye, A. M., Bueno, F. R., & Kaye, A. D. (2013). "Benzodiazepine Pharmacology and Central Nervous System-Mediated Effects." *Ochsner Journal* 13 (2): 214-223. https://www.ncbi.nlm.nih.gov/pmc/articles/PMC3684331
7. Barnes Jr., E. M. (1996). "Use-Dependent Regulation of GABAA Receptors." *International Review of Neurobiology* 39: 53-76. https://doi.org/10.1016/s0074-7742(08) 60663-7
8. Higgitt, A., Fonagy, P., & Lader, M. (1988). "The Natural History of Tolerance to the Benzodiazepines." Monograph supplement, *Psychological Medicine* 13: 1-55. https://doi.org/10.1017/s0264180100000412
9. Cookson, J. C. (1995). "Rebound Exacerbation of Anxiety during Prolonged Tranquilizer Ingestion." *Journal of the Royal Society of Medicine* 88 (9): 544. https://pubmed.ncbi.nlm.nih .gov/7562864
10. Alexander, Scott. (2015). "Things That Sometimes Work if You Have Anxiety." *Slate Star Codex* (blog), June 13. https://slatestarcodex.com/2015/07/13/things-that-sometimes-work-if-you-have-anxiety
11. Davies, J., & Read, J. (2019). "A Systematic Review into the Incidence, Severity and Duration of Antidepressant Withdrawal Effects: Are Guidelines Evidence-Based?" *Addictive Behaviors* 97: 111-121. https://doi.org/10.1016/j.addbeh.2018.08.027
12. Wilson, E., & Lader, M. (2015). "A Review of the Management of Antidepressant Discontinuation Symptoms." *Therapeutiv Advances in Psychopharmacology* 5 (6): 357-368. https://doi.org/10.1177/2045125315612334

Kapitel 11

1. Breit, S., Kupferberg, A., Rogler, G., & Hasler, G. (2018). "Vagus Nerve as Modulator of the Brain-Gut Axis in Psychiatric and Inflammatory Disorders." *Frontiers in Psychiatry* 9. https://doi.org/10.3389/fpsyt.2018.00044
2. Tubbs, R. S., Rizk, E., Shoja, M. M., Loukas, M., Barbaro, N., & Spinner, R. J., eds. (2015). *Nerves and Nerve Injuries: Vol. 1: History, Embryology, Anatomy, Imaging, and Diagnostics* (Cambridge, MA: Academic Press)
3. Sengupta, P. (2012). "Health Impacts of Yoga and Pranayama: A State-of-the-Art Review." *International Journal of Preventive Medicine* 3 (7): 444-458. http://doi.org/10.13016/LXQD-LC0O

4. Nemati, A. (2013). "The Effect of Pranayama on Test Anxiety and Test Performance." *International Journal of Yoga* 6 (1): 55-60. https://doi.org/10.4103/0973-6131.105947
5. Roelofs, K. (2017). "Freeze for Action: Neurobiological Mechanisms in Animal and Human Freezing." *Philosophical Transactions of the Royal Society, Series B, Biological Sciences* 372. https://doi.org/10.1098/rstb.2016.0206
6. Tsuji, H., Venditti Jr., F. J., Manders, E. S., Evans, J. C., Larson, M. G., Feldman, C. L., & Levy, D. (1994). "Reduced Heart Rate Variability and Mortality Risk in an Elderly Cohort. The Framingham Heart Study." *Circulation* 90 (2): 878-883. https://doi.org/10.1161/01.cir.90.2.878
7. Buccelletti, E., Gilardi, E., Scaini, E., Galiuto, L., Persiani, R., Biondi, A., Basile, F., & Gentiloni Silveri, N. (2009). "Heart Rate Variability and Myocardial Infarction: Systematic Literature Review and Metanalysis." *European Review for Medical and Pharmacological Sciences* 13 (4): 299-307. https://pubmed .ncbi.nlm.nih.gov/19694345
8. Taylor, S. E., Klein, L. C., Lewis, B. P., Gruenewald, T. L., Gurung, R. A. R., & Updegraff, J. A. (2000). "Biobehavioral Responses to Stress in Females: Tend-and-Befriend, Not Fight-or-Flight." *Psychological Review* 107 (3): 411-429. https://doi.org/10.1037/0033-295x.107.3.411
9. Taylor et al., "Biobehavioral Responses to Stress in Females," 412
10. Taylor et al., "Biobehavioral Responses to Stress in Females," 413
11. Kübler-Ross, Elisabeth, und Kessler, David. (2006). *Dem Leben neu Vertrauen: Den Weg des Trauerns durch fünf Stadien des Verlustes finden.* Aus dem Amerikanischen von Susanne Schaup (Stuttgart: Kreuz Verlag), S. 88
12. Konopacki, M., & Madison, G. (2018). "EEG Responses to Shamanic Drumming: Does the Suggestion of Trance State Moderate the Strength of Frequency Components?" *Journal of Sleep and Sleep Disorder Research* 1 (2): 16-25. https://doi.org/10.14302/issn.2574-4518.jsdr-17-1794
13. Drisdale III, J. K., Thornhill, M. G., & Vieira, A. R. (2017). "Specific Central Nervous System Medications Are Associated with Temporomandibular Joint Symptoms." *International Journal of Dentistry.* https://doi.org/10.1155/2017/1026834
14. Goodwin, A. K., Mueller, M., Shell, C. D., Ricaurte, G. A., & Ator, N. A. (2013). "Behavioral Effects and Pharmacokinetics of (±)-3,4-Methylenedioxymethamphetamine (MDMA, Ecstasy) after Intragastric Administration to Baboons." *Journal of Pharmacology and Experimental Therapeutics* 345 (3): 342-353. https://doi.org/10.1124/jpet.113.203729
15. Fujita, Y., & Maki, K. (2018). "Association of Feeding Behavior with Jaw Bone Metabolism and Tongue Pressure." *Japanese Dental Science Review* 54 (4): 174-182. https://doi .org/10.1016/j.jdsr.2018.05.001
16. De Moor, M. H., Beem, A. L., Stubbe, J. H., Boomsma, D. I., & De Geus, E. J. (2006). "Regular Exercise, Anxiety, Depression and Personality: A Population-Based Study." *Preventive Medicine* 42 (4): 273-279. https://doi.org/10.1016/j.ypmed.2005.12.002

17. Byrne, A., & Byrne, D. G. (1993). "The Effect of Exercise on Depression, Anxiety and Other Mood States: A Review." *Journal of Psychosomatic Research* 37 (6): 565-574. https://doi.org/10.1016/0022-3999(93)90050-p
18. Jayakody, K., Gunadasa, S., & Hosker, C. (2014). "Exercise for Anxiety Disorders: Systematic Review." *British Journal of Sports Medicine* 48 (3): 187-196. https://pubmed.ncbi.nlm.nih.gov/23299048
19. Gleeson, M., Bishop, N., Stensel, D., Lindley, M. R., Mastana, S. S., & Nimmo, M. A. (2011). "The Anti-Inflammatory Effects of Exercise: Mechanisms and Implications for the Prevention and Treatment of Disease." *Nature Reviews Immunology* 11: 607-615. https://doi.org/10.1038/nri3041
20. Jackson, E. (2013). "Stress Relief: The Role of Exercise in Stress Management." *ACSM's Health & Fitness Journal* 17 (3): 14-19. https://doi.org/10.1249/fit.0b013e31828cb1c9
21. Harber, V. J., & Sutton, J. R. (1984). "Endorphins and Exercise." *Sports Medicine* 1 (2): 154-171. https://pubmed.ncbi.nlm.nih.gov/6091217
22. McDonagh, B. (2020): *Dare: Der neue Weg, sich von Ängsten und Panikattacken zu befreien*. Aus dem Englischen von Aida Beco. BMD Publishing: Dublin), S. 35
23. McDonagh, *Dare,* 54-55

Kapitel 12

1. Brackett, Marc. (2021). Die Kraft der Gefühle: Nutzen Sie die Energie der Emotionen für sich und Ihr Kind. (Kandern: Narayana Verlag), S. 6
2. Miller, J. J., Fletcher, K., & Kabat-Zinn, J. (1995). "Three- Year Follow-Up and Clinical Implications of a Mindfulness Meditation-Based Stress Reduction Intervention in the Treatment of Anxiety Disorders." General Hospital Psychiatry 17 (3): 192-200. https://doi.org/10.1016/0163-8343(95)00025-m
3. Hofmann, S. G., Sawyer, A. T., Witt, A. A., & Oh, D. (2010). "The Effect of Mindfulness-Based Therapy on Anxiety and Depression: A Meta-Analytic Review." Journal of Consulting and Clinical Psychology 78 (2): 169-183. https://doi.org /10.1037/a0018555
4. Hofmann et al., "Effect of Mindfulness-Based Therapy"
5. Creswell, J. D., Way, B. M., Eisenberger, N. I., & Lieberman, M. D. (2007). "Neural Correlates of Dispositional Mindfulness during Affect Labeling." Psychosomatic Medicine 69 (6): 560565. https://doi.org/10.1097/PSY.0b013e3180f6171f
6. Singer, Michael. (2016): Die Seele will frei sein: Eine Reise zu sich selbst. Loslassen und die eigene Mitte finden, aus dem Amerikanischen von Oliver Fehn (Neuausgabe 2016, München: Allegra), S. 15
7. Tolle, Eckhart. (2002): Leben im Jetzt: Lehren, Übungen und Meditationen aus The Power of Now, aus dem Englischen von Erika Ifang (München: Goldmann), S. 41-42
8. Kini, P., Wong, J., McInnis, S., Gabana, N., & Brown, J. W. (2016). "The Effects of Gratitude Expression on Neural Activity." NeuroImage 128: 1-10. https://doi.Org/10.1016/j.neuroimage .2015.12.040

9. Whitaker, Holly. (2019). Quit Like a Woman: Nüchtern und glücklich in einer Welt voll Alkohol. Aus dem Amerikanischen von Birgit Walter. München: mvg-verlag, S. 167
10. Moody, L., in conversation with Glennon Doyle. (2020). "Glennon Doyle on Overcoming Lyme Disease, Hope During Hard Times, and the Best Relationship Advice." Healthier Together (podcast), August 19. https://www.lizmoody.com/healthiertogetherpodcast-glennon-doyle
11. Urban, M. (@melissau). (2021). "Six real-life boundaries I have recently set, word for word." Instagram, March 23. https://www.instagram.com/p/CMx0fWwsLmN
12. Whitaker, Quit Like a Woman, 127-128
13. Collignon, O., Girard, S., Gosselin, F., Saint-Amour, D., Lepore, F., & Lassonde, M. (2010). "Women Process Multisensory Emotion Expressions More Efficiently Than Men." Neuropsychologia 48 (1): 220-225. https://doi.org/10.1016/j.neuropsychologia.2009.09.007
14. Marling, Brit. (2020). "I Don't Want to Be the Strong Female Lead." New York Times Sunday Review, February 7. https://www.nytimes.com/2020/02/07/opinion/sunday/brit -marling-women-movies.html
15. Kubler-Ross, Elisabeth, and Kessler, David. (2014). On Grief and Grieving: Finding the Meaning of Grief through the Five Stages of Loss (New York: Scribner), 257
16. Carhart-Harris, R. L., Leech, R., Hellyer, P. J., Shanahan, M., Feilding, A., Tagliazucchi, E., Chialvo, D. R., & Nutt, D. (2014). "The Entropic Brain: A Theory of Conscious States Informed by Neuroimaging Research with Psychedelic Drugs." Frontiers in Human Neuroscience 8: 20. https://doi .org/10.3389/fnhum.2014.00020
17. Casey, Nell. (2012). "Just Don't Mention Timothy Leary." Whole Living (July-August), 66-71
18. Fournier, J. C., DeRubeis, R. J., Hollon, S. D., Dimidjian, S., Amsterdam, J. D., Shelton, R. C., & Fawcett, J. (2010). "Antidepressant Drug Effects and Depression Severity: A Patient-Level Meta-Analysis." JAMA 303 (1): 47-53. https://doi.org/10.1001/jama.2009.1943. https://pubmed.ncbi.nlm.nih .gov/20051569/
19. Goldberg, S. B., Pace, B. T., Nicholas, C. R., Raison, C. L., & Hutson, P. R. (2020). "The Experimental Effects of Psilocybin on Symptoms of Anxiety and Depression: A MetaAnalysis." Psychiatry Research 284. https://doi.org/10.1016/j.psychres.2020.112749
20. Murrough, J., Iosifescu, D., Chang, L., Al Jurdi, R., Green, C., Perez, A., Iqbal, S., et al. (2013). "Antidepressant Efficacy of Ketamine in Treatment-Resistant Major Depression: A Two-Site Randomized Controlled Trial." American Journal of Psychiatry 170 (10): 1134-1142. https://doi.org/10.1176/appi .ajp.2013.13030392
21. Mitchell, J. M., Bogenschutz, M., Lilienstein, A., Harrison, C., Kleiman, S., Parker-Guilbert, K., Ot'alora, M., et al. (2021). "MDMA-Assisted Therapy for Severe PTSD: A Randomized, Double-Blind, Placebo-Controlled Phase 3 Study." Nature Medicine 27: 1025-1033. https://doi.org/10.1038 /s41591-021-01336-3
22. Gasser, P., Kirchner, K., & Passie, T. (2014). "LSD-Assisted Psychotherapy for Anxiety Associated with a Life-Threatening Disease: A Qualitative Study of Acute and

Sustained Subjective Effects." Journal of Psychopharmacology 29 (1): 57-68. https://doi.org/10.1177/0269881114555249

23. Mash, D. C., Duque, L., Page, B., & Allen-Ferdinand, K. (2018). "Ibogaine Detoxification Transitions Opioid and Cocaine Abusers between Dependence and Abstinence: Clinical Observations and Treatment Outcomes." Frontiers in Pharmacology 9: 529. https://doi.org/10.3389/fphar.2018.00529
24. Muttoni, S., Ardissino, M., & John, C. (2019). "Classical Psychedelics for the Treatment of Depression and Anxiety: A Systematic Review." Journal of Affective Disorders 258: 11-24. https://doi.org/10.1016/j.jad.2019.07.076.
25. Taylor, J., Landeros-Weisenberger, A., Coughlin, C., Mul- queen, J., Johnson, J. A., Gabriel, D., Reed, M. O., et al. (2017). "Ketamine for Social Anxiety Disorder: A Randomized, Placebo-Controlled Crossover Trial." Neuropsychopharmacology 43 (2): 325-333. https://doi.org/10.1038/npp.2017.194
26. Mitchell et al., "MDMA-Assisted Therapy"
27. Carhart-Harris, R., Giribaldi, B., Watts, R., Baker-Jones, M., Murphy-Beiner, A., Murphy, R., Martell, J., et al. (2021). "Trial of Psilocybin versus Escitalopram for Depression." New England Journal of Medicine 384 (15): 1402-1411. https://doi.org/10.1056/nejmoa2032994
28. Spriggs, M. J., Kettner, H., & Carhart-Harris, R. L. (2021). "Positive Effects of Psychedelics on Depression and Wellbeing Scores in Individuals Reporting an Eating Disorder." Eating and Weight Disorders 26: 1265-1270. https://doi.org/10.1007/s40519-020-01000-8
29. Brown, T., & Alper, K. (2017). "Treatment of Opioid Use Disorder with Ibogaine: Detoxification and Drug Use Outcomes." American Journal of Drug and Alcohol Abuse 44 (1): 24-36. https://doi.org/10.1080/00952990.2017.1320802
30. Hart, Carl L. (2021). Drug Use for Grown-Ups: Chasing Liberty in the Land of Fear (New York: Penguin)
31. Criminal Justice Policy Organization. (2021). "Cannabis Policy (Marijuana)." www.cjpf.org/cannabis
32. Dews, F. (2017). "Charts of the Week: Marijuana Use by Race, Islamist Rule in Middle East, Climate Adaptation Savings." Brookings, August 11. www.brookings.edu/blog/brookings-now/2017/08/11/charts-of-the-week-marijuana-use-by-race/
33. Carhart-Harris, R. L., & Nutt, D. J. (2017). "Serotonin and Brain Function: A Tale of Two Receptors." Journal of Psychopharmacology 31 (9): 1091-1120. https://doi.org/10.1177/0269881 117725915
34. Carhart-Harris, R. L., Roseman, L., Bolstridge, M., et al. (2017). "Psilocybin for Treatment-Resistant Depression: fMRI-Measured Brain Mechanisms." Science Reports 7. https://doi.org/10.1038/s41598-017-13282-7
35. Inserra, A., De Gregorio, D., & Gobbi, G. (2021). "Psychedelics in Psychiatry: Neuroplastic, Immunomodulatory, and Neurotransmitter Mechanisms." Pharmacological Reviews 73 (1): 202-277. https://doi.org/10.1124/pharmrev.120.000056
36. Corne, R., & Mongeau, R. (2019). "Utilisation des psychedeliques en psychiatrie: Lien avec les Neurotrophines" [Neurotrophic Mechanisms of Psychedelic Therapy]. Biologie Aujourd'hui 213 (3-4): 121-129. https://doi.org/10.1051 /jbio/2019015

37. Flanagan, T. W., & Nichols, C. D. (2018). “Psychedelics as Anti-Inflammatory Agents.” International Review of Psychiatry 30 (4): 363-375. https://doi.org/10.1080/09540261.2018.14 81827
38. Palhano-Fontes, F., Andrade, K. C., Tofoli, L. F., Santos, A. C., Crippa, J. A., Hallak, J. E., Ribeiro, S., & de Araujo, D. B. (2015). “The Psychedelic State Induced by Ayahuasca Modulates the Activity and Connectivity of the Default Mode Network.” PLoS ONE 10 (2). https://doi.org/10.1371/journal .pone.0118143
39. Siu, W. (@will.siu.md). (2020). “Psychedelics are much more than tools for healing trauma.” Instagram, November 26. https://www.instagram.com/p/CID_MOZ BtVm
40. Ross, S., Bossis, A., Guss, J., Agin-Liebes, G., Malone, T., Cohen, B., Mennenga, S. E., et al. (2016). “Rapid and Sustained Symptom Reduction Following Psilocybin Treatment for Anxiety and Depression in Patients with LifeThreatening Cancer: A Randomized Controlled Trial.” Journal of Psychopharmacology 30 (12): 1165-1180. https://doi .org/10.1177/0269881116675512
41. Grob, C. S., Danforth, A. L., Chopra, G. S., Hagerty, M., McKay, C. R., Halberstadt, A. L., & Greer, G. R. (2011). “Pilot Study of Psilocybin Treatment for Anxiety in Patients with Advanced-Stage Cancer.” Archives of General Psychiatry 68 (1): 71-78. https://doi.org/10.1001/archgenpsychiatry.2010.116
42. Griffiths, R. R., Johnson, M. W., Carducci, M. A., Umbricht, A., Richards, W. A., Richards, B. D., Cosimano, M. P., & Klinedinst, M. A. (2016). “Psilocybin Produces Substantial and Sustained Decreases in Depression and Anxiety in Patients with Life-Threatening Cancer: A Randomized Double-Blind Trial.” Journal of Psychopharmacology 30 (12): 1181-1197. https://doi.org/10.1177/0269881116675513
43. Barrett, F. S., & Griffiths, R. R. (2018). “Classic Hallucinogens and Mystical Experiences: Phenomenology and Neural Correlates.” Behavioral Neurobiology of Psychedelic Drugs 36: 393-430. https://doi.org/10.1007/7854_2017_474
44. Griffiths et al., “Psilocybin”
45. Davis, A. K., Barrett, F. S., May, D. G., Cosimano, M. P., Sepeda, N. D., Johnson, M. W., Finan, P. H., & Griffiths, R. R. (2020). “Effects of Psilocybin-Assisted Therapy on Major Depressive Disorder.” JAMA Psychiatry 78 (5): 481-489. https://doi.org/10.1001/jamapsychiatry.2020.3285
46. Belser, A., personal communication, August 2018

Kapitel 13

1. Eschner, K. (2021). “The Story of the Real Canary in the Coal Mine.” *Smithsonian*, December 30. www.smithsonianmag.com/smart-news/story-real-canary-coal-mine-180961570/
2. Chevalier, G., Sinatra, S. T., Oschman, J. L., Sokal, K., & Sokal, P. (2012). “Earthing: Health Implications of Reconnecting the Human Body to the Earth’s Surface Electrons.” *Journal of Environmental and Public Health.* https://doi.org/10.1155/2012/291541

3. Wilson, Sarah. (2018). *First, We Make the Beast Beautiful: A New Journey through Anxiety* (New York: Dey Street), 165.
4. Thompson, D. (2021). "Workism Is Making Americans Miserable." *The Atlantic,* February 24. www.theatlantic.com/ideas/archive/2019/02/religion-workism-making-americans-miserable /583441/
5. Moore, K. (2014). "Millennials Work for Purpose, Not Paycheck." *Forbes,* October 2. www.forbes.com/sites/karlmoore/2014/10/02/millennials-work-for-purpose-not-paycheck
6. Vesty, L. (2016). "Millennials Want Purpose over Paychecks. So Why Can't We Find It at Work?" *The Guardian,* September 14. www.theguardian.com/sustain able-business/2016/sep/14/millennials-work-purpose-linkedin-survey
7. Bertino, J. (2017). "Council Post: Five Things Millennial Workers Want More Than a Fat Paycheck." *Forbes,* October 26. www.forbes.com/sites/forbes coachescouncil/2017/10/26/five-things-millennial-workers-want-more-than-a-fat-paycheck
8. Thompson, "Workism"
9. Wigert, B. (2020). "Employee Burnout: The Biggest Myth." Gallup, March 13. www.gallup.com/workplace/288539/employee-burnout-biggest-myth.aspx
10. Brown, Brené. (@BreneBrown). (2015). "The danger of exhaustion as a status symbol and productivity as a metric for self-worth." Twitter, March 4. https://twitter.com/BreneBrown/status/573209964119867392
11. Klein, E., in conversation with Anne Helen Petersen and Derek Thompson. (2019). "Work as Identity, Burnout as Lifestyle." *Vox Conversations* (podcast), December 26. https://podcasts.apple.com/us/podcast/work-as-identity-burnout-as-lifestyle /id1081584611?i=1000436045971
12. McKeown, G. (2014). *Essentialismus: Die konsequente Suche nach Weniger.* (Kandern: Narayana Verlag), S. 8
13. Thompson, Derek. (2020). "How Civilization Broke Our Brains," review of *Work: A Deep History, from the Stone Age to the Age of Robots,* by James Suzman. *The Atlantic,* December 13. https://www.theatlantic.com/magazine/archive/2021/01/james-suzman-work/617266

Kapitel 14

1. Shankar, A., Hamer, M., McMunn, A., & Steptoe, A. (2013). "Social Isolation and Loneliness." *Psychosomatic Medicine* 75 (2): 161-170. https://doi.org/10.1097/psy.0b013e31827f09cd
2. Alcaraz, K. I., Eddens, K. S., Blase, J. L., Diver, W. R., Patel, A. V., Teras, L. R., Stevens, V. L., et al. (2018). "Social Isolation and Mortality in US Black and White Men and Women." *American Journal of Epidemiology* 188 (1): 102-109. https://doi.org/10.1093/aje/kwy231
3. National Academies of Sciences, Engineering, and Medicine. (2020). "Risk and Protective Factors for Social Isolation and Loneliness," in *Social Isolation and*

Loneliness in Older Adults: Opportunities for the Health Care System (Washington, DC: National Academies Press). www.ncbi.nlm.nih.gov/books /NBK557971/

4. Teo, A. R., Lerrigo, R., & Rogers, M. A. M. (2013). "The Role of Social Isolation in Social Anxiety Disorder: A Systematic Review and Meta-Analysis." *Journal of Anxiety Disorders* 27 (4): 353-364. https://doi.Org/10.1016/j.janxdis .2013.03.010
5. Venniro, M., Zhang, M., Caprioli, D., Hoots, J. K., Golden, S. A., Heins, C., Morales, M., Epstein, D. H., & Shaham, Y. (2018). "Volitional Social Interaction Prevents Drug Addiction in Rat Models." *Nature Neuroscience* 21 (11): 1520-1529. https://doi.org/10.1038/s41593-018-0246-6
6. ScienceDaily. (2013). "Socially Isolated Rats Are More Vulnerable to Addiction, Report Researchers." January 23. www.sciencedaily.com/releases/2013/01/130 123165040.htm
7. Katie, B., & Mitchell, S. (2002). *Lieben was ist: Wie vier Fragen Ihr Leben verändern können,* aus dem Amerikanischen von Gisela Kretzschmar (München: Goldmann), S. 34
8. Roelofs, K. (2017). "Freeze for Action: Neurobiological Mechanisms in Animal and Human Freezing." *Philosophical Transactions of the Royal Society, Series B, Biological Sciences* 372. https://doi.org/10.1098/rstb.2016.0206
9. Abdulbaghi, A., Larsson, B., & Sundelin-Wahlsten, V. (2007). "EMDR Treatment for Children with PTSD: Results of a Randomized Controlled Trial." *Nordic Journal of Psychiatry* 61 (5): 34-354. https://doi.org/10.1080/08039480701643464
10. Marcus, S. V., Marquis, P., & Sakai, C. (1997). "Controlled Study of Treatment of PTSD Using EMDR in an HMO Setting." *Psychotherapy: Theory, Research, Practice, Training* 34 (3): 307-315. https://doi.org/10.1037/h0087791
11. Rosenberg, Marshall. (2015). "Requesting That Which Would Enrich Life," chap. 6 in *Nonviolent Communication: A Language of Life,* 3rd ed. (Encinitas, CA: Puddle-Dancer Press)
12. Burdette, H. L., & Whitaker, R. C. (2005). "Resurrecting Free Play in Young Children: Looking beyond Fitness and Fatness to Attention, Affiliation, and Affect." *Archives of Pediatrics & Adolescent Medicine* 159 (1): 46-50. https://doi.org/10.1001/archpedi.159.1.46
13. Brown, S. L. (2014). "Consequences of Play Deprivation." *Scholarpedia* 9 (5): 30449. https://doi.org/10.4249/scholarpedia .30449
14. Gray, P. (2011). "The Decline of Play and the Rise of Psychopathology in Children and Adolescents." *American Journal of Play* 3 (4): 443-463. https://www.psychologytoday.com/files/attachments/1195/ajp-decline-play-published.pdf
15. Carmichael, M. S., Humbert, R., Dixen, J., Palmisano, G., Greenleaf, W., & Davidson, J. M. (1987). "Plasma Oxytocin Increases in the Human Sexual Response." *Journal of Clinical Endocrinology and Metabolism* 64 (1): 27-31. https://doi.org /10.1210/jcem-64-1-27
16. Blum, Kenneth, Chen, Amanda L. C., Giordano, John, Borsten, Joan, Chen, Thomas J. H., Hauser, Mary, Simpatico, Thomas, Femino, John, Braverman, Eric R., & Barh, Deb- malya. (2012). "The Addictive Brain: All Roads Lead to Dopa-

mine." *Journal of Psychoactive Drugs* 44 (2): 134-143. https://doi.org/10.1080/02791072.2012.685407

17. Antonelli, M., Barbieri, G., & Donelli, D. (2019). "Effects of Forest Bathing (Shinrin-Yoku) on Levels of Cortisol as a Stress Biomarker: A Systematic Review and Meta-Analysis." *International Journal of Biometeorology* 63 (8): 1117-1134. https://doi .org/10.1007/s00484-019-01717-x
18. Li, Q. (2019). "Effets des forets et des bains de foret (shinrin- yoku) sur la sante humaine: Une revue de la litterature" [Effect of Forest Bathing (Shinrin-Yoku) on Human Health: A Review of the Literature]. *Santepublique* S1 (HS): 135-143. https://doi.org/10.3917/spub.190.0135
19. Bratman, G., Hamilton, J., Hahn, K., Daily, G., & Gross, J. (2015). "Nature Experience Reduces Rumination and Subgenual Prefrontal Cortex Activation." *Proceedings of the National Academy of Sciences* 112 (28): 8567-8572. https://doi.org/10.1073/pnas.1510459112
20. Berkowitz, R. L., Coplan, J. D., Reddy, D. P., & Gorman, J. M. (2007). "The Human Dimension: How the Prefrontal Cortex Modulates the Subcortical Fear Response." *Reviews in the Neurosciences* 18 (3-4): 191-207. https://doi.org/10.1515/revneuro.2007.18.3-4.191
21. Chevalier, G., Sinatra, S. T., Oschman, J. L., Sokal, K., & Sokal, P. (2012). "Earthing: Health Implications of Reconnecting the Human Body to the Earth's Surface Electrons." *Journal of Environmental and Public Health.* https://doi.org/10.1155/2012/291541
22. Kox, M., van Eijk, L. T., Zwaag, J., van den Wildenberg, J., Sweep, F. C., van der Hoeven, J. G., & Pickkers, P. (2014). "Voluntary Activation of the Sympathetic Nervous System and Attenuation of the Innate Immune Response in Humans." *Proceedings of the National Academy of Sciences of the United States of America* 111 (20): 7379-7384. https://doi.org/10.1073 /pnas.1322174111
23. Makinen, T. M., Mantysaari, M., Paakkonen, T., Jokelainen, J., Palinkas, L. A., Hassi, J., Leppaluoto, J., et al. (2008). "Autonomic Nervous Function during Whole-Body Cold Exposure before and after Cold Acclimation." *Aviation, Space, and Environmental Medicine* 79 (9): 875-882. https://doi .org/10.3357/asem.2235.2008
24. "Wim Hof Method." Accessed October 15, 2021. www.wimhofmethod.com
25. Brown, Brené, interview with Barack Obama. (2020). "Brené with President Barack Obama on Leadership, Family and Service." In *Unlocking Us with Brené Brown* (podcast, 1:04), December 7. https://brenebrown.com/podcast/brene-with-president-barack-obama-on-leadership-family-and-service

Kapitel 15

1. Wilson, Sarah. (2018). First, We Make the Beast Beautiful: A New Journey through Anxiety (New York: Dey Street), 297
2. Gilbert, Elizabeth. (2018). "I AM WILLING." Facebook, June 6. https://www.facebook.com/227291194019670/posts/i-am-willingdear-onesthis-picture-of-me-and-rayya-was-taken-one -year-ago-today-t/1850682221680551

3. Oprah Winfrey, W. interview with Elizabeth Gilbert. (2019). "Elizabeth Gilbert Says: I Came Here to Live a Life, Fully, All of It | SuperSoul Sunday." OWN (YouTube video, 2:01), June 6. https://www.youtube.com/watch?v=q8E1gKuwS7I
4. Brach, Tara. (2021). "A Heart That Is Ready for Anything." Tara Brach (blog), May 15. http://blog.tarabrach.com/2013/05/a-heart-that-is-ready-for-anything.html

Anhang

1. Williams, A.-I., Cotter, A. Sabina, A., Girard, C., Goodman, J., & Katz, D. L. (2005). "The Role for Vitamin B-6 as Treatment for Depression: A Systematic Review." *Family Practice* 22 (5): 532-537. https://doi.org/10.1093/fampra/cmi040
2. Everett, J. M., Gunathilake, D., Dufficy, L., Roach, P., Thomas, J., Upton, D., & Naumovski, N. (2016). "The- anine Consumption, Stress and Anxiety in Human Clinical Trials: A Systematic Review." *Journal of Nutrition and Intermediary Metabolism* 4: 41-42. http://dx.doi.org/10.1016/j .jnim.2015.12.308
3. Pratte, M. A., Nanavati, K. B., Young, V., & Morley, C. P. (2014). "An Alternative Treatment for Anxiety: A Systematic Review of Human Trial Results Reported for the Ayurvedic Herb Ashwagandha (*Withania somnifera*)." *Journal of Alternative and Complementary Medicine* 20 (12): 901-908. https:// doi.org/10.1089/acm.2014 .0177
4. Mukai, T., Kishi, T., Matsuda, Y., & Iwata, N. (2014). "A Meta-Analysis of Inositol for Depression and Anxiety Disorders." *Human Psychopharmacology* 29 (1): 55-63. https://doi.org/10.1002/hup.2369
5. Palatnik, A., Frolov, K., Fux, M., & Benjamin, J. (2001). "Double-Blind, Controlled, Crossover Trial of Inositol versus Fluvoxamine for the Treatment of Panic Disorder." *Journal of Clinical Psychopharmacology* 21 (3): 335-339. https://doi.org/10.1097/00004714-200106000-00014
6. National Academies of Sciences, Engineering, and Medicine. (2017). "Mental Health," in *The Health Effects of Cannabis and Cannabinoids: The Current State of Evidence and Recommendations for Research* (Washington, DC: National Academies Press). www.ncbi.nlm.nih.gov/books/NBK425748/

Stichwortverzeichnis

Über die Autorin

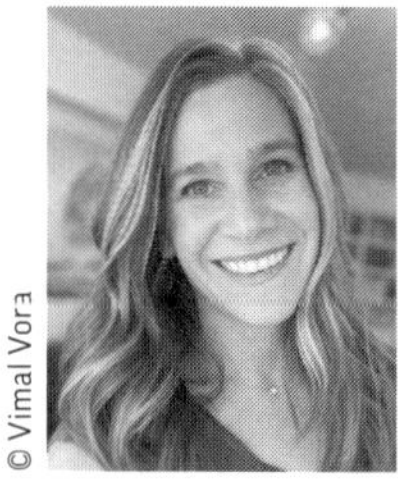
© Vimal Vora

Die Psychiaterin Ellen Vora, M.D., bezieht bei ihrem ganzheitlichen Ansatz Akupunktur und ihre Kenntnisse als Yogalehrerin mit ein, um bei der Behandlung psychischer Probleme den ganzen Menschen anzusprechen und das Ungleichgewicht an der Wurzel zu packen. Ihren Bachelor-Abschluss absolvierte sie an der Yale University, um ihr Medizinstudium dann an der Columbia University abzuschließen. Sie ist approbierte Ärztin für Psychiatrie und Integrative holistische Medizin. Mit ihrem Mann und ihrer Tochter lebt sie in New York City.